无托槽隐形矫治技术病例荟萃

CLINICAL CASES
IN CLEAR ALIGNER TECHNIQUE

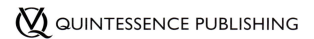 QUINTESSENCE PUBLISHING

Berlin | Chicago | Tokyo
Barcelona | London | Milan | Mexico City | Paris | Prague | Seoul | Warsaw
Beijing | Istanbul | Sao Paulo | Zagreb

无托槽隐形矫治技术病例荟萃

CLINICAL CASES
IN CLEAR ALIGNER TECHNIQUE

编者委员会 编

北方联合出版传媒（集团）股份有限公司

辽宁科学技术出版社

沈 阳

专家寄语一
FOREWORD

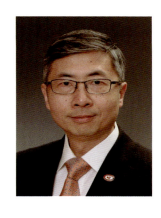

无托槽隐形矫治技术问世以来，凭借其美观性、舒适性、方便性以及矫治疗程的可视性等优点，深受医生和患者的喜爱。无托槽隐形矫治器的市场需求量正在大幅度增加，无托槽隐形矫治的适应证也在不断扩大，越来越多的错𬌗畸形可以通过无托槽隐形矫治器取得满意的治疗目标。

2011年，爱齐公司开始将隐适美（Invisalign）无托槽隐形矫治器推广进入中国，从开始的简单牙齿排齐，到现在在不同程度错𬌗畸形患者中的灵活运用。这一过程，我们每位正畸同仁付出很多心血与精力，并不断学习，共同探索如何更好地应用无托槽隐形矫治器去服务更多患者。

2020年，爱齐公司面向全国各地征集200个不同类型的病例，最终入选了60个优秀病例，其中大部分来自公立医院，汇集成这本《无托槽隐形矫治技术病例荟萃》。包含青少年、安氏I类、安氏II类、安氏III类、正畸－正颌联合治疗，全方面地展示了我们在临床中会遇到的常见病例，不仅给读者呈现了病例治疗的历程，还有每位老师临床技巧分享和总结。

无托槽隐形矫治技术的发展，离不开我们每一位正畸同仁的努力，正是在临床中不断地总结和思考，无托槽隐形矫治给患者带来了越来越好的正畸体验。我们期待在这个正畸的黄金时代，在广大同仁的共同努力下，中国口腔正畸水平会走向世界前沿，绽放中国光芒。

许天民

2022年8月

专家寄语二
FOREWORD

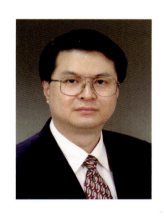

　　无托槽隐形矫治技术是对不同错𬌗的数字化分析、诊断及治疗的正畸矫治新方法，是正畸学上的革新，是满足医患需求的一个里程碑。它根据不同患者的牙𬌗情况，通过计算机辅助技术制作出透明塑料活动矫治装置，辅以牙齿上的传统附件、优化附件，逐步达到矫治错𬌗畸形的目的。随着材料学、生物力学、计算机科学的不断进步与优化和正畸医生在临床上的不断经验总结，无托槽隐形矫治技术应用范围越来越广，矫治的病例难度也越来越高。我们很高兴看到这本《无托槽隐形矫治技术病例荟萃》的诞生，本书涵盖了60个来自全国各地的优秀病例，不仅展示了每个病例完善的诊断和治疗设计，还涵盖了临床中常见问题及处理方法。在这个迅速发展的隐形矫治舞台，我们需要这样的读物，汲取其中的精华，进行思想的碰撞与交流，为我们在诊断设计、复诊监控、医患沟通方面提供新的矫治思路与想法。挑战也是一种机遇，相信在全国广大正畸同仁的共同努力下，我们会绽放越来越多的光彩，共同见证越来越多的灿烂微笑。

赵志河

2022年8月

专家寄语三
FOREWORD

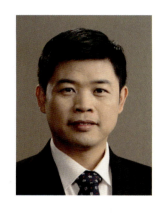

　　爱美之心人皆有之，美是每个人追求和向往的，端庄大方的外表和洁白整齐的牙齿是一般公众对审美评价中不变的指标。随着社会和经济的不断发展，越来越多患者开始关注口腔正畸。由弹性材料制成的无托槽隐形矫治器具有独特的美观性、舒适性、方便性以及矫治疗程的可视性等特点，无托槽隐形矫治技术的矫治流程极大地减少了患者的椅旁时间及复诊次数。这些诸多方面的益处都让它赢得了越来越多人的喜爱。

　　虽然无托槽隐形矫治发展才20余年，但所取得的突破是有目共睹的，这源于所有正畸同仁与创新型公司的共同探索努力和日益完善的教育培训系统。不断创新与永不停息的探索是正畸领域的特色。今年，一本汇集全国各地的优秀病例集《无托槽隐形矫治技术病例荟萃》诞生了，它给予广大口腔正畸学者更多精神食粮。本书展示了很多临床工作者常见的正畸病例，我很高兴地看到无托槽隐形矫治技术在越来越多复杂病例上的成功应用。希望本书可以给正畸同仁在理论学习和临床实践中带来更多的启示，并为广大正畸医生进一步学习和掌握这项新技术提供指导。

2022年8月

致敬
推动隐形矫治技术发展的您

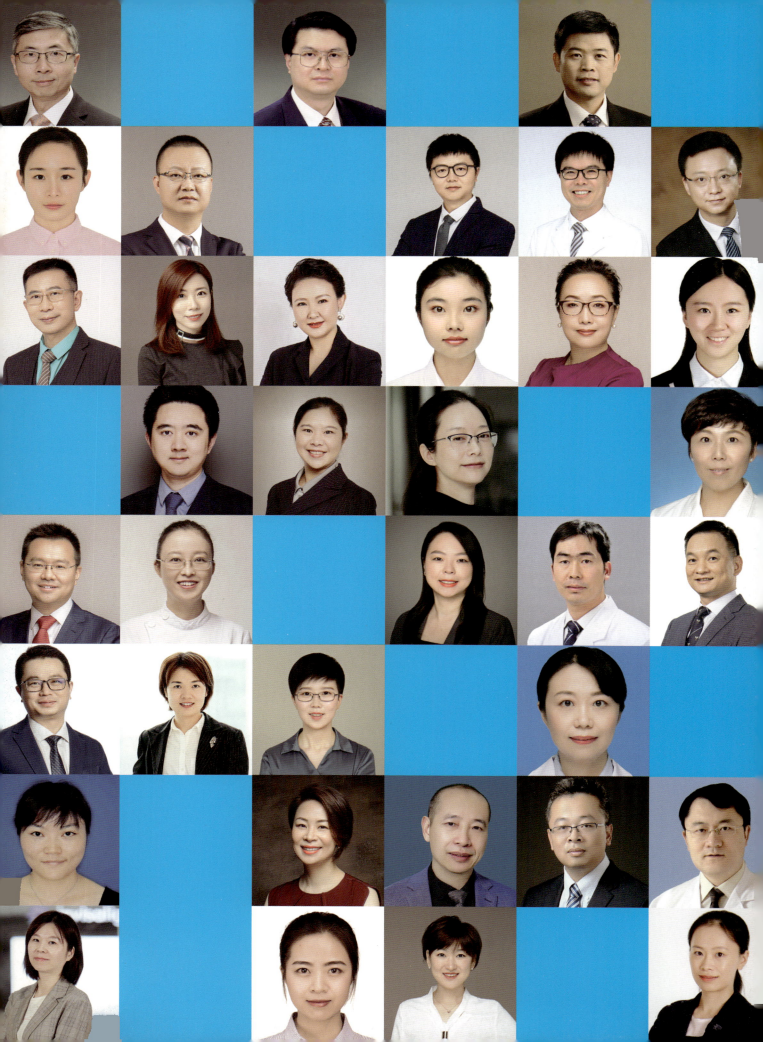

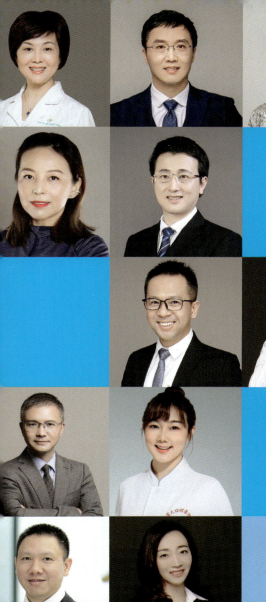
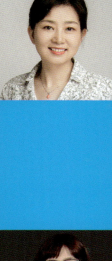
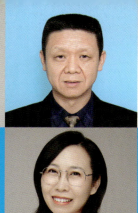
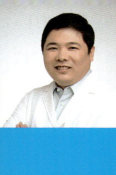
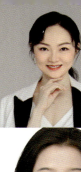
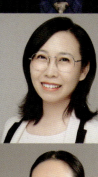
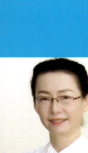
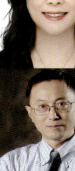
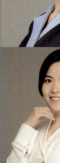
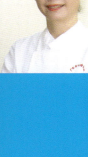
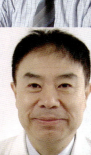
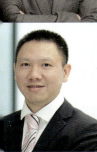
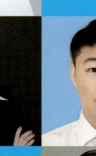
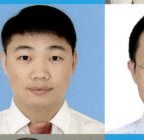
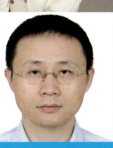
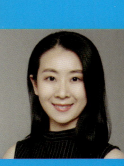
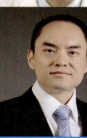
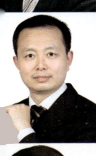
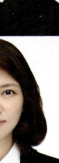
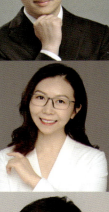

期待您的加入

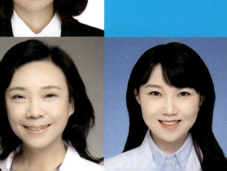
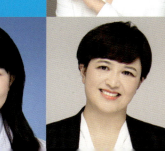
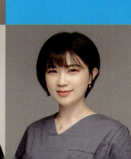
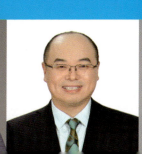
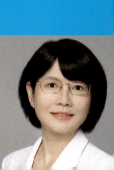

编者委员会名单

LIST OF THE EDITORS

编者（按姓氏拼音排序）

艾 虹	中山大学附属第三医院	赖文莉	四川大学华西口腔医院
白明海	长沙市口腔医院	李涵识	四川大学华西口腔医院
蔡 萍	武汉大学口腔医院	李 琥	江苏省口腔医院
陈国新	武汉大学口腔医院	李 煌	南京大学医学院附属口腔医院
陈江浩	西安交通大学医学院第一附属医院	李 娟	四川大学华西口腔医院
陈 琳	中山大学附属第三医院	李 琳	南方医科大学口腔医院
陈雅莉	厦门赛德阳光口腔	李小兵	四川大学华西口腔医院
丁 锐	锐珂口腔	李 宇	四川大学华西口腔医院
冯 格	重庆医科大学附属口腔医院	林 焱	福建医科大学附属口腔医院
傅 振	杭州卓正医疗	刘楚峰	南方医科大学口腔医院
关晓航	天津市口腔医院	刘继辉	沈阳市口腔医院
郭 泾	宁波口腔医院集团	刘 剑	南昌大学附属口腔医院
韩 磊	南京大学医学院附属口腔医院	刘 倩	空军军医大学口腔医院
侯 彦	河北医科大学口腔医院	刘淑艳	浙江省人民医院
胡江天	昆明医科大学附属口腔医院	刘新强	青岛大学附属医院
华先明	武汉大学口腔医院	刘 洋	重庆医科大学附属口腔医院
吉玲玲	西安交通大学口腔医院	卢燕勤	中南大学湘雅口腔医院
贾 莹	贵州省人民医院	罗惠文	爱齐科技
蒋玉坤	四川大学华西口腔医学院	马 飞	广西医科大学附属口腔医院

麦理想　海斯口腔

麦志辉　中山大学附属第三医院

戚　琳　赛德阳光口腔

盛云飞　复旦大学附属闵行医院

舒　广　北京大学口腔医院

宋广瀛　北京大学口腔医院

谭理军　四川大学华西口腔医院

唐　镇　南昌大学附属口腔医院

王春阳　中山大学附属口腔医院

王媛媛　乌鲁木齐市口腔医院

王　悦　天津医科大学口腔医院

王震东　江苏省口腔医院

夏大弘　武汉大学口腔医院

肖俐娟　广西医科大学附属口腔医院

谢　晖　爱齐科技

熊国平　深圳市人民医院

许　跃　中山大学附属口腔医院

杨　苹　云南大学附属医院

杨一鸣　上海交通大学医学院附属第九人民医院

杨　梓　安徽省口腔医院

张　凡　山东大学口腔医院

张　杰　四川大学华西口腔医学院

张丽雯　中日友好医院

张　晟　南方医科大学口腔医院

张晓蓉　昆明医科大学附属口腔医院

赵　芮　河南省口腔医院

赵震锦　中国医科大学附属口腔医院

周　洋　北京大学口腔医院

朱宪春　吉林大学口腔医院

邹淑娟　四川大学华西口腔医院

工作小组（按姓氏拼音排序）

罗惠文　爱齐科技

罗　园　爱齐科技

孙大为　爱齐科技

吴雨佳　爱齐科技

谢　晖　爱齐科技

病例索引

CASE INDEX

病例编号	人群	病例类型	医生	题目	疗程（月）	重启/精调	关键词	拔牙牙位
01	儿童	早期矫治	胡江天 陈雅莉	儿童骨性Ⅱ类高角患者的隐适美First治疗	14	1	First；MA	—
02			王媛媛	隐适美First矫治器治疗替牙期前牙反𬌗患者一例	6	0	First；扩弓	—
03	青少年	骨性Ⅱ类	李小兵	青少年下颌后缩功能前伸MA双期隐形矫治	18	1	MA	—
04			刘新强 张杰 盛云飞	因势利导，借势而行——青少年Ⅱ类错𬌗的MA矫治	23	1	MA	18、28
05			白明海	MA功能矫治器在青少年生长发育期下颌后缩病例中应用一例	27	1	MA	—
06			刘剑	MA矫治青少年骨性下颌后缩一例	20	1	MA	—
07			张晟	前牙闭锁性深覆𬌗伴下颌后缩患者的MA矫治	25	1	MA	—
08	青少年/成人	安氏Ⅰ类	陈国新	双颌推磨牙远中矫治牙列拥挤病例	29	0	推磨牙	18、28、38、48
20			王震东	远移磨牙重建咬合，改善TMD前突患者面容	42	1	推磨牙；TMD	18、28、38、48
09			赖文莉 赵芮	隐适美G6治疗复杂拔牙病例一例	27	0	拔牙；G6	14、24、34、44
10			刘淑艳	无辅助措施矫治双颌前突病例一例	30	2	拔牙；G6	14、24、34、44
11			傅振	牙列拥挤病例的隐形拔牙矫治	40	2	拔牙；G6	14、24、34、44

病例编号	人群	病例类型	医生	题目	疗程（月）	重启/精调	关键词	拔牙牙位
12			唐镇	双颌前突病例的隐形拔牙矫治	24	1	拔牙；G6	14、24、34、44
38			丁锐	拔牙病例中磨牙前倾的纠正	24	2	拔牙；G6	14、24、34、44
13		安氏Ⅰ类	王春阳	双牙弓前突的隐形拔牙矫治	29	0	拔牙；G6；G5	14、24、34、44、38、48
44			宋广瀛	G6拔牙治疗骨性Ⅱ类双突一例	30	2	拔牙；G6	14、24、34、44、48
15			华先明	青少年闭锁性深覆𬌗的隐适美治疗一例	26	1	深覆𬌗；G5	—
16			刘继辉	骨性Ⅱ类中度拥挤非拔牙隐形矫治——尖牙牙轴控制	48	1	推磨牙	—
17			刘楚峰	青少年Ⅱ类2分类的隐形矫治	20	0	推磨牙	—
18			杨一鸣	青少年安氏Ⅱ类重度拥挤的非减数治疗	41	1	推磨牙	38
19			蔡萍	上颌整体远移纠正牙列拥挤	22	1	推磨牙	—
27			杨苹	安氏Ⅱ类1分类再治疗	36	2	推磨牙	—
21	青少年/成人		刘洋	青少年非拔牙矫治安氏Ⅱ类1分类病例报告	12	1	推磨牙	18
22			朱宪春	磨牙远中移动治疗安氏Ⅱ类伴Ⅱ度拥挤病例	24	1	推磨牙	18、28、38、48
23		安氏Ⅱ类	侯彦	青少年单侧磨牙锁𬌗伴拥挤病例	71	1	推磨牙	—
24			刘倩	下颌后缩伴牙弓不对称的青少年病例解析一例	18	1	推磨牙	—
26			陈江浩	安氏Ⅱ类伴牙弓狭窄后牙锁𬌗的矫治	26	2	推磨牙	18、28、38、48
25			夏大弘	Ⅱ类2分类青少年患者的隐适美矫治一例	14	1	引导下颌向前；G5	—
28			赖文莉	Ⅱ类拥挤再治疗病例一例	32	0	拔牙；推磨牙	34
29			舒广	6次复诊完成的隐适美青少年G6拔牙矫治	27	1	拔牙；G6	14、24、34、44
30			艾虹	青少年Ⅱ类深覆𬌗病例拔牙矫治的三维控制	22	2	拔牙	14、24、35、45
31			郭泾	拔牙矫治中的有利和不利因素的考虑与权衡	48	2	拔牙	14、24、34、44

病例编号	人群	病例类型	医生	题目	疗程（月）	重启/精调	关键词	拔牙牙位
32	青少年/成人	安氏Ⅱ类	李煌	青少年磨牙近移	28	1	拔牙	12、22、62、34、44
33			李宇 李涵识	内倾型深覆𬌗拔牙矫治	30	1	拔牙	15、25
34			贾莹	润物无声，小女初成——骨性Ⅱ类青少年患者隐形拔牙矫治一例	30	2	拔牙；G6	14、24、34、44
35			卢燕勤	Ⅱ类前突患者的上颌拔牙、下颌推磨牙向后矫治	43	3	拔牙；推磨牙	14、24
36			麦志辉	长距离前移磨牙矫治高角骨性Ⅱ类错𬌗	28	1	拔牙	14、24、35、45
37			麦理想	基于牙颌结构支抗设计的拔牙矫治	25	1	拔牙	14、24、34、44
39			陈琳	咬合跳跃在隐形矫治拔牙病例支抗控制中的应用	24	2	拔牙；G6	14、24、18、28、38、48
40			李娟	远程、短根、孕期患者的拔牙矫治一例	32	1	拔牙；G6	14、24、34、44
41			王悦	安氏Ⅱ类青少年单颌拔牙病例	20	0	拔牙；G6	14、24
42			李琥	Ⅱ类1分类凸面畸形的拔牙隐形矫治	16	0	拔牙	14、24、34、44
43			张凡	青少年骨性Ⅱ类单颌拔牙隐形矫治无重启病例	13	0	拔牙	14、24
45			李琳	骨性Ⅱ类正畸–正颌联合治疗	24	1	正畸–正颌联合治疗；G6	14、24、34、44
46		安氏Ⅲ类	谭理军	骨性Ⅲ类病例的牙代偿治疗一例	30	2	推磨牙	—
47			熊国平	骨性Ⅲ类前牙反𬌗掩饰性隐形矫治病例报告	31	1	推磨牙	—
49			戚琳	骨性Ⅲ类偏𬌗伴重度拥挤青少年的非拔牙隐形矫治一例	20	3	推磨牙	18、28、38、48
50			关晓航	Ⅲ类偏𬌗成人患者的隐形矫治治疗	14	0	推磨牙	18、28、38、48
51			张晓蓉	成人下颌偏斜的隐形矫治	30	1	推磨牙	28、38、48
52			冯格	微种植支抗结合3D打印附件矫治青少年骨性反𬌗病例	20	1	推磨牙	—
53			杨梓	开𬌗伴重度扭转牙的矫治	22	1	开𬌗；伸长前牙	—

病例编号	人群	病例类型	医生	题目	疗程（月）	重启/精调	关键词	拔牙牙位
54	青少年/成人	安氏Ⅲ类	邹淑娟 蒋玉坤	"手术优先"正畸−正颌联合治疗骨性Ⅲ类伴偏𬌗患者一例	18	2	正畸−正颌联合治疗；手术优先	18、28、38、48
48			赵震锦	正畸−正颌联合治疗重度骨性偏斜病例	23	1	正畸−正颌联合治疗	—
55			韩磊	骨性Ⅲ类的正畸−正颌联合治疗一例	24	1	正畸−正颌联合治疗	38、48
56			许跃	磨牙高度不足的隐形正畸−正颌联合矫治病例	30	1	正畸−正颌联合治疗	14、24、38、48
57			周洋	手术优先联合隐形矫治推磨牙治疗骨性Ⅲ类错𬌗	5	0	正畸−正颌联合治疗；手术优先	18、28、38、48
58		多学科联合治疗	林焱	以正畸非常规设计为主导的多学科联合治疗病例一例	18	0	牙周炎；牙周手术；下颌前牙先天缺失	18、28
59			张丽雯	隐适美治疗慢性牙周炎并有效逆转前牙骨开窗一例	27	1	牙周炎；妊娠；Power Ridge	—
60			肖俐娟 马飞	正畸−牙周联合治疗前牙深骨下袋的病例报告	31	2	牙周炎；牙周−牙髓联合病变	—
14			吉玲玲	化繁为简——牙周病病理性牙移位的隐适美治疗一例	18	1	牙周炎；远中竖直磨牙	—

目录
CONTENTS

01 儿童骨性Ⅱ类高角患者的隐适美First治疗　　　　　　　　　　　1
胡江天　陈雅莉

02 隐适美First矫治器治疗替牙期前牙反𬌗患者一例　　　　　　　10
王媛媛

03 青少年下颌后缩功能前伸MA双期隐形矫治　　　　　　　　　16
李小兵

04 因势利导，借势而行——青少年Ⅱ类错𬌗的MA矫治　　　　20
刘新强　张杰　盛云飞

05 MA功能矫治器在青少年生长发育期下颌后缩病例中应用一例　26
白明海

06 MA矫治青少年骨性下颌后缩一例　　　　　　　　　　　　32
刘剑

07 前牙闭锁性深覆𬌗伴下颌后缩患者的MA矫治　　　　　　　36
张晟

08 双颌推磨牙远中矫治牙列拥挤病例　　　　　　　　　　　　42
陈国新

09 隐适美G6治疗复杂拔牙病例一例　　　　　　　　　　　　49
赖文莉　赵芮

10 无辅助措施矫治双颌前突病例一例　　　　　　　　　　　　55
刘淑艳

11   牙列拥挤病例的隐形拔牙矫治   61
傅振

12   双颌前突病例的隐形拔牙矫治   66
唐镇

13   双牙弓前突的隐形拔牙矫治   70
王春阳

14   化繁为简——牙周病病理性牙移位的隐适美治疗一例   75
吉玲玲

15   青少年闭锁性深覆𬌗的隐适美治疗一例   79
华先明

16   骨性Ⅱ类中度拥挤非拔牙隐形矫治——尖牙牙轴控制   86
刘继辉

17   青少年Ⅱ类2分类的隐形矫治   96
刘楚峰

18   青少年安氏Ⅱ类重度拥挤的非减数治疗   101
杨一鸣

19   上颌整体远移纠正牙列拥挤   106
蔡萍

20   远移磨牙重建咬合，改善TMD前突患者面容   112
王震东

21 青少年非拔牙矫治安氏Ⅱ类1分类病例报告 119
刘洋

22 磨牙远中移动治疗安氏Ⅱ类伴Ⅱ度拥挤病例 129
朱宪春

23 青少年单侧磨牙锁𬌗伴拥挤病例 134
侯彦

24 下颌后缩伴牙弓不对称的青少年病例解析一例 138
刘倩

25 Ⅱ类2分类青少年患者的隐适美矫治一例 147
夏大弘

26 安氏Ⅱ类伴牙弓狭窄后牙锁𬌗的矫治 153
陈江浩

27 安氏Ⅱ类1分类再治疗 158
杨苹

28 Ⅱ类拥挤再治疗病例一例 162
赖文莉

29 6次复诊完成的隐适美青少年G6拔牙矫治 168
舒广

30 青少年Ⅱ类深覆𬌗病例拔牙矫治的三维控制 174
艾虹

31 拔牙矫治中的有利和不利因素的考虑与权衡 180
郭泾

32 青少年磨牙近移 187
李煌

33 内倾型深覆𬌗拔牙矫治 192
李宇　李涵识

34 润物无声，小女初成——骨性Ⅱ类青少年患者隐形拔牙矫治一例 198
贾莹

35 Ⅱ类前突患者的上颌拔牙、下颌推磨牙向后矫治　　207
卢燕勤

36 长距离前移磨牙矫治高角骨性Ⅱ类错𬌗　　216
麦志辉

37 基于牙颌结构支抗设计的拔牙矫治　　223
麦理想

38 拔牙病例中磨牙前倾的纠正　　229
丁锐

39 咬合跳跃在隐形矫治拔牙病例支抗控制中的应用　　234
陈琳

40 远程、短根、孕期患者的拔牙矫治一例　　241
李娟

41 安氏Ⅱ类青少年单颌拔牙病例　　248
王悦

42 Ⅱ类1分类凸面畸形的拔牙隐形矫治　　252
李琥

43 青少年骨性Ⅱ类单颌拔牙隐形矫治无重启病例　　256
张凡

44 G6拔牙治疗骨性Ⅱ类双突一例　　263
宋广瀛

45 骨性Ⅱ类正畸–正颌联合治疗　　267
李琳

46 骨性Ⅲ类病例的牙代偿治疗一例　　272
谭理军

47 骨性Ⅲ类前牙反𬌗掩饰性隐形矫治病例报告　　277
熊国平

48 正畸–正颌联合治疗重度骨性偏斜病例　　284
赵震锦

49 骨性Ⅲ类偏𬌗伴重度拥挤青少年的非拔牙隐形矫治一例 292
戚琳

50 Ⅲ类偏𬌗成人患者的隐形矫治治疗 298
关晓航

51 成人下颌偏斜的隐形矫治 303
张晓蓉

52 微种植支抗结合3D打印附件矫治青少年骨性反𬌗病例 309
冯格

53 开𬌗伴重度扭转牙的矫治 317
杨梓

54 "手术优先"正畸–正颌联合治疗骨性Ⅲ类伴偏𬌗患者一例 321
邹淑娟　蒋玉坤

55 骨性Ⅲ类的正畸–正颌联合治疗一例 329
韩磊

56 磨牙高度不足的隐形正畸–正颌联合矫治病例 334
许跃

57 手术优先联合隐形矫治推磨牙治疗骨性Ⅲ类错𬌗 339
周洋

58 以正畸非常规设计为主导的多学科联合治疗病例一例 346
林焱

59 隐适美治疗慢性牙周炎并有效逆转前牙骨开窗一例 353
张丽雯

60 正畸–牙周联合治疗前牙深骨下袋的病例报告 359
肖俐娟　马飞

附 无托槽隐形矫治器矫治系统介绍（以隐适美为例） 367
谢晖　罗惠文（Wendy Lo）

01 儿童骨性Ⅱ类高角患者的隐适美First治疗

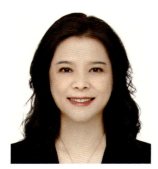

胡江天

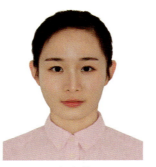

陈雅莉

胡江天
主任医师，教授，博士生导师
昆明医科大学附属口腔医院口腔正畸科主任
昆明医科大学口腔医学院正畸教研室主任
陈雅莉
昆明医科大学口腔医学院硕士
厦门赛德阳光口腔忆德门诊部

治疗前评估

患者基本资料

女，8岁；主诉：龅牙嘴突求治；病史：鼻炎史；患者年龄小，好动，疼痛阈值低，口呼吸严重，对传统正畸矫治器抵触，不愿接受金属物；与患者及家属介绍隐适美First矫治器，通过展示模具与三维动画，介绍其针对替牙期儿童的优越性，引发患者兴趣，表示愿意配合戴矫治器，家长欣然选择隐形矫治进行治疗。

治疗前照片（图1-1）

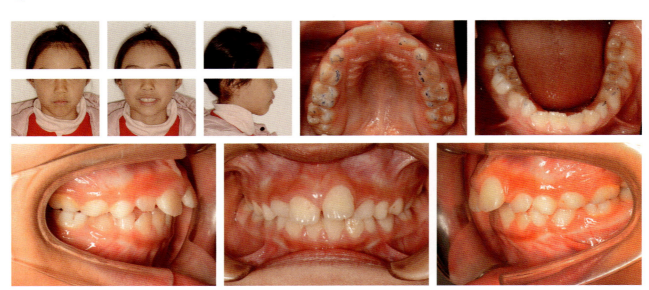

图1-1

口外情况

凸面型，下颌后缩，面下1/3长；闭唇困难，颏肌紧张，静息状态开唇露齿。

口内情况

混合牙列，双侧乳尖牙、乳磨牙远中关系；覆盖7mm，覆𬌗II度，21唇向错位；上颌牙弓前突，牙弓狭窄，腭盖高拱；下颌牙列轻度拥挤。

治疗前模型测量分析及结果（图1-2）

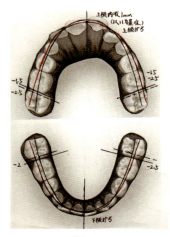

图1-2

Bolton比

前牙比：79.5% ↑

全牙比：92.4% ↑

拥挤度（Moyers预测法预测替牙后）

UR：-1.5mm　　UL：-1.5mm

LR：-2.0mm　　LL：-2.5mm

咬合平面分析

根据患者头影测量结果及患者面型进行设计：上下颌扩弓，上颌前牙内收1mm，咬合前导，匹配上下颌牙弓。

分析结果：达到矫治目标位所需间隙量为

UR：-2.5mm　　UL：-2.5mm

LR：-2.0mm　　LL：2.5mm

治疗前影像学检查与分析

治疗前牙弓宽度分析（图1-3）

53-63宽度：33.36mm；73-83宽度：23.91mm；16-26宽度：44.87mm；36-46宽度：41.03mm。

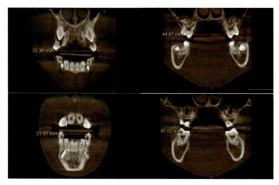

图1-3

治疗前CBCT矢状向截图，测量前牙区唇舌侧骨板厚度（图1-4）

上颌前牙唇侧骨板薄、下颌前牙唇舌侧骨板薄。

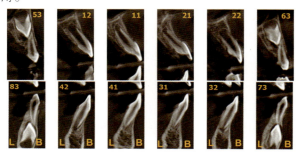

图1-4

治疗前CBCT冠状向截图，测量乳磨牙及第一恒磨牙区唇颊侧骨板厚度（图1-5）

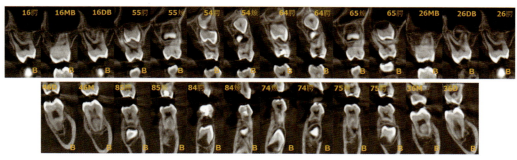

图1-5

治疗前X线片（图1-6）

全景片显示：无缺失牙及多生牙。

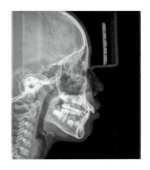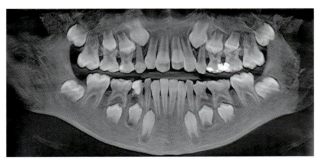

图1-6

治疗前头颅侧位片（图1-7）

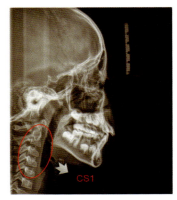

图1-7

治疗前头影测量分析

测量项目	治疗前	标准值
SNA(°)	81.0	82.3±3.5
SNB(°)	76.0	77.6±2.9
ANB(°)	5.0	4.7±1.4
Wits(mm)	2.5	−1.4±2.8
N-S-Ar(°)	125.0	124.7±5.3
S-Ar-Go(°)	139.4	148.0±6.5
Ar-Go-Me(°)	130.1	127.3±4.5
Y轴角(°)	68.9	65.5±2.9
FMA(°)	34.9	28.9±5.7
ANS-Me/N-Me(%)	57.4	55.0±1.5
S-Go/N-Me(%)	63.3	56.0~62.0
Ar-Go(mm)	36.7	40.4±2.7
Go-Pog(mm)	59.6	66.5±3.3
U1-SN(°)	113.9	104.8±5.3
L1-MP(°)	94.9	94.7±5.2

诊断

安氏II类I分类错𬌗伴前牙II度深覆𬌗、III度深覆盖；骨性II类，高角；凸面型，下颌后缩。

问题列表

下颌牙列轻度拥挤；覆𬌗II度；覆盖7mm；上颌前牙唇倾；下颌前牙唇舌侧骨板较薄；面下1/3长；腭盖高拱；颏肌紧张，颏部发育不足；上唇短；口呼吸、吐舌习惯。

治疗目标/治疗计划等

治疗目标

双期矫治：改善患者上下颌骨矢状向不调，改善下颌后缩问题；垂直向控制，减少患者面下1/3长度；整平排齐上下颌牙列，为恒牙萌出创造足够空间；减小覆𬌗覆盖；双侧磨牙达I类咬合关系；破除口呼吸；唇肌训练，改善上唇短小。

治疗计划

Invisalign First+MA联合矫治：

矢状向：上颌以11为参照排齐上颌牙列，MA前导下颌；水平向：上下颌扩弓，为恒牙萌出创造间隙，消除前导𬌗干扰；垂直向：压低后牙，逆时针旋转下颌骨，控制面下1/3高度；压低前牙，解决深覆𬌗问题；中线：维持上颌中线与面中线对齐，下颌中线对齐上颌中线；尖牙、磨牙关系：双侧尖牙、磨牙达I类咬合关系；与耳鼻喉科协作，治疗鼻炎；患者唇肌训练。

牙齿前后移动对比（图1-8和图1-9）

一期：MA前导下颌，上下颌扩弓。

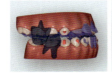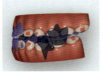

图1-8

上下颌前导同时，主动矫治扩弓，前导至第19步时，扩弓前导完成，进入保持阶段。

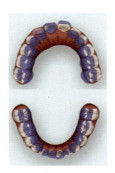

图1-9

拓展材料

如需浏览该病例的ClinCheck动画方案、牙齿移动量（图1-10）和牙齿移动分步（图1-11），可扫描二维码获取。

治疗过程

治疗过程口内咬合变化对比（图1-12）

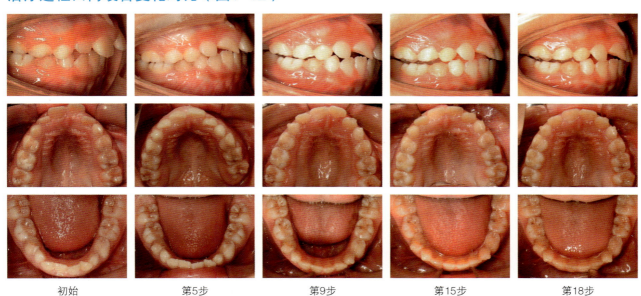

| 初始 | 第5步 | 第9步 | 第15步 | 第18步 |

图1-12

一期治疗后照片（图1-13）

一期治疗结果：牙列整平排齐，覆𬌗覆盖正常，下颌向前、向下生长，治疗后上下颌骨矢状向关系正常，反映出下颌对前导治疗有良好反应，面型改善，颏肌紧张解除；面下1/3比例未完全改善，需要进一步垂直向矫治。设计精调。

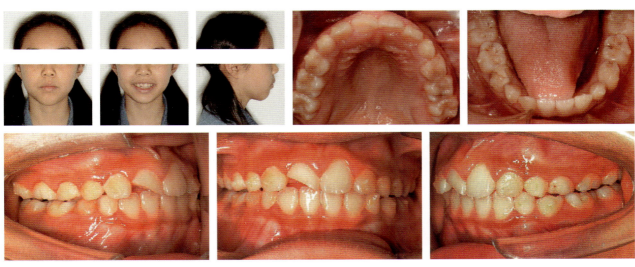

图1-13

精调（图1-14和图1-15）

上下颌继续扩弓，垂直向控制，改善前牙轴倾度。

上下颌继续扩弓，压低下颌磨牙及下颌前牙。

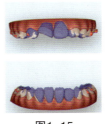

图1-15

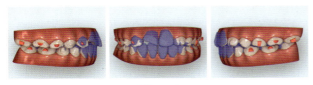

图1-14

拓展材料

如需浏览牙齿移动量（图1-16）和牙齿移动分步（图1-17），可扫描二维码（见P4）获取。

精调过程口内变化对比（图1-18和图1-19）

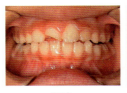
初始

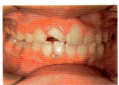
第8步

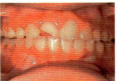
第20步

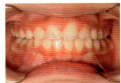
修复后

图1-18

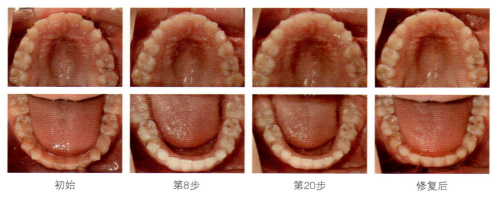

| 初始 | 第8步 | 第20步 | 修复后 |

图1-19

治疗后评估

治疗进程

治疗时长	14个月
矫治器更换频率	7～10天
复诊频率	8～12周
重启/精调次数	1次
保持时长	保持3个月复诊

临床技巧分享

根据咬合关系，设计Pre-MA或直接MA，牙、牙弓、颌骨三维同期调控，采用前导时同步扩弓，提高效率，缩短疗程。

替牙期患者咬合前导后，磨牙通常有一定的萌出补偿，故在二期精调时，重点在于垂直向的控制，将前牙、磨牙进行分步压低设计，可实现下颌逆时针旋转，获得面型改善。

替牙期儿童采用CBCT三维诊断分析牙槽骨厚度，为扩弓设计提供安全保障，避免骨开窗。新萌恒牙在萌出假牙空泡之外可采用"指压法"辅助恒牙逐步进入矫治器，并用Invisalign矫治器的韧性进行间隙的维持管理。

治疗后照片（图1-20）

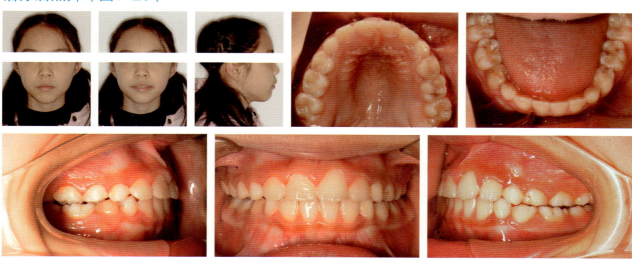

图1-20

治疗前后扩弓效果分析（图1-21～图1-23）

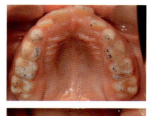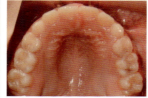
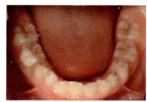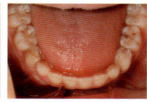

治疗前　　　　　　　治疗后

图1-21

实际尖牙扩弓效果

　　53-63宽度：33.36mm→36.32mm
　　73-83宽度：23.91mm→28.67mm

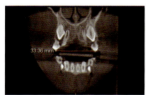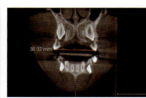
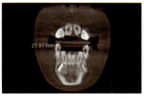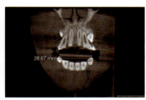

治疗前上颌尖牙间宽度　　　治疗后上颌尖牙间宽度

治疗前下颌尖牙间宽度　　　治疗后下颌尖牙间宽度

图1-22

实际磨牙扩弓效果

　　16-26宽度：44.87mm→49.59mm
　　36-46宽度：41.03mm→43.98mm

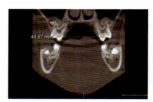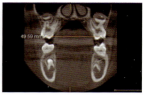
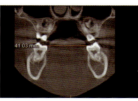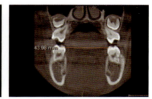

治疗前上颌磨牙间宽度　　　治疗后上颌磨牙间宽度

治疗前下颌磨牙间宽度　　　治疗后下颌磨牙间宽度

图1-23

治疗前后患者面下1/3的变化（图1-24）

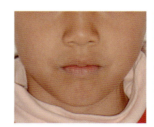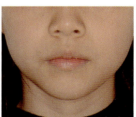

颏肌紧张解除

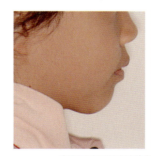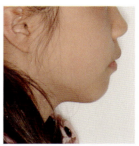

实现下颌逆时针旋转，垂直向高度改善

图1-24

治疗后影像学检查与分析

治疗后CBCT检查前牙区唇颊侧骨板（图1-25）

　　治疗后患者牙根位于牙槽骨中央，无骨开窗，牙根吸收。

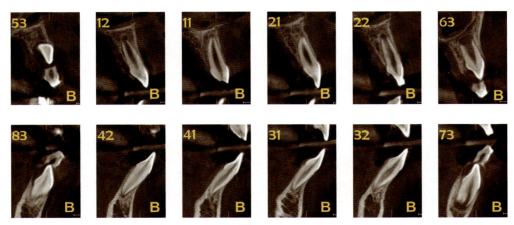

图1-25

治疗后CBCT检查磨牙区唇颊侧骨板及恒牙胚发育情况（图1-26）

治疗后患者恒牙胚发育正常。

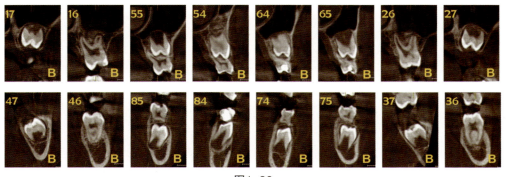

图1-26

治疗后X线片（图1-27）

扩弓为后继恒牙提供了萌出空间。

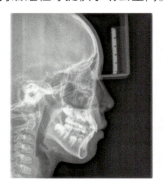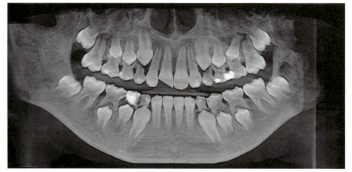

图1-27

治疗后头颅侧位片（图1-28）

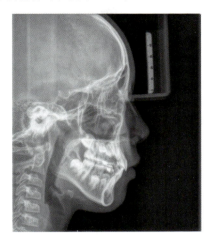

图1-28

治疗后头影测量分析

测量项目	治疗前	治疗后	标准值
SNA(°)	81.0	80.0	82.3 ± 3.5
SNB(°)	76.0	77.4	77.6 ± 2.9
ANB(°)	5.0	2.6	4.7 ± 1.4
Wits(mm)	2.5	0.5	−1.4 ± 2.8
N-S-Ar(°)	125.0	123.9	124.7 ± 5.3
S-Ar-Go(°)	139.4	142.1	148.0 ± 6.5
Ar-Go-Me(°)	130.1	127.0	127.3 ± 4.5
Y轴角(°)	68.9	66.5	65.5 ± 2.9
FMA(°)	34.9	30.3	28.9 ± 5.7
ANS-Me/N-Me(%)	57.4	55.7	55.0 ± 1.5
S-Go/N-Me(%)	63.3	65.2	56.0~62.0
Ar-Go(mm)	36.7	37.4	40.4 ± 2.7
Go-Pog(mm)	59.6	60.0	66.5 ± 3.3
U1-SN(°)	113.9	100.8	104.8 ± 5.3
L1-MP(°)	94.9	92.6	94.7 ± 5.2

总结

替牙期开始功能矫治诱导相关组织（颞下颌关节、牙槽骨、牙周组织、肌肉、神经）的改建，有助于帮助患者建立良好的颌骨关系，获得更多的近峰生长，借势力导，去除影响颌骨正常发育的不利因素，可以取得很好的生长改良结果。

早期治疗唇向错位上颌前牙，可以极大减少外伤风险。

利用矫治器𬌗垫作用，同时可设计后牙的压低，为骨性II类高角患者提供了临床治疗有效途径。

MA前导下颌治疗替牙期下颌后缩患者有其独特的优势。替牙期骨性II类深覆𬌗、深覆盖患者采用（Invisalign First +MA前导功能）颊侧翼板的设计，减少患者不适感，极大提升了患者的配合度。

Invisalign First个性化矫治器的全包裹性加上优化扩弓支持附件、优化固位附件的设计，增强了矫治器的固位，增加了扩弓实现率，扩弓可适当设计过矫治。

参考文献

[1]李小兵. 中国青少年隐形矫治技术的临床应用与发展[J]. 口腔医学杂志, 2019, 39(11):961-966.
[2]Sunnak R, Johal A, Fleming PS. Is orthodontics prior to 11 years of age evidence-based? A systematic review and meta-analysis[J]. J Dent, 2015, 43(5):477-486.

02 隐适美First矫治器治疗替牙期前牙反𬌗患者一例

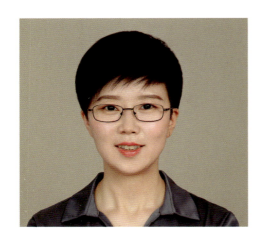

王媛媛

硕士，副主任医师

乌鲁木齐市口腔医院正畸科

中华口腔医学会口腔正畸专业委员会会员

乌鲁木齐市口腔医学会会员

治疗前评估

患者基本资料

女，7岁；主诉：上门牙有缝不整齐，"地包天"；病史：偶尔夜磨牙，否认其他口腔不良习惯；否认类似错𬌗畸形家族史；喂养方式：奶粉；告知家长患者口内情况；治疗计划：需要扩弓，排齐上颌前牙，内收下颌前牙等处理；传统矫治器与隐形矫治器在功能、舒适性、牙齿疼痛度等方面不同，家长选择隐形矫治器。

治疗前照片（图2-1）

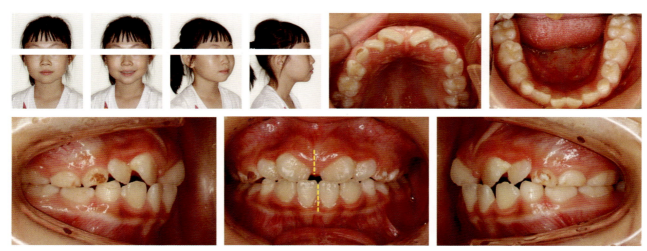

图2-1

口外和口内情况

正面观：面部左右不对称，左侧较丰满，口角左高右低；侧面观：直面型，动态和静态均有仰头习惯；拥挤度/间隙：上下颌牙列I度拥挤；覆盖：前牙反覆盖浅；覆𬌗：前牙反覆𬌗浅；中线：上颌中线正常、下颌中线偏左（随颏部）；其他口内情况：12-22萌出不足，31、41唇倾，乳尖牙及乳磨牙𬌗面不同程度磨耗。

治疗前模型（图2-2）

咬合关系（尖牙、磨牙）：双侧乳尖牙中性关系；双侧乳磨牙中性关系。

牙弓宽度：上下颌牙弓狭窄。

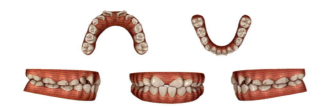

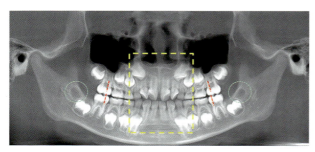

图2-2

治疗前影像学检查与分析

治疗前全景片（图2-3）

上下颌尖牙牙胚与侧切牙牙根影像重叠；可见38、48牙胚；双侧下颌升支不对称。

全景片示患者未咬紧后牙，可见息止颌位磨牙远中关系。

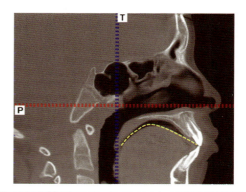

图2-4

治疗前头颅侧位片（图2-5）

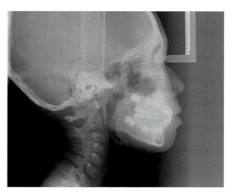

图2-5

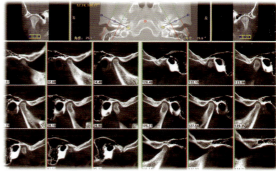

图2-3

治疗前关节CBCT（图2-4）

舌体位置偏下颌；颞下颌关节区问诊：无不适；临床检查：双侧关节无弹响、疼痛等异常；关节CBCT：双侧髁突形态、位置不对称，左侧关节前上间隙比右侧小。

治疗前头影测量分析

测量项目	治疗前	标准值
SNA(°)	84.1	82.0±3.5
SNB(°)	80.0	79.0±3.0
ANB(°)	4.1	3.0±2.0
Wits(mm)	−1.3	−4.5±3.0
U1−SN(°)	100.0	102.0±5.0
L1−MP(°)	101.3	95.0±7.0
FMA(°)	30.0	26.0+4.0

诊断

替牙期安氏I类；骨性偏II类；偏高角。

问题列表

拥挤度/间隙：上下颌牙列I度拥挤；覆盖：前牙反覆盖浅；覆𬌗：前牙反覆𬌗浅；中线：上颌中线正常、下颌中线偏左（随颏部）；咬合关系（尖牙、磨牙）：双侧乳尖牙中性关系，双侧乳磨牙中性关系；其他口内情况：12-22萌出不足，31、41唇倾，乳尖牙及乳磨牙𬌗面不同程度磨耗，舌体位置偏下；软组织侧貌：直面型，动态和静态均有仰头习惯。

治疗目标/治疗计划等

治疗目标

纠正前牙反𬌗，排齐上下颌切牙，维持乳尖牙、磨牙关系。

治疗计划

治疗前准备：口腔卫生宣教。

矫治器选择：Invisalign First（图2-6）。

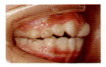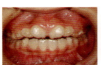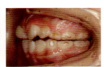

图2-6

治疗设计（水平向考虑）（图2-7）

扩弓提供间隙排齐上下颌牙列，内收下颌前牙，13、23、33、43增加萌出间隙。

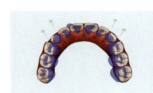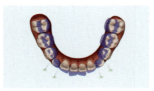

图2-7

治疗设计（矢状向考虑）（图2-8）

由于前牙咬合干扰，CO-CR位不一致，CR位下颌顺时针旋转；且下颌切牙在颌骨中的位置偏唇侧，遂纠正前牙反𬌗同时，设计水平开𬌗，为下颌咬合矢状向前咬合跳跃或后期下颌生长提供空间。

图2-8

治疗设计（垂直向考虑）：浅覆𬌗（图2-9）

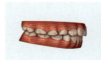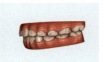

图2-9

支抗考虑（图2-10）

配合弹舌等肌功能训练，调整舌位。

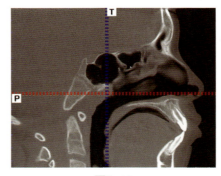

图2-10

拓展材料

如需浏览该病例的ClinCheck动画方案、牙齿移动量（图2-11）和牙齿移动分步（图2-12），可扫描二维码获取。

治疗过程

一期隐形矫治器共24副（图2-13～图2-17）

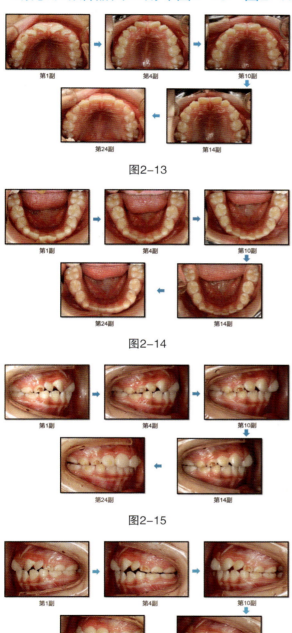

图2-13

图2-14

图2-15

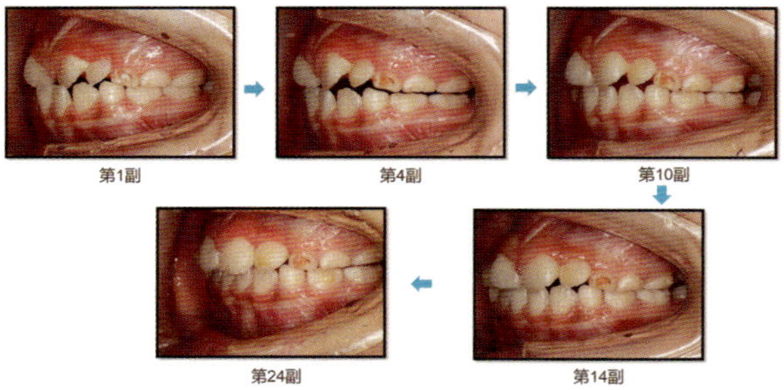

图2-16

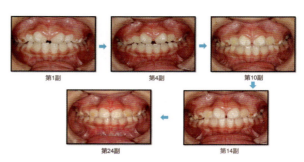

图2-17

对比：第10副ClinCheck与口内照片（图2-18）

肌功能训练：从第2副开始，嘱患者练习大张嘴弹响舌，每天50次起，纠正舌位偏下的情况，并注意保持头直立位。

由于患者配合度好，在第10副可见口内与ClinCheck不一样，口内前牙反𬌗已纠正且达到浅覆𬌗覆盖。通过观察右侧上下乳尖牙的咬合关系，可见下颌在矢状向发生了向后跳跃。

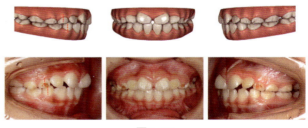

图2-18

对比：第10副、第14副与第24副口内照片（图2-19）

从第10副至第24副，下颌前牙继续内收，终末位前牙设计水平开𬌗，在临床观察中发现前牙始终有咬合接触，未出现水平开𬌗。通过观察右侧上下乳尖牙的咬合关系，下颌在矢状向上逐渐地向前调整。

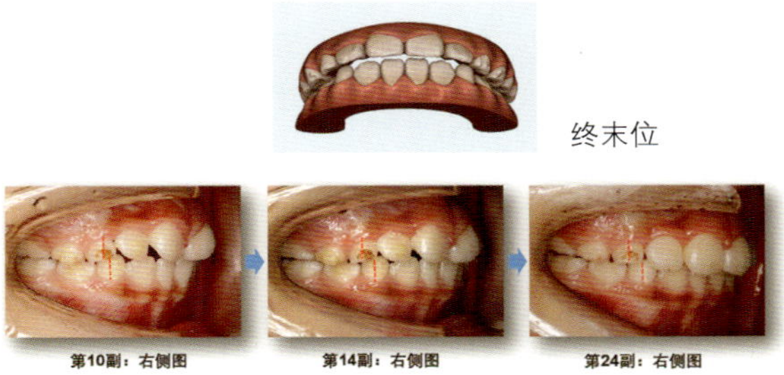

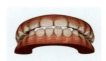

终末位

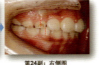

第10副：右侧图　　第14副：右侧图　　第24副：右侧图

图2-19

对比：第24副ClinCheck与口内照片（图2-20）

通过观察右侧上下乳尖牙的咬合关系，前牙覆𬌗覆盖，可见下颌在矢状向上向前调整同时发生了逆时针旋转。

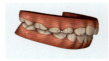

图2-20

治疗后评估

治疗进程

治疗时长	6个月
矫治器更换频率	7～10天
复诊频率	1～2个月
重启/精调次数	无
保持时长	3个月

治疗前后照片对比（图2-21～图2-23）

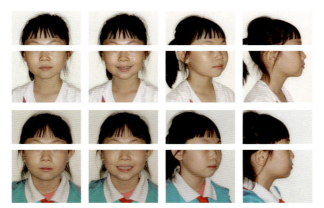

图2-21

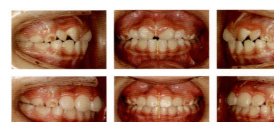

图2-22

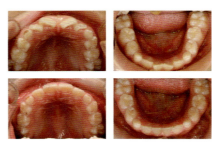

图2-23

治疗后影像学检查与分析

上下颌尖牙牙胚处拥挤得到改善（图2-24和图2-25）。

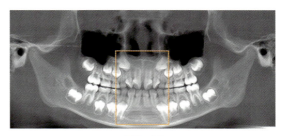

图2-24

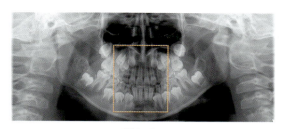

图2-25

治疗后头影测量描记图（图2-26）

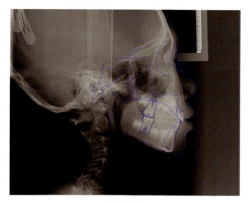

图2-26

治疗后头影测量分析

测量项目	治疗前	治疗后	标准值
SNA(°)	84.1	84.1	82.0±3.5
SNB(°)	80.0	80.9	79.0±3.0
ANB(°)	4.1	3.2	3.0±2.0
Wits(mm)	−1.3	−2.1	−4.5±3.0
U1−SN(°)	100.0	99.0	102.0±5.0
L1−MP(°)	101.3	90.1	95.0±7.0
FMA(°)	30.0	29.6	26.0+4.0

头影重叠（图2-27）

　治疗前：蓝色
　治疗后：红色

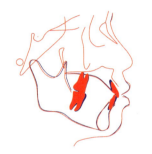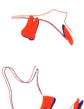

图2-27

总结

　　隐形矫治器在扩弓同时能够调整前牙的功能优于传统替牙期矫治器，节省治疗时间，免于更换不同传统矫治器。特别在下颌，扩弓提供间隙用于纠正下颌前牙唇倾，为下颌矢状向跳跃去除干扰。

　　舌的位置对于牙齿的位置起到至关重要的作用。矫治中配合肌功能训练，为矫治顺利进行提供保障。

　　隐形矫治器𬌗面包绕，有利于后牙垂直向控制，特别是对于前牙浅覆𬌗、浅覆盖的偏高角病例。

03 青少年下颌后缩功能前伸MA双期隐形矫治

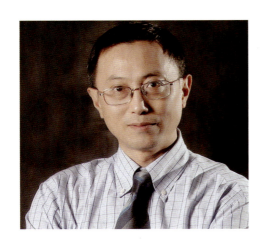

李小兵

主任医师，教授，硕士生导师

四川大学华西口腔医院儿童口腔科副主任、儿童早期矫治专科主任

国家卫生健康委员会"儿童早期矫治临床规范化项目"主任委员

中华医学会儿科分会口腔医学学组组长

中华口腔医学会儿童口腔医学专业委员会常务委员

治疗前评估

患者基本资料

男，10岁；主诉：前牙前突，上颌前牙咬合不适；病史：发现前牙前突3年，未予治疗，今来诊。

治疗前照片（图3-1）

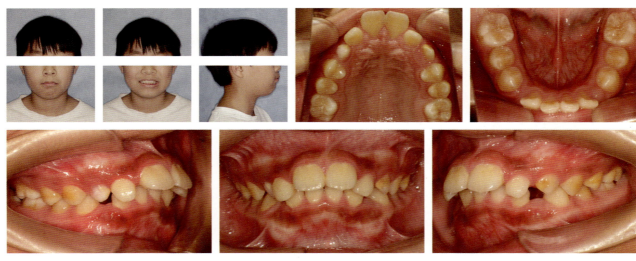

图3-1

治疗前影像学检查与分析

治疗前X线片（图3-2和图3-3）

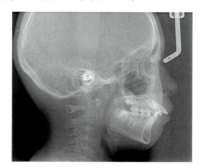

图3-2

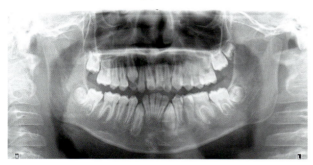

图3-3

治疗前头影测量描记图（图3-4）

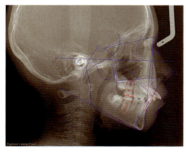

图3-4

治疗前头影测量分析

测量项目	治疗前	标准值
SNA(°)	74.9	83.1±3.6
SNB(°)	70.1	79.7±3.2
ANB(°)	4.8	3.5±1.7
Wits(mm)	3.2	−4.5±3.0
U1−SN(°)	55.8	72.5±5.9
L1−MP(mm)	45.9	40.1±2.1
FMA(°)	24.1	24.8±4.5

诊断

替牙列晚期，安氏III类；骨性II类，下颌后缩，颏发育不足；前牙III度深覆𬌗、深覆盖；牙弓形态不调；上下颌II度牙列拥挤。

问题列表

拥挤度/间隙：上颌8mm，下颌6mm；前牙III度深覆𬌗、深覆盖；磨牙关系：近中；33、43未萌；上颌牙弓尖圆形，腭盖高拱，下颌牙弓方圆形，上下颌牙弓形态不匹配；凸面型；颏部后缩，颏肌紧张。

治疗目标/治疗计划等

治疗目标

通过前导下颌改善面部侧貌；减少深覆𬌗、深覆盖；解除牙列拥挤，形成安氏I类磨牙和尖牙关系；协调上下弓形。

治疗计划

内收并压低上颌前牙；唇倾下颌前牙，扩大下颌牙弓，排齐下颌尖牙；整平上下颌牙列；MA前导下颌；协调上下颌牙弓形态，纠正覆𬌗覆盖至正常；调齐中线。

牙齿前后移动对比（图3-5）

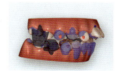 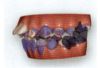

图3-5

拓展材料

如需浏览该病例的ClinCheck动画方案、牙齿移动量（图3-6）和牙齿移动分步（图3-7），可扫描二维码获取。

治疗后评估

治疗进程

治疗时长	18个月（2017年11月至2019年4月）
矫治器更换频率	2周
复诊频率	2个月
重启/精调次数	1次
保持时长	保持至今

临床技巧分享

去除限制下颌前导的病因，MA前导下颌功能矫治，改善面型。

上颌拥挤的解除：上颌后牙改扭转，利用得到的间隙内收上颌前牙；下颌拥挤的解除：下颌前牙整体唇侧移动，利用前牙散隙。

治疗后照片（图3-8）

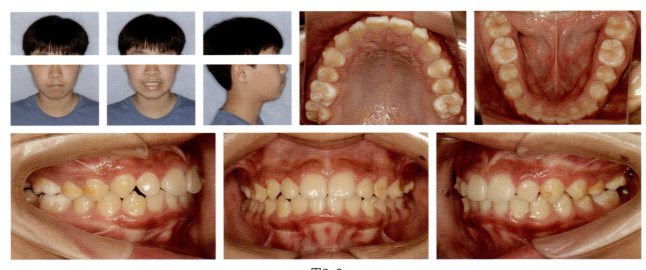

图3-8

治疗后影像学检查与分析

治疗后X线片（图3-9和图3-10）

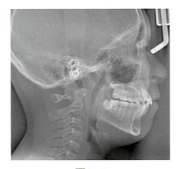

图3-9

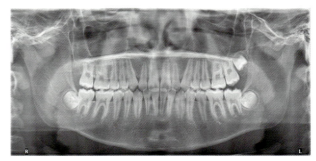

图3-10

治疗后头影测量描记图（图3-11）

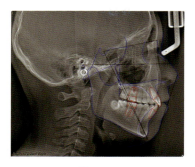

图3-11

治疗后头影测量分析

测量项目	治疗前	治疗后	标准值
SNA(°)	74.9	75.4	83.1±3.6
SNB(°)	70.1	73.0	79.7±3.2
ANB(°)	4.8	2.3	3.5±1.7
Wits(mm)	3.2	1.0	−4.5±3.0
U1-SN(°)	55.8	76.0	72.5±5.9
L1-MP(mm)	45.9	40.4	40.1±2.1
FMA(°)	24.1	25.7	24.8±4.5

总结

MA前导下颌功能矫治

　　MA矫治：12、22腭侧错位，功能障碍，下颌位置后缩，通过排齐、排圆上下颌牙弓，去除功能障碍，MA前导下颌。

　　面型改善。

咬合调整

　　Spee曲线改善，咬合改善；内收上颌前牙，解除牙性前突，降低牙外伤的风险；覆𬌗覆盖改善。

04 因势利导，借势而行——青少年Ⅱ类错𬌗的MA矫治

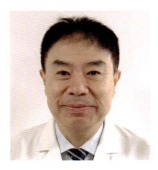

刘新强

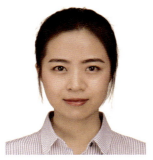

张杰

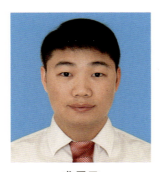

盛云飞

刘新强

主任医师，教授，研究生导师

青岛大学附属医院口腔正畸科主任

青岛大学口腔医学院正畸教研室主任

中华口腔医学会口腔正畸专业委员会委员

张杰

医师，青岛大学口腔医学院17级硕士

四川大学华西口腔医学院在读博士

盛云飞

医师，青岛大学口腔医学院16级硕士

复旦大学附属闵行医院

治疗前评估

患者基本资料

男，14岁4个月；主诉：要求矫治上颌前牙突；现病史：患者乳牙期牙齿排列整齐，替牙期牙齿正常替换，现因上颌前牙突要求矫治；既往史：无特殊；家族史：否认类似家族史；患者为一名高中生，其父母及本人认为上颌前牙突不美观，为此我们制订了两个方案。方案1为功能矫治导下颌向前，之后再评估行固定矫治；方案2为隐形矫治远移磨牙改善上颌前突+MA导下颌向前。因患者面临学业压力，考虑到复诊周期的问题，最终选择方案2隐形矫治。

治疗前照片（图4-1）

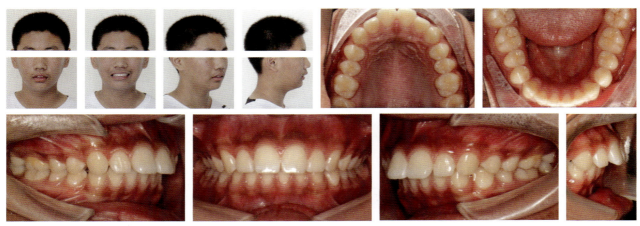

图4-1

治疗前影像学检查与分析

治疗前颈椎骨龄分析（图4-4）

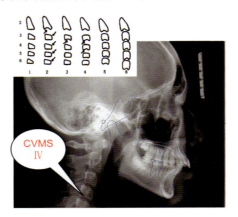

图4-4

治疗前全景片（图4-2）

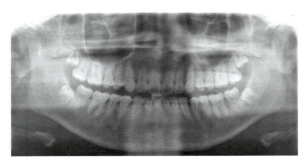

图4-2

治疗前头影测量描记图（图4-3）

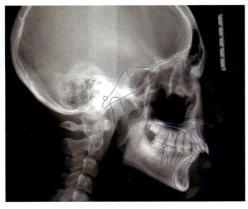

图4-3

治疗前头影测量分析

测量项目	治疗前	标准值
SNA(°)	84.5	82.0 ± 3.5
SNB(°)	77.5	80.9 ± 3.4
ANB(°)	7.0	2.7 ± 2.0
Wits(mm)	3.5	−1.0 ± 1.0
U1-SN(°)	117.5	101.3 ± 5.5
L1-MP(°)	100.7	95.0 ± 7.0
FMA(°)	32.3	30.3 ± 5.1

诊断

安氏II类；骨性II类；均角；下颌后缩；深覆
𬌗、深覆盖；下颌中线右偏。

问题列表

上颌有1.0mm间隙；深覆盖：6mm；深覆𬌗：
II度；咬合关系（尖牙、磨牙）：II类；中线：下颌
中线右偏2mm；软组织侧貌：上颌突，下颌缩，开
唇露齿；颈椎骨龄：已至IV期。

治疗目标/治疗计划等

治疗目标

适当内收上颌前牙；前导下颌，改善后缩的下
颌；调整尖牙、磨牙关系及中线；整平排齐上下颌
牙列；调整覆𬌗覆盖。

治疗计划

拔除18、28，上颌远移磨牙，为内收前牙提供
间隙；MA不对称前导下颌改善后缩之下颌，并调整
中线；调整尖牙、磨牙关系至I类。

牙齿前后移动对比（图4-5）

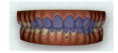

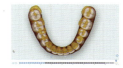

图4-5

拓展材料

如需浏览该病例的ClinCheck动画方案、牙齿
移动量（图4-6）和牙齿移动分步（图4-7），可扫
描二维码获取。

治疗过程

MA期矫治结束（矫治12个月）照片（图4-8和图4-9）

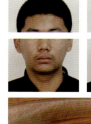

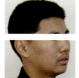
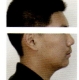
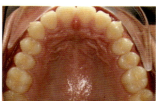
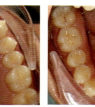
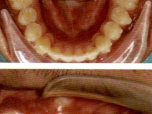
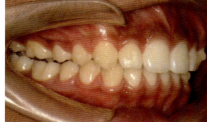
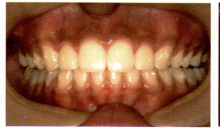
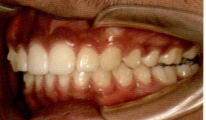

图4-8

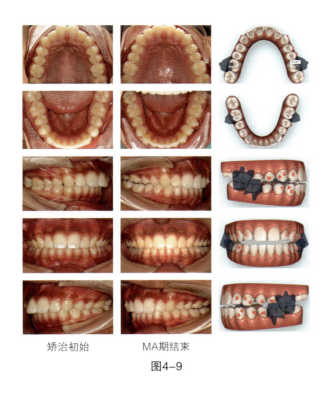

矫治初始　　MA期结束

图4-9

中线对比（图4-10）

中线基本调正。

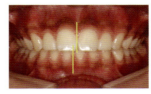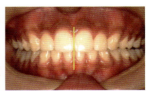

矫治初始　　　　　　　　MA期结束

图4-10

侧貌对比（图4-11）

侧貌明显改善。

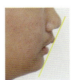

图4-11

CBCT检测MA过程中髁突的变化（图4-12）

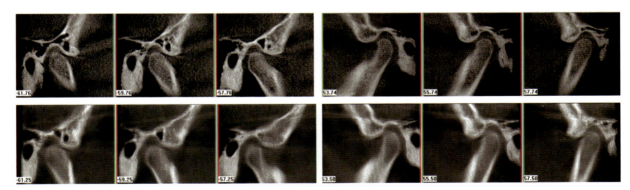

图4-12

治疗后评估

治疗进程

治疗时长	23个月
矫治器更换频率	1~2周
复诊频率	不规律
重启/精调次数	1次

治疗后照片（图4-13）

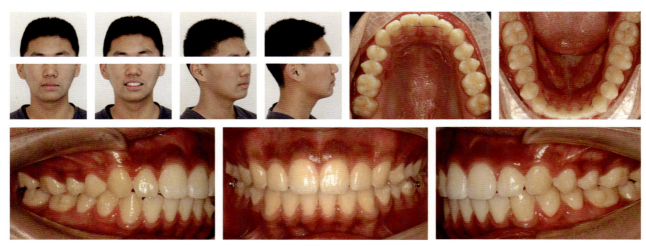

图4-13

治疗前后对比（图4-14～图4-16）

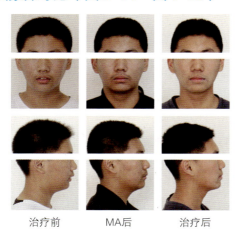

治疗前　　　　MA后　　　　治疗后

图4-14

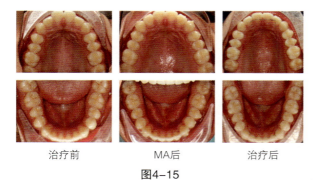

治疗前　　　　MA后　　　　治疗后

图4-15

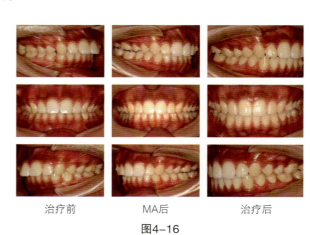

治疗前　　　　MA后　　　　治疗后

图4-16

治疗后影像学检查与分析

治疗后X线片（图4-17和图4-18）

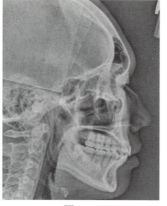

图4-17

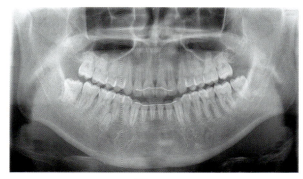

图4-18

治疗后头影测量分析

测量项目	治疗前	治疗后	标准值
SNA(°)	84.5	83.5	82.0 ± 3.5
SNB(°)	77.5	79.5	80.9 ± 3.4
ANB(°)	7.0	4.0	2.7 ± 2.0
Wits(mm)	3.5	0.5	−1.0 ± 1.0
U1−SN(°)	117.5	105.8	101.3 ± 5.5
L1−MP(°)	100.7	102.0	95.0 ± 7.0
FMA(°)	32.3	31.6	30.3 ± 5.1

总结

1. 相较于传统下颌后缩矫治的两阶段，MA矫治将排齐整平与下颌前导同期进行，"一箭双雕"，提升了矫治效率。

2. 佩戴MA矫治器时，教会患者正确的咬合位置至关重要。

3. 尽管该患者骨龄为Ⅳ期，通过正确的矫治设计与临床配合，仍然取得了良好的矫治效果。

4. MA数字化设计的前瞻性，可有效协调上下颌牙弓宽度，为下颌前导去除水平向干扰。

5. 整平Spee曲线，去除前导的垂直向干扰，有利于前导中和前导后的咬合建立。

6. 隐形矫治器可有效控制后牙高度，并可适当压低后牙使下颌逆时针旋转，提高Ⅱ类矫治的效果。

7. 不对称的下颌前导，可以改善轻中度的中线不调。

8. Post-MA阶段的Ⅱ类牵引，有助于稳定MA阶段的下颌前导效果。

9. 此病例为早期的MA病例，曾设计了上颌磨牙远移，这是MA方案所不能同时兼顾的；另外也曾设计了直接进入MA，而忽视了47的扭转>20°，被启动了Pre-MA。

10. CBCT所见髁突形态从椭圆形和卵圆形变为凹凸形，即后上部增生、前下部吸收，证实了MA不仅使下颌机械性地前移，还刺激了髁突发生适应性生长和改建。

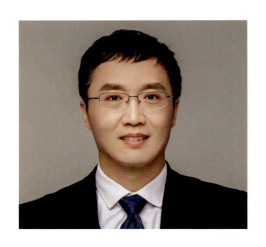

白明海

医学博士，口腔正畸博士后，主任医师，硕士生导师

长沙市口腔医院友谊路院正畸科主任

中华口腔医学会口腔正畸专业委员会委员

湘雅医学期刊社中青年编委

世界正畸医师联盟（WFO）会员

治疗前评估

患者基本资料

　　男，11岁；主诉：牙齿前突，牙缝明显；病史：否认药物过敏史。

治疗前照片（图5-1）

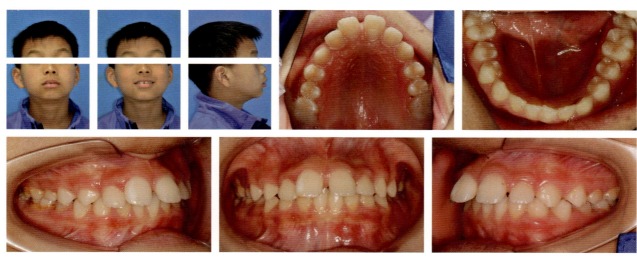

图5-1

治疗前影像学检查与分析

治疗前X线片（图5-2和图5-3）

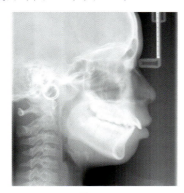

图5-2

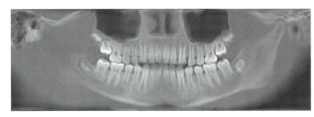

图5-3

治疗前头影测量描记图（图5-4）

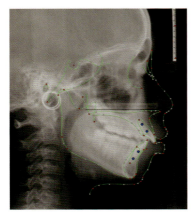

图5-4

治疗前头影测量分析

测量项目	治疗前	标准值
SNA（°）	89.1	82.0±3.5
SNB（°）	84.4	79.0±3.0
ANB（°）	4.7	3.0±2.0
U1-SN（°）	121.0	102.0±5.0
L1-MP（°）	99.9	95.0±7.0
FMA（°）	25.7	26.0

诊断

牙性：Ⅲ类（亚类）；骨性：Ⅱ类。

问题列表

拥挤度/间隙：上颌前牙散在间隙；覆盖：Ⅲ度深覆盖；覆𬌗：Ⅱ度深覆𬌗；中线：上下颌中线居中；咬合关系（尖牙、磨牙）：左侧磨牙中性，右侧磨牙近中尖对尖；软组织侧貌：凸面型，颏唇沟深。

治疗目标/治疗计划等

治疗目标

解决深覆盖问题，关闭散在间隙，调整两侧磨牙关系为中性关系，上下颌牙列排齐，上下颌牙弓匹配，治疗结果稳定。

治疗计划

治疗前准备：口腔卫生宣教，全口洁治，牙周治疗。正畸治疗：使用无托槽隐形矫治器（Invisalign）；排齐上颌牙列，关闭散在间隙；激活MA，导下颌向前，改善覆盖至0°；协调覆𬌗至基本正常；以16、26宽度为基准，协调上颌牙弓弓形，下颌牙弓宽度与之匹配。达到尖窝锁结关系；签知情同意书；术后保持。

牙齿前后移动对比（图5-5）

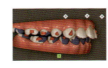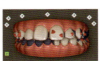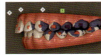

图5-5

拓展材料

如需浏览该病例的ClinCheck动画方案、牙齿移动量（图5-6）和牙齿移动分步（图5-7），可扫描二维码获取。

治疗过程

治疗3个月照片（图5-8）

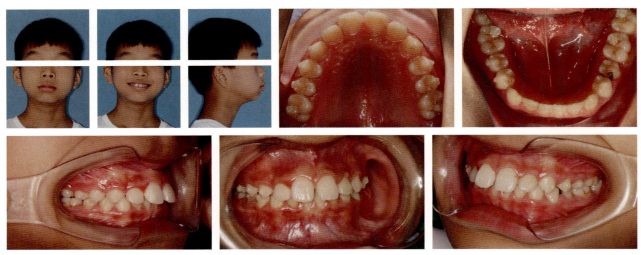

图5-8

治疗5个月照片（图5-9）

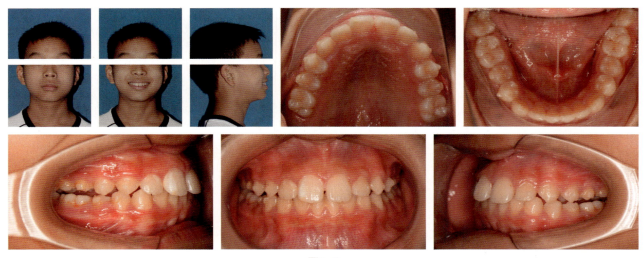

图5-9

治疗8个月照片（图5-10）

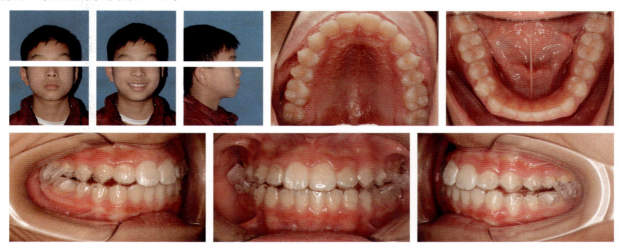

图5-10

治疗11个月照片（图5-11）

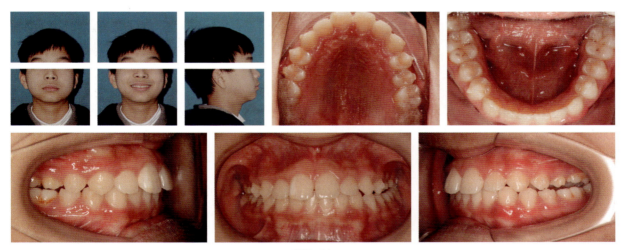

图5-11

治疗15个月照片（图5-12）

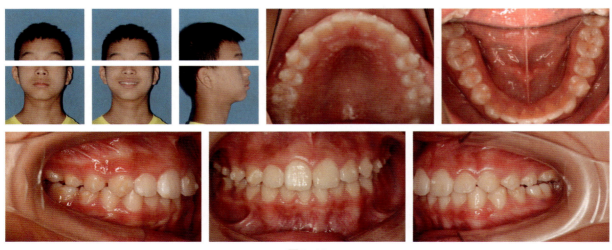

图5-12

治疗21个月照片（图5-13）

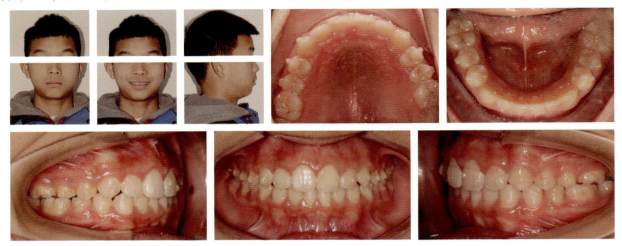

图5-13

治疗27个月照片（图5-14）

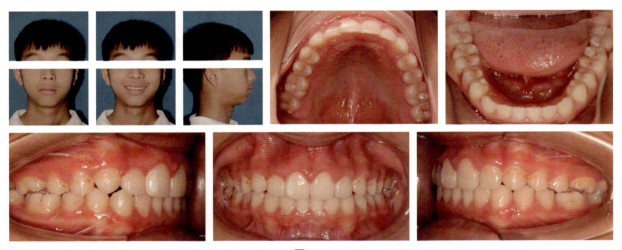

图5-14

面型（图5-15）

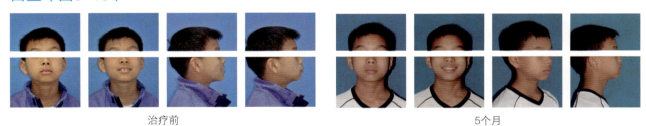

治疗前   5个月

图5-15

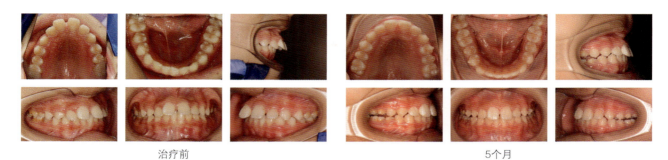

病例进展（图5-16）

治疗前   5个月

图5-16

治疗后评估

治疗进程

治疗时长	27个月
矫治器更换频率	14天
复诊频率	2个月
重启/精调次数	1次
保持时长	未开始

总结

　　本病例为生长发育期的牙性Ⅲ类（亚类）、骨性Ⅱ类、均角，深覆𬌗、深覆盖，下颌后缩，侧貌突患者。

　　使用MA矫治5个月成功导下颌向前、改善下颌后缩。MA导下颌向前不仅使下颌牙列前移，减小了前牙覆盖，改善了磨牙关系；还可以治疗下颌后缩，有助于侧貌的改善。相比传统功能矫治器和Ⅱ类牵引，MA矫治简单、舒适，降低了患者的配合度影响。

06 MA矫治青少年骨性下颌后缩一例

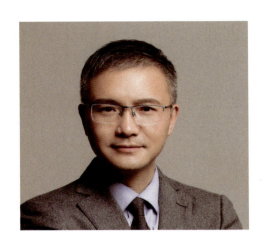

刘剑

主任医师，硕士生导师

南昌大学附属口腔医院正畸科

江西省口腔医学会口腔正畸专业委员会副主任委员

中国Tweed中心教官

治疗前评估

患者基本资料

女，12岁；主诉："牙漂"要求矫治；病史：否认系统性疾病史，无正畸治疗史。

治疗前照片（图6-1）

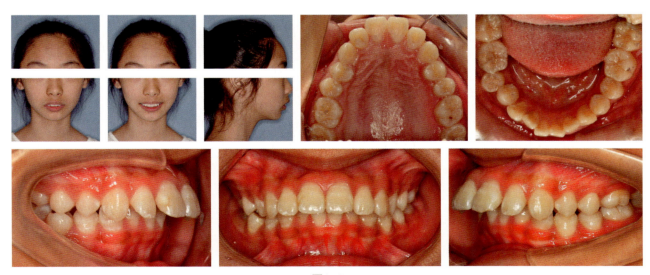

图6-1

治疗前影像学检查与分析

治疗前X线片（图6-2和图6-3）

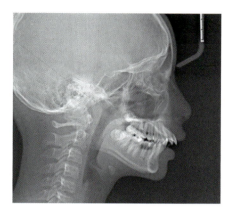

图6-2

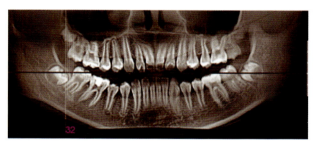

图6-3

治疗前头影测量分析

测量项目	治疗前	标准值
SNA(°)	84.0	82.8+4.0
SNB(°)	77.5	80.1+3.9
ANB(°)	6.5	2.7+2.0
GoGn-SN(°)	31.4	32.5+5.2
FMA(°)	24.9	31.3+5.0
IMPA(°)	97.7	93.9+6.2
FMIA(°)	57.4	54.9+6.1
U1-SN(°)	118.6	105.7+6.3
Overjet(mm)	9.6	2.0
Z角(°)	63.4	75.0+6.4

诊断

牙性：安氏II类1分类；骨性：II类。

问题列表

拥挤度/间隙：下颌牙列拥挤I度；覆盖：10mm；覆𬌗：前牙III度深覆𬌗，15/45反𬌗；中线：下颌中线左偏约1mm；咬合关系（尖牙、磨牙）：双侧尖牙、磨牙II类关系；其他口内情况：46曾行树脂修复；软组织侧貌：凸面型。

治疗目标/治疗计划等

治疗目标

安氏I类尖牙、磨牙关系；减少深覆盖；减少深覆𬌗；解除牙列拥挤；前导下颌；改善侧貌。

治疗计划

矢状向：前牙覆盖0mm为矫治目标，维持上下颌磨牙AP位置，使用MA前移下颌；垂直向：通过升高上下颌前磨牙和压低上下颌切牙至−2mm覆𬌗；水平向：上颌适当扩弓，下颌匹配上颌；中线：维持上颌中线不动，下颌中线通过跳跃对齐上颌。

牙齿前后移动对比（图6-4）

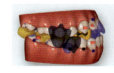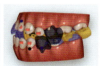

图6-4

拓展材料

如需浏览该病例的ClinCheck动画方案、牙齿移动量（图6-5）和牙齿移动分步（图6-6），可扫描二维码获取。

治疗后评估

治疗进程

治疗时长	20个月
矫治器更换频率	7天
复诊频率	6~8周
重启/精调次数	1次
保持时长	5个月

临床技巧分享

对于骨性II类错𬌗的青少年患者，在使用MA矫治器时，首先医生应该诊断患者是否具有生长潜力，其次在MA的设计及矫治监控中，应该遵循水平向—垂直向—矢状向的顺序。

治疗后照片（图6-7）

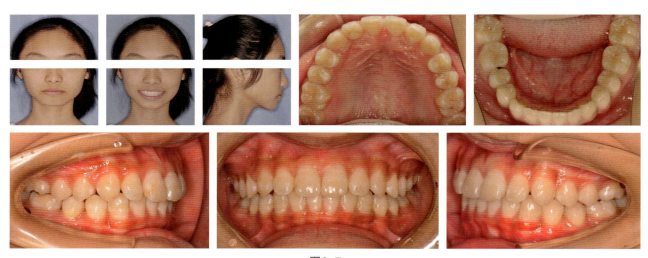

图6-7

治疗后影像学检查与分析

治疗后X线片（图6-8和图6-9）

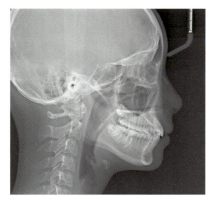

图6-8

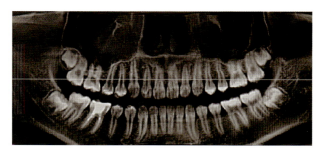

图6-9

治疗后头影测量分析

测量项目	治疗前	治疗后	标准值
SNA(°)	84.0	83.9	82.8+4.0
SNB(°)	77.5	80.3	80.1+3.9
ANB(°)	6.5	3.6	2.7+2.0
GoGn-SN(°)	31.4	27.9	32.5+5.2
FMA(°)	24.9	20.5	31.3+5.0
IMPA(°)	97.7	97.6	93.9+6.2
FMIA(°)	57.4	60.9	54.9+6.1
U1-SN(°)	118.6	105.6	105.7+6.3
Overjet(mm)	9.6	3.0	2.0
Z角(°)	63.4	70.0	75.0+6.4

头影重叠（图6-10）

治疗前：蓝色

治疗后：红色

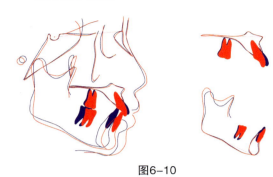

图6-10

总结

　　本病例为伴有深覆𬌗、深覆盖的骨性II类青少年患者，其下颌后缩，侧貌呈现凸面型，初诊侧位片提示其下颌有生长发育潜能。该患者经过MA矫治，首先上下颌牙弓形态得到了改善，解除了拥挤，匹配了上下颌牙弓宽度；其次打开了前牙咬合；最后获得了大量的下颌的生长前徙，改善了侧貌。

07 前牙闭锁性深覆𬌗伴下颌后缩患者的MA矫治

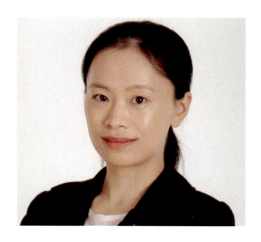

张晟

医学博士，副主任医师

南方医科大学口腔医院正畸科

广东省口腔医学会口腔正畸专业委员会委员

治疗前评估

患者基本资料

男，14岁；主诉：牙列不齐影响美观；病史：无特殊；对于安氏Ⅱ类2分类错𬌗伴有下颌后缩的青春期患者，传统矫治方法采用双期矫治，先唇倾上颌前牙，然后采用功能矫治器前导下颌，最后通过固定矫治排齐牙齿。双期矫治疗程长达3年以上，舒适性和美观性差。隐适美新推出的MA矫治器将功能矫治与固定矫治合二为一，既缩短了疗程，又提高了美观性与舒适性，患者最终选择MA矫治。

治疗前照片（图7-1）

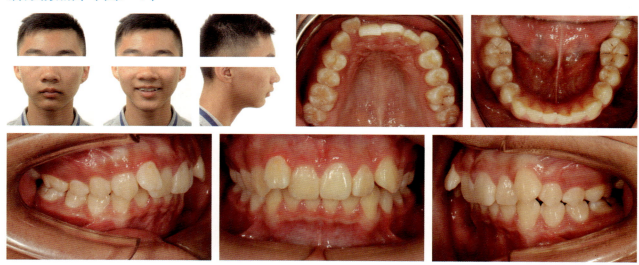

图7-1

治疗前影像学检查与分析

治疗前X线片（图7-2和图7-3）

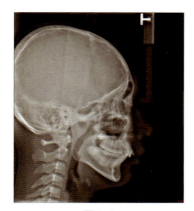

图7-2

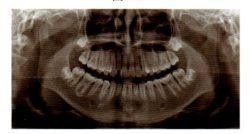

图7-3

治疗前头影测量分析

测量项目	治疗前	标准值	标准差
SNA(°)	78.2	84.8	3.2
SNB(°)	72.1	81.0	2.2
ANB(°)	6.2	3.8	2.1
Y轴角(°)	76.0	63.5	3.6
MP-SN(°)	38.5	30.7	4.6
SN-GoGn(°)	34.2	32.0	5.0
OP-SN(°)	18.8	14.4	2.5
U1-SN(°)	88.1	105.7	6.3
IMPA(L1-MP)(°)	99.9	97.2	4.5
U1-NA(°)	9.9	23.2	5.9
L1-NB(°)	30.5	30.2	4.3
Interincisal Angle(U1-L1)(°)	133.5	122.9	6.0
Saddle/Sella Angle(SN-Ar)(°)	129.5	123.0	5.0
Articular Angle(°)	149.2	143.0	6.0
Gonial/Jaw Angle(Ar-Go-Me)(°)	119.9	130.0	7.0
Lower Gonial Angle(Na-Go-Me)(°)	75.7	72.5	2.5
U1-NA(mm)	0.4	4.4	2.2
L1-NB(mm)	5.5	7.3	1.9
Pog-NB(mm)	2.2	0.5	1.7
P-A Face Height(S-Go/N-Me)(%)	63.6	67.0	4.0
PCBL/RH(SAr/ArGo)(%)	71.7	75.0	10.0
SN/GoMe(%)	109.4	100.0	10.0

诊断

牙性：安氏II类2分类错𬌗；骨性：II类高角。

问题列表

拥挤度/间隙：上颌II度拥挤，下颌I度拥挤；覆盖：正常；覆𬌗：II度深覆𬌗；中线：上颌牙弓中线居中，下颌牙弓中线偏左1mm；咬合关系（尖牙、磨牙）：双侧尖牙、磨牙关系均为远中；软组织侧貌：凸面型，下颌后缩。

治疗目标/治疗计划等

治疗目标

打开前牙闭锁性深覆𬌗，引导下颌向前，改善侧貌，调整双侧尖牙、磨牙关系为中性，建立前牙正常覆𬌗覆盖。

治疗计划

使用隐适美MA矫治器，在前导预备阶段唇倾上颌前牙，压低下颌前牙、整平下颌Spee曲线，匹配上下颌牙弓宽度，将上下颌牙列在三维方向上匹配后，通过精密翼托前导下颌，调整双侧尖牙、磨牙关系为中性。

牙齿前后移动对比（图7-4）

图7-4

拓展材料

如需浏览该病例的ClinCheck动画方案、牙齿移动量（图7-5）和牙齿移动分步（图7-6），可扫描二维码获取。

治疗过程

第1副前导期矫治器（图7-7）

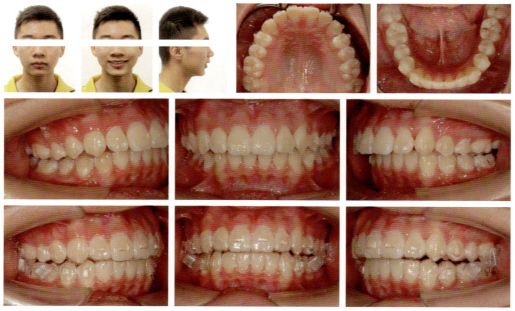

图7-7

下颌双重咬合（图7-8）

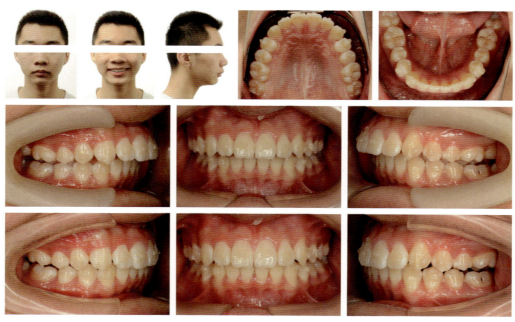

图7-8

精调前（图7-9）

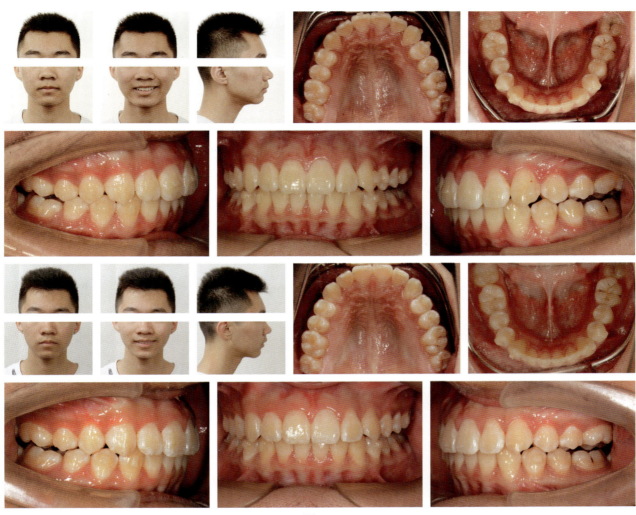

图7-9

治疗后评估

治疗进程

治疗时长	25个月
矫治器更换频率	1周
复诊频率	3个月
重启/精调次数	1次
保持时长	7个月

临床技巧分享

　　下颌顺利前导的关键在于打开前牙闭锁性深覆𬌗，将上下颌牙弓在三维方向上进行匹配。故在前导预备阶段，矢状向需要唇倾上颌前牙，直立下颌前牙；水平向需要扩宽上颌牙弓，竖直下颌后牙，匹配上下颌牙弓宽度；垂直向需要压低下颌前牙，充分整平下颌Spee曲线。上下颌牙弓匹配完毕后，在前导阶段通过精密翼托，可顺利前导下颌，改善侧貌，调整磨牙关系达到中性。

治疗后照片（图7-10）

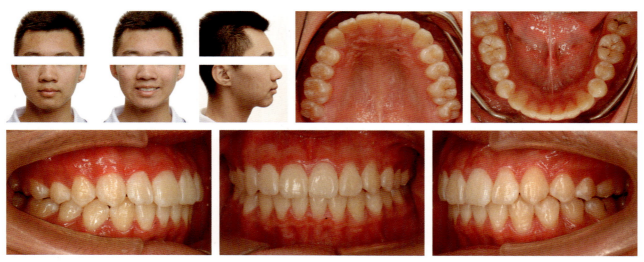

图7-10

治疗后影像学检查与分析

治疗后X线片（图7-11和图7-12）

治疗后头影测量描记图（图7-13）

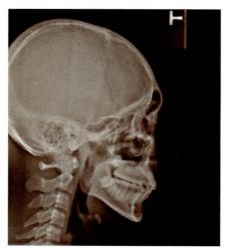

图7-11

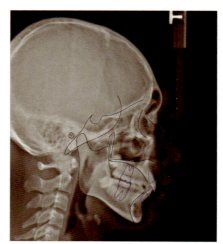

图7-13

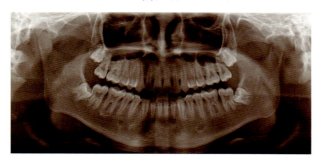

图7-12

治疗后头影测量分析

测量项目	治疗前	治疗后	标准值	标准差
SNA(°)	78.2	78.3	84.8	3.2
SNB(°)	72.1	74.2	81.0	2.2
ANB(°)	6.2	4.1	3.8	2.1
Y轴角(°)	76.0	74.8	63.5	3.6
MP–SN(°)	38.5	37.6	30.7	4.6
SN–GoGn(°)	34.2	32.5	32.0	5.0
OP–SN(°)	18.8	24.5	14.4	2.5
U1–SN(°)	88.1	95.3	105.7	6.3
IMPA(L1–MP)(°)	99.9	99.3	97.2	4.5
U1–NA(°)	9.9	17.0	23.2	5.9
L1–NB(°)	30.5	31.0	30.2	4.3
Interincisal Angle(U1–L1)(°)	133.5	127.9	122.9	6.0
Saddle/Sella Angle(SN–Ar)(°)	129.5	128.4	123.0	5.0
Articular Angle(°)	149.2	147.0	143.0	6.0
Gonial/Jaw Angle(Ar–Go–Me)(°)	119.9	122.2	130.0	7.0
Lower Gonial Angle(Na–Go–Me)(°)	75.7	76.7	72.5	2.5
U1–NA(mm)	0.4	3.7	4.4	2.2
L1–NB(mm)	5.5	6.8	7.3	1.9
Pog–NB(mm)	2.2	1.7	0.5	1.7
P–A Face Height(S–Go/N–Me)(%)	63.6	64.8	67.0	4.0
PCBL/RH(SAr/ArGo)(%)	71.7	68.4	75.0	10.0
SN/GoMe(%)	109.4	110.6	100.0	10.0

头影重叠（图7–14）

治疗前：黑色

治疗后：红色

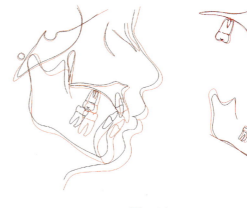

图7–14

总结

患者前牙闭锁性深覆𬌗，下颌后缩，处于生长发育高峰末期，治疗难点在于前牙闭锁性深覆𬌗的打开和下颌前导。下颌顺利前导的关键在于将上下颌牙弓在三维方向上进行匹配。精密翼托的设计充分利用下颌骨生长潜力，前导下颌。通过合理的ClinCheck方案设计、治疗过程中加强复诊监控，患者配合度良好，最终获得较好的矫治效果。

对于下颌后缩的青春期患者，MA治疗可以获得事半功倍的效果。

08 双颌推磨牙远中矫治
牙列拥挤病例

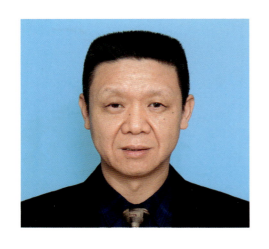

陈国新

博士，主任医师，副教授，硕士生导师

武汉大学口腔医院中商广场门诊部主任

中华口腔医学会颞下颌关节病学及殆学专业委员会委员

中华口腔医学会口腔正畸专业委员会会员

湖北省口腔医学会颞下颌关节病学及殆学专业委员会常务委员

武汉医院协会医疗质量与安全管理专业委员会常务委员

治疗前评估

患者基本资料

女，18岁；主诉：牙齿不齐影响美观求治；病史：替牙后出现牙列拥挤，自觉影响美观求治；既往史：无；不良习惯：无；向患者介绍常见矫治技术后，患者出于对舒适美观的要求，选择了隐适美矫治。

治疗前照片（图8-1～图8-3）

右侧尖牙I类、磨牙I类；下颌中线相对上颌中线左偏1mm；覆殆：1.6mm；左侧尖牙II类、磨牙I类；24与34反殆。

上颌牙弓尖圆形，I度拥挤；下颌牙弓卵圆形，I度拥挤；覆盖：4.5mm。

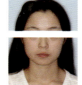

图8-1

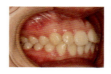
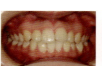
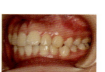
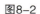

图8-2

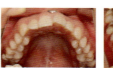

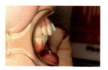

图8-3

正面像分析（图8-4）

面部比例协调；面下1/3比例协调；颏部居中；上颌中线与面中线一致。

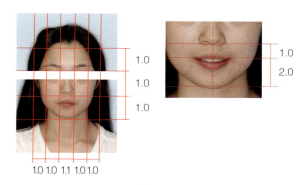

图8-4

侧面像分析（图8-5）

直面型、均角；上唇位于E线上；下唇位于E线前；鼻唇角直角。

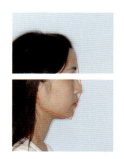
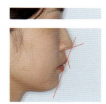

图8-5

治疗前影像学检查与分析

治疗前头颅侧位片（图8-6）

生长发育后期；舌骨位置正常；气道通畅；扁桃体稍大；均角；深覆盖。

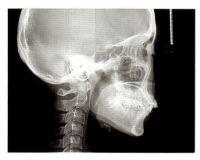

图8-6

治疗前全景片（图8-7）

双侧升支长度相同；18、28、38、48牙胚存在。

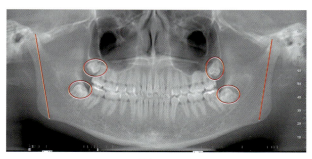

图8-7

治疗前头影测量描记图（图8-8）

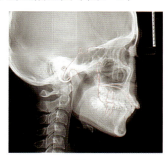

图8-8

治疗前头影测量分析

测量项目	治疗前	标准值
SNA(°)	80.0	82.0 ± 3.5
SNB(°)	76.0	79.0 ± 3.0
ANB(°)	4.0	3.0 ± 2.0
Wits(mm)	0.7	−4.5 ± 3.0
U1-SN(°)	115.0	102.0 ± 5.0
L1-MP(°)	99.0	95.0 ± 7.0
FMA(°)	29.0	26.0

治疗前CBCT（图8-9）

矢状面：双侧关节前间隙稍大；冠状面：双侧髁突表面皮质骨光滑连续。

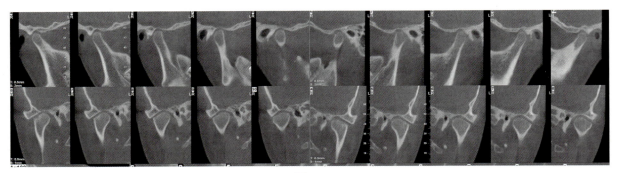

图8-9

诊断

牙性：I类；骨性：I类；软组织：均角、直面型。

问题列表

覆盖：4.5mm；中线：下颌中线左偏1mm；咬合关系（尖牙、磨牙）：右侧尖牙、磨牙I类，左侧尖牙II类、磨牙I类；其他口内情况：24、34反𬌗，18、28、38、48牙胚存在；其他：双侧关节前间隙稍大、扁桃体稍大。

治疗目标/治疗计划等

治疗计划

拔除18、28、38、48；通过推上下颌后牙远中移动排齐牙列，解除个别牙反𬌗，同时达到双侧尖牙、磨牙I类关系及浅覆盖；维持正常覆𬌗；以上颌中线为基准，下颌中线对齐上颌中线；上颌颧牙槽嵴及下颌外斜线各植入1枚支抗钉辅助上下颌推磨牙向后。

牙齿前后移动对比（图8-10和图8-11）

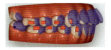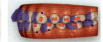

图8-10

图8-11

ClinCheck方案

终末位置：上颌远中移动2.5mm、下颌远中移动2mm，前牙设计为浅覆盖。

分步设计：采用经典的V-pattern设计，尖牙远中移动一半再进行2-2内收。

附件设计：尖牙上设计3mm垂直矩形附件，提供更好的矢状向固位力，在颌内牵引力的作用下不发生倾斜移动。

支抗：采用种植体支抗辅助后牙远中移动。

拓展材料

如需浏览该病例的ClinCheck动画方案、牙齿移动量（图8-12）和牙齿移动分步（图8-13），可扫描二维码获取。

治疗过程

治疗第21副矫治器（2016年9月；治疗时长12个月）（图8-14～图8-17）

牙齿移动与ClinCheck方案一致。所有牙齿与矫治器紧密贴合；嘱继续佩戴矫治器。

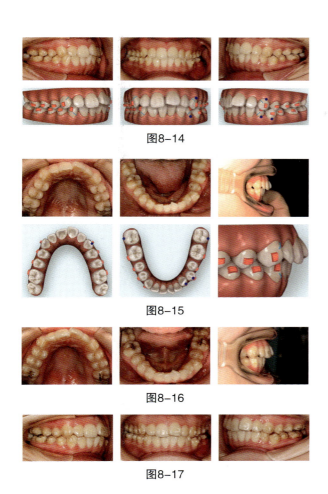

图8-14

图8-15

图8-16

图8-17

治疗第34副矫治器（2017年1月；治疗时长16个月）（图8-18和图8-19）

所有牙齿与矫治器紧密贴合；嘱继续佩戴矫治器。

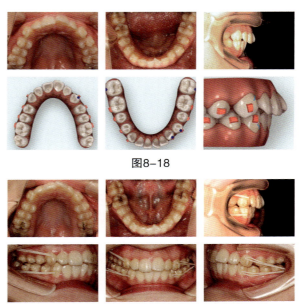

图8-18

图8-19

治疗后评估

治疗进程

治疗时长	29个月
矫治器更换频率	7天
复诊频率	2个月
重启/精调次数	无
保持时长	24个月
矫治器数量	60副

临床技巧分享

1. 双侧双颌推磨牙的病例磨牙远中移动量需结合牙列拥挤度、面型、上下颌前牙牙槽骨骨量、上颌结节及下颌升支前缘骨量等因素综合考虑。

2. 牙齿移动步骤可采用经典的V-pattern模式，既同侧同颌同时移动的后牙数量不超过2颗；在使用种植钉支抗并配合重力牵引时，两颗前磨牙也可同时移动以缩短治疗疗程。

3. 双侧双颌推磨牙通常需配合种植钉支抗，以及同一象限4个及以上水平矩形附件提供足够的固位。

4. 对于双侧双颌推磨牙的病例，需要注意控制好垂直向高度，避免出现下颌顺时针旋转，使得患者侧貌美观恶化。而由于隐形矫治器是全包裹式矫治器，同时又是长期戴用，是可以很好地控制垂直向高度的。

治疗后照片（2018年2月；治疗时长29个月）（图8-20~图8-22）

牙齿与终末位置基本一致；医患双方同意结束治疗。

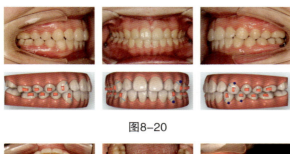

图8-20

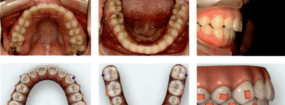

图8-21

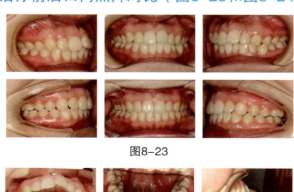

图8-22

治疗前后口内照片对比（图8-23和图8-24）

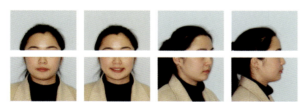

图8-23

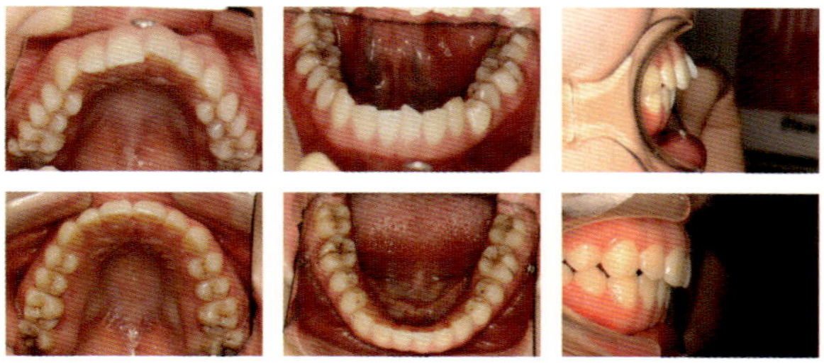

图8-24

治疗前后口外照片对比（图8-25和图8-26）

上下唇突度改善。

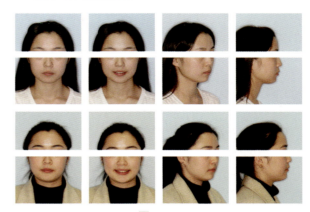

图8-25

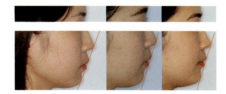

图8-26

治疗后影像学检查与分析

治疗前后全景片对比（图8-27）

牙根平行度良好；未见关节与牙周的不良变化。

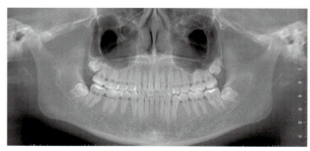

治疗前

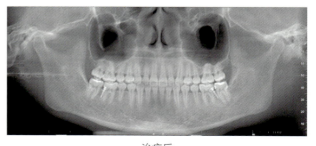

治疗后

图8-27

治疗前后CBCT对比（图8-28）

双侧关节无明显变化；双侧髁突皮质骨光滑连续。

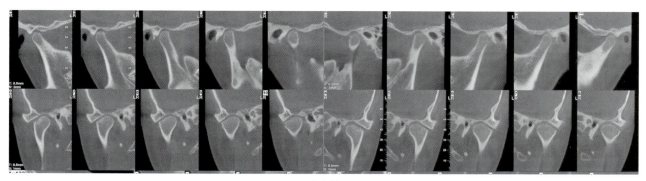

治疗前

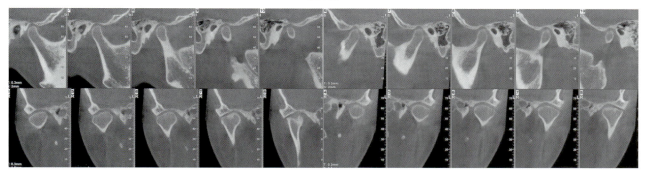

治疗后

图8-28

治疗后头颅侧位片（图8-29）

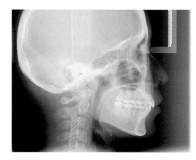

图8-29

治疗后头影测量分析

测量项目	治疗前	治疗后	标准值
SNA(°)	81.0	80.0	82.0±3.5
SNB(°)	77.0	76.0	79.0±3.0
ANB(°)	4.0	4.0	3.0±2.0
Wits(mm)	0.7	−0.8	−4.5±3.0
U1−SN(°)	115.0	105.0	102.0±5.0
L1−MP(°)	99.0	98.0	95.0±7.0
FMA(°)	29.0	30.0	26.0

头影重叠（图8-30）

治疗前：黑色

治疗后：蓝色

上颌前牙轴倾度改善并得到内收；上下颌后牙可见明显远中移动；后牙段垂直向高度控制良好，下颌未出现顺时针旋转。

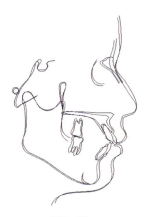

图8-30

治疗后复诊照片

治疗后4个月复诊（图8-31）

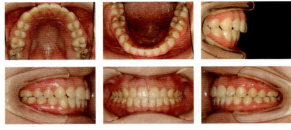

图8-31

治疗后12个月复诊（图8-32）

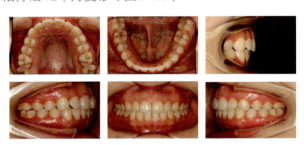

图8-32

治疗后12个月复诊功能殆（图8-33）

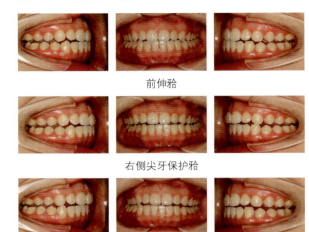

前伸殆

右侧尖牙保护殆

左侧尖牙保护殆

图8-33

总结

　　由于隐形矫治器对于推磨牙向远中的实现率可高达88%，所以双侧双颌推磨牙在临床上是可实现的解除牙列拥挤的手段，治疗后2年复查显示治疗结果是稳定的。

　　正确合理地使用种植钉支抗、附件系统以及正确合理的牙齿移动顺序是病例成功的有效保障。

参考文献

[1]赖文莉. 无托槽隐形矫治技术推磨牙向后的临床应用策略[J]. 国际口腔医学杂志, 2019, 46(04):373-382.
[2]Rossini G, Parrini S, Castroflorio T, et al. Efficacy of clear aligners in controlling orthodontic tooth movement:A systematic review[J]. Angle Orthod, 85(5):881-889.

09 隐适美G6治疗复杂拔牙病例一例

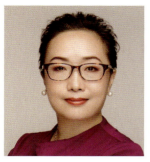

赖文莉

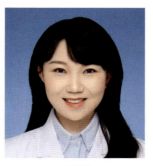

赵芮

赖文莉

医学博士，日本新潟大学博士后，博士生导师

四川大学华西口腔医学院正畸学系主任

中华口腔医学会口腔正畸专业委员会常务委员

赵芮

四川大学华西口腔医学院正畸学博士

河南省口腔医院主治医师

中华口腔医学会口腔正畸专业委员会会员

河南省口腔医学会口腔正畸专业委员会委员

治疗前评估

患者基本资料

女，29岁；主诉：牙不齐，中线偏，门牙变色；病史：无特殊。

治疗前照片（图9-1）

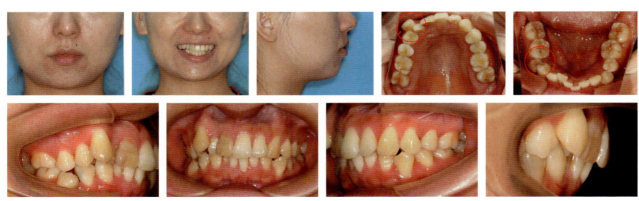

图9-1

治疗前影像学检查与分析

治疗前X线片（图9-2和图9-3）

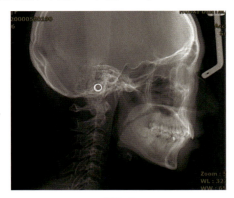

图9-2

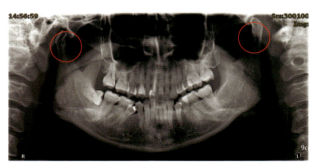

图9-3

治疗前头影测量分析

测量项目	治疗前	标准值	标准差
SNA(°)	81.4	83.0	4.0
SNB(°)	77.5	80.0	4.0
ANB(°)	3.9	3.0	2.0
FMA(MP-FH)(°)	22.2	26.0	4.0
MP-SN(°)	30.7	30.0	6.0
U1-L1(°)	126.7	127.0	9.0
U1-SN(°)	101.9	106.0	6.0
U1-NA(°)	20.6	21.0	6.0
U1-NA(mm)	1.8	4.0	2.0
L1-NB(°)	29.4	28.0	6.0
L1-NB(mm)	2.2	6.0	2.0
L1-MP(°)	101.2	95.0	7.0
UL-EP(mm)	0.6	2.0	2.0
LL-EP(mm)	0.7	3.0	2.0

诊断

安氏I类；骨性II类倾向（均角）；牙列拥挤重

度；13低位唇向，牙弓外；45近中倾斜；低位；上颌中线右偏2mm；双侧髁突不对称；直面型。

问题列表

拥挤度/间隙：上颌11mm；下颌8mm；覆盖：2mm；覆𬌗：2mm；中线：上颌中线右偏2mm；咬合关系（尖牙、磨牙）：右侧尖牙远中关系、磨牙中性关系，左侧尖牙远中关系、磨牙中性关系；软组织侧貌：直面型。

治疗目标/治疗计划等

治疗目标

尖牙中性关系，磨牙中性关系，覆𬌗覆盖1mm，中线齐，后牙重接触。

治疗计划

上颌：拔除14、24，使用G6，让13回到牙弓中，上颌中线左移2mm，与下颌中线对齐；下颌：拔除34、44，解除拥挤，排齐牙列，关闭拔牙间隙。竖直45，必要时使用Power Arm竖直。

牙齿前后移动对比（图9-4～图9-6）

上颌：G6；下颌：矩形附件。

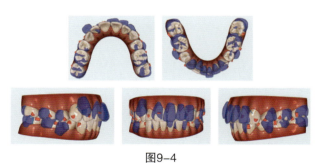

图9-4

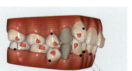

图9-5

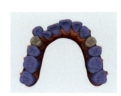

图9-6

拓展材料

　　如需浏览该病例的ClinCheck动画方案、牙齿移动量（图9-7）和牙齿移动分步（图9-8），可扫描二维码获取。

治疗过程

第8步（图9-9）

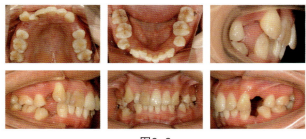

图9-9

第16步（图9-10）

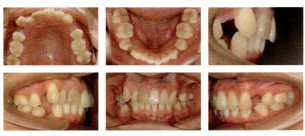

图9-10

第24步（图9-11）

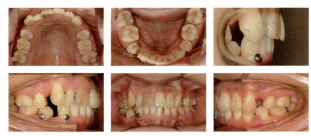

图9-11

第40步（图9-12）

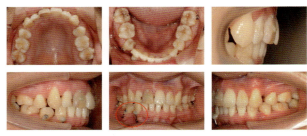

图9-12

治疗后评估

治疗进程

治疗时长	53（50+3）副，27个月
矫治器更换频率	第1～第3步：14天；第4～第50步：10天
复诊频率	2～3个月
重启/精调次数	无
保持时长	12个月

治疗后照片（图9-13）

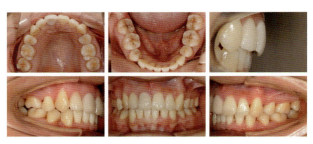

图9-13

治疗前后对比（图9-14～图9-16）

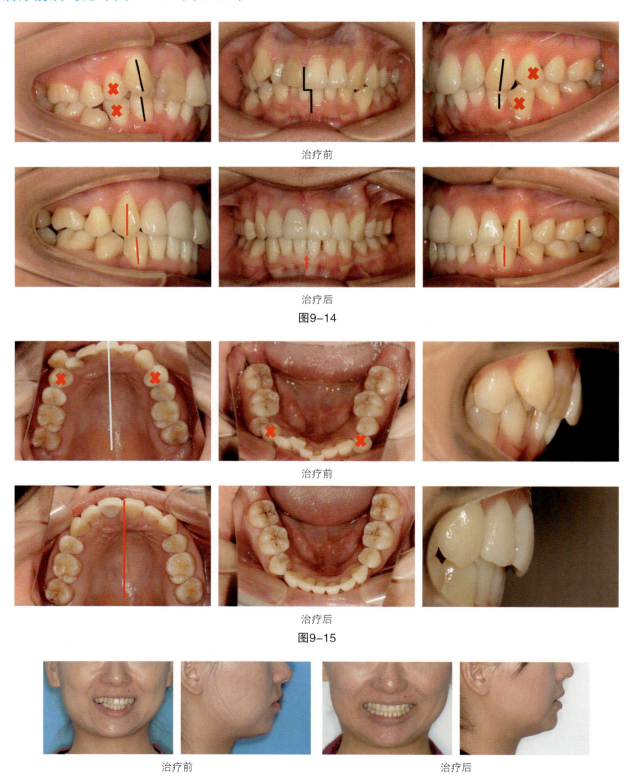

治疗前

治疗后

图9-14

治疗前

治疗后

图9-15

治疗前　　　　　　　　治疗后

图9-16

治疗后影像学检查与分析

治疗前后X线片对比（图9-17和图9-18）

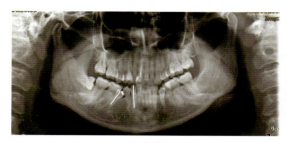

治疗前	治疗后

图9-17

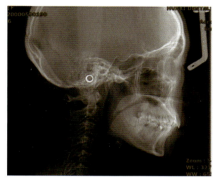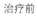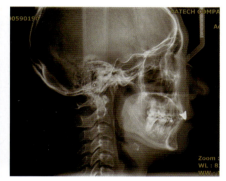

治疗前	治疗后

图9-18

治疗后头影测量分析

测量项目	治疗前	治疗后	标准值	标准差
SNA(°)	81.4	82.1	83.0	4.0
SNB(°)	77.5	78.3	80.0	4.0
ANB(°)	3.9	3.7	3.0	2.0
FMA(MP-FH)(°)	22.2	28.5	26.0	4.0
MP-SN(°)	30.7	32.0	30.0	6.0
U1-L1(°)	126.7	136.9	127.0	9.0
U1-SN(°)	101.9	99.4	106.0	6.0
U1-NA(°)	20.6	17.3	21.0	6.0
U1-NA(mm)	1.8	1.1	4.0	2.0
L1-NB(°)	29.4	22.2	28.0	6.0
L1-NB(mm)	2.2	1.4	6.0	2.0
L1-MP(°)	101.2	91.8	95.0	7.0
UL-EP(mm)	0.6	1.4	2.0	2.0
LL-EP(mm)	0.7	0.3	3.0	2.0

总结

难点

13入牙弓，45竖直，前牙相对直立的拔牙病例（图9-19）。

上颌拔牙间隙的分配

拥挤排齐，前牙少量内收，后牙少量近中移动1mm；设计G6，磨牙远中备抗5°~6°，效果不错。

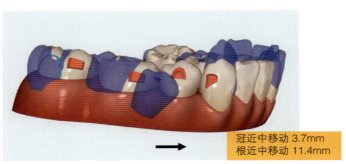

> 冠近中移动 3.7mm
> 根近中移动 11.4mm

图9-19

下颌拔牙间隙的分配

拥挤排齐，后牙近中移动2mm，水平和垂直矩形附件同样有效；45竖直后期采用了Power Arm，利用橡皮圈牵引，伸长移动且让45牙根尽可能平行。

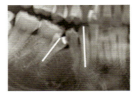

治疗前

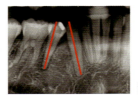

治疗后

10 无辅助措施矫治双颌前突病例一例

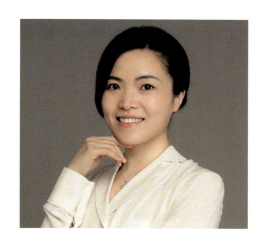

刘淑艳

浙江大学口腔正畸学硕士，主治医师

浙江省人民医院

中华口腔医学会口腔正畸专业委员会会员

浙江省口腔医学会儿童口腔医学专业委员会委员

世界正畸医师联盟（WFO）会员

美国正畸协会（AAO）会员

治疗前评估

患者基本资料

女，13岁；主诉：嘴突；病史：否认全身性疾病史，否认正畸病史，否认口呼吸病史。

治疗前照片（图10-1和图10-2）

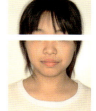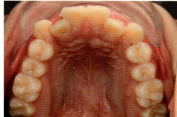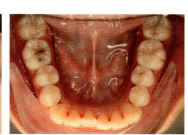

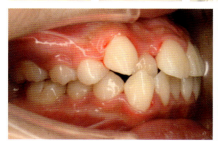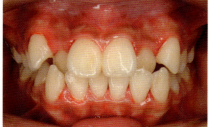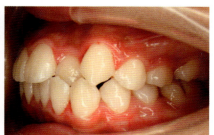

图10-1

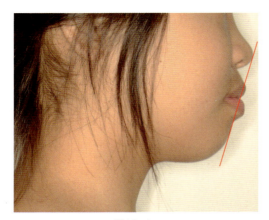

图10-2

治疗前影像学检查与分析

治疗前全景片（图10-3）

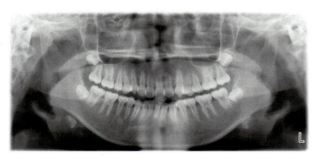

图10-3

治疗前头影测量描记图（图10-4）

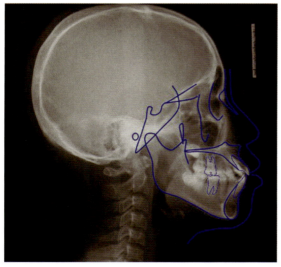

图10-4

治疗前头影测量分析

测量项目	治疗前	标准值
SNA(°)	84.5	82.0±3.5
SNB(°)	80.0	79.0±3.0
ANB(°)	4.4	3.0±2.0
Wits(mm)	−0.6	−4.5±3.0
U1-SN(°)	114.7	102.0±5.0
L1-MP(°)	96.5	95.0±7.0
FMA(°)	31.3	26.0
L6-Ptv(mm)	27.0	31.2

诊断

牙性：安氏I类；骨性：骨性I类；软组织：凸面型。

问题列表

牙性：磨牙中性关系，前牙前突；骨性：高角，骨性I类；软组织：唇部前突。

治疗目标/治疗计划等

治疗计划

拔牙：拔除14、24、34、44；牙性：排齐整平牙列，强支抗内收上颌前牙，强支抗内收下颌前牙；骨性：适当减小下颌平面角；软组织：改善侧貌。

治疗设计

上颌支抗设计为强支抗，磨牙不允许近中移动。

	上颌
拥挤度	−5mm
切牙再定位	−9.4mm
水平向	0
垂直向	0
其他	0
总间隙要求	−14.4mm
间隙获得	7.15+7.34=14.49(mm)
支抗设计	14.49−14.4=0.09(mm)

牙齿前后移动对比（图10-5）

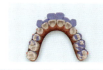

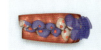

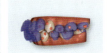

图10-5

拓展材料

如需浏览该病例的ClinCheck动画方案、牙齿移动量（图10-6）和牙齿移动分步（图10-7），可扫描二维码获取。

治疗过程

第4步（图10-8）

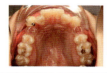
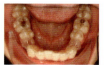
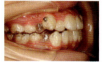

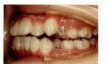

图10-8

第13步（图10-9）

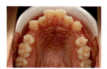
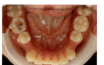
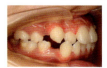
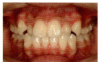
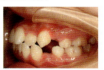

图10-9

第23步（图10-10）

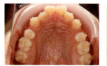

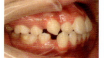
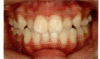
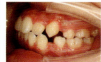

图10-10

第36步（图10-11）

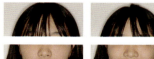

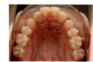

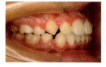
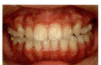
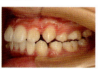

图10-11

第44步（图10-12）

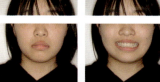

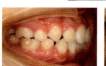
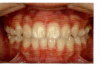
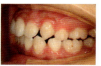

图10-12

MCC（图10-13）

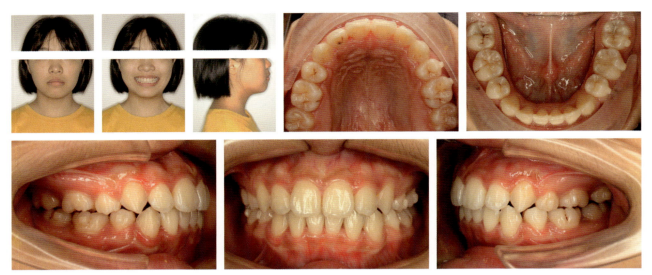

图10-13

治疗后评估

治疗进程

治疗时长	30个月
矫治器更换频率	7～10天
复诊频率	3～4个月
精调次数	2次
保持时长	6个月余

临床技巧分享

　　本病例患者主诉是嘴突，为了最大限度地内收上下颌前牙改善侧貌，我们选择拔除4颗前磨牙，支抗设计为强支抗，同时上颌采用了G6来进行支抗控制。G6能更好地控制磨牙倾斜、尖牙轴倾以及前牙覆𬌗，预防"过山车"效应的发生。初戴时由于患者没有很好地用咬胶使13就位，出现了13的不贴合，但采用颌内牵引，很快使13就位。

　　由于G6对支抗的良好控制，本病例也未采用颌间牵引以及支抗钉等措施来增加支抗。

治疗后照片（图10-14 ~ 图10-16）

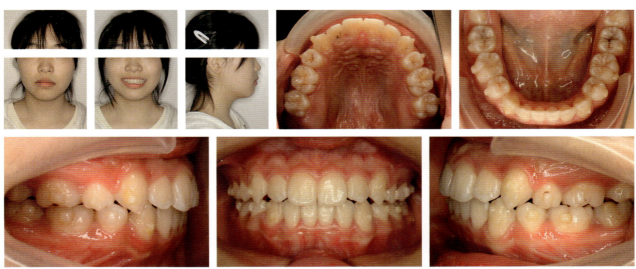

图10-14

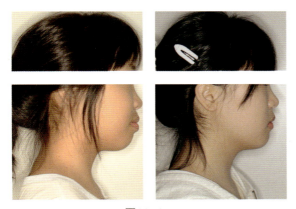

图10-15

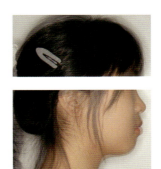

图10-16

总结

　　对于青少年病例，隐形矫治具有无可比拟的优势，主要为以下4点：

　　1. 疼痛程度：各种生活质量评价指标都提示我们，隐形矫治能带来更高的生活质量，矫治初期以及矫治过程中患者舒适性良好，同时也避免了口腔急诊的发生。

　　2. 进食影响：青少年患者处于生长发育期，

营养均衡很关键。传统的托槽矫治为了防止托槽脱落，对患者的进食有诸多要求。隐形矫治器由于可以自行摘戴，患者可以任意进食，在满足营养摄取的同时，也能免除家长对于进食限制的担忧。

　　3. 复诊次数：如今学生群体学业十分繁忙，而传统正畸治疗需要频繁复诊，学生、家长和老师都苦不堪言。隐形矫治在患者良好配合下，复诊次数大大减少，在不影响学业的前提下，悄悄就获得了美好的笑容。

4. 口腔卫生维护：青少年时期由于体内激素水平的改变，容易罹患青春期龈炎。而隐形矫治器可以自行摘戴，更有利于患者进行口腔卫生的维护，大大减小了牙龈炎、牙齿脱矿以及龋齿的发生。

本病例患者矫治全程复诊8次，矫治过程中无任何不适主诉，口腔卫生良好，实现了真正的隐、适、美。

本病例采用了G6进行支抗控制，矫治全程未发生前牙转矩丢失、覆𬌗加深、后牙近中倾斜等"过山车"效应，实现了良好的水平向、矢状向、垂直向控制，术后患者侧貌得到了显著的改善，患者及家属对治疗效果非常满意。

参考文献

[1]Azaripour A, Weusmann J, Mahmoodi B, et al. Braces versus Invisalign: gingival parameters and patients' satisfaction during treatment: a cross-sectional study[J]. BMC Oral Health, 2015, 15:69.

[2]Fujiyama K, Honjo T, Suzuki M, et al. Analysis of pain level in cases treated with Invisalign aligner: comparison with fixed edgewise appliance therapy[J]. Prog Orthod, 2014, 15:64.

[3]Karkhanechi M, Chow D, Sipkin J, et al. Periodontal status of adult patients treated with fixed buccal appliances and removable aligners over one year of active orthodontic therapy[J]. Angle Orthodontist, 2013, 83:146-151.

[4]Miller KB, McGorray SP, Womack R, et al. A comparison of treatment impacts between Invisalign aligner and fixed appliance therapy during the first week of treatment[J]. Am J Orthod Dentofacial Orthop, 2007, 131:302.e1-302.e9.

[5]Levrini L, Abbate GM, Migliori F, et al. Assessment of the periodontal health status in patients undergoing orthodontic treatment with fixed or removable appliances. A microbiological and preliminary clinical study[J]. Cumhuriyet Dent J, 2013, 16, 296-307.

[6]Miri Shalish, Rena Cooper-Kazaz, Inbal Ivgi. Adult patients' adjustability to orthodontic appliance. Part I: a comparison between Labial, Lingual and Invisalign[J]. Eur J Orthod, 2012, 34:724-730.

[7]Miethke RR, Vogt S.A comparison of the periodontal health of patients during treatment with the Invisalign system and with fixed orthodontic appliances[J]. J Orofac Orthop, 2005, 66:219-229.

[8]Sergl HG,Klages U,Zenter A. Pain and discomfort during orthodontic treatment: causative factors and effects on compliance[J]. Am J Orthod Dentofacial Orthop, 1998, 114:684-691.

[9]Tuncay O, Bowman SJ, Amy B, et al. Aligner treatment in the teenage patient[J]. J Clin Orthod, 2013, 47:115-119.

[10]Stewart FN, Kerr WJ, Taylor PJ. Appliance wear: the patient's point of view[J]. Eur J Orthod, 1997, 19(4):377-382.

11 牙列拥挤病例的隐形拔牙矫治

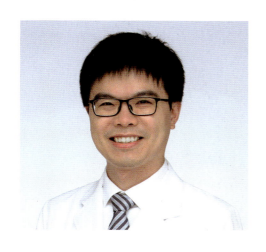

傅振

北京大学口腔正畸学博士

杭州卓正医疗

中华口腔医学会口腔正畸专业委员会会员

世界正畸医师联盟（WFO）会员

英国爱丁堡皇家外科学院口腔正畸专科院员

治疗前评估

患者基本资料

女，25岁；主诉：牙不齐；病史：替牙后自觉牙不齐。

治疗前照片（图11-1）

面部左右基本对称，凸面型；上下颌牙列轻度拥挤；磨牙中性关系；前牙覆𬌗正常；33、43牙龈退缩。

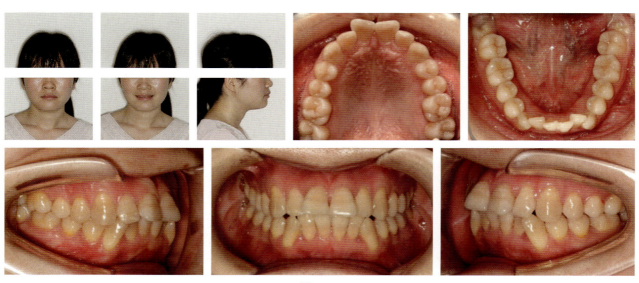

图11-1

治疗前影像学检查与分析

治疗前X线片（图11-2和图11-3）

18、28、38、48存在；两侧髁突形态略不一致，表面皮质骨连续。

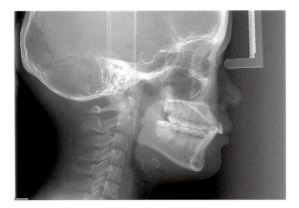

图11-2

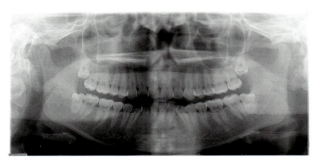

图11-3

治疗前头影测量描记图（图11-4）

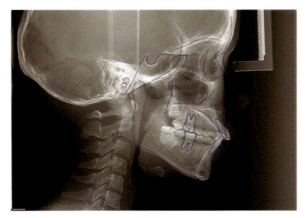

图11-4

治疗前头影测量分析

测量项目	治疗前	标准值	标准差
SNA(°)	80.5	82.8	4.0
SNB(°)	78.1	80.1	3.9
ANB(°)	2.4	2.7	2.0
FH-NP(°)	86.7	85.4	3.7
NA-PA(°)	4.9	6.0	4.4
U1-NA(mm)	8.8	5.1	2.4
U1-NA(°)	37.2	22.8	5.7
L1-NB(mm)	6.6	6.7	2.1
L1-NB(°)	30.8	30.5	5.8
U1-L1(°)	109.5	124.2	8.2
U1-SN(°)	117.7	105.7	6.3
MP-SN(°)	32.5	32.5	5.2
MP-FH(°)	24.0	31.1	5.6
L1-MP(°)	100.3	92.6	7.0
Y轴角(°)	61.3	66.3	7.1
Pg-NB(mm)	0.3	1.0	1.5

诊断

牙性：安氏I类；骨性：I类均角。

问题列表

拥挤度/间隙：上颌牙弓4mm，下颌牙弓4mm；覆盖：3mm；覆𬌗：正常；中线：上颌中线正，下颌中线左偏1mm；咬合关系（尖牙、磨牙）：中性；其他口内情况：33、43牙龈退缩；软组织侧貌：凸面型。

治疗目标/治疗计划等

治疗目标

排齐上下颌牙列，内收上下颌前牙，改善面型突度。

治疗计划

拔除14、24、34、44；采用无托槽隐形矫治技术；排齐上下颌牙列；内收上下颌前牙；精调。

牙齿前后移动对比（图11-5）

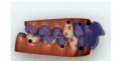

图11-5

拓展材料

如需浏览该病例的ClinCheck动画方案、牙齿移动量（图11-6）和牙齿移动分步（图11-7），可扫描二维码获取。

治疗过程

治疗11个月（图11-8）

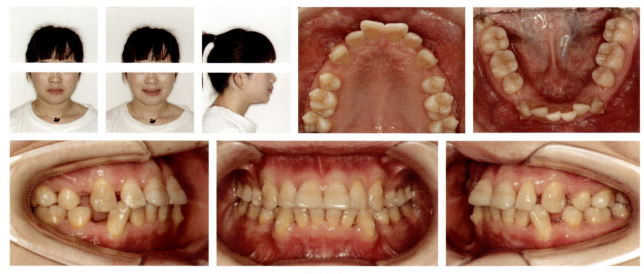

图11-8

治疗23个月（图11-9）

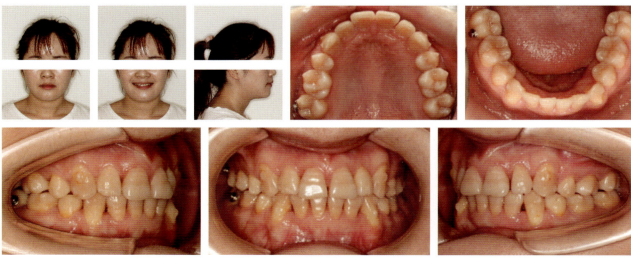

图11-9

治疗后评估

治疗进程

治疗时长	40个月
矫治器更换频率	14天
复诊频率	2~3个月
重启/精调次数	2次
保持时长	24个月

临床技巧分享

1. 选择合适的病例。
2. 合理的支抗控制。
3. 隐适美拔牙患者的G6解决方案。

治疗后照片（图11-10）

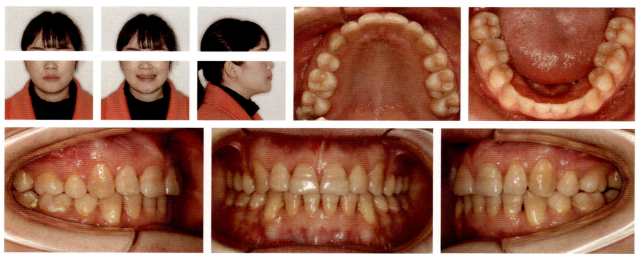

图11-10

治疗后影像学检查与分析

治疗后X线片（图11-11和图11-12）

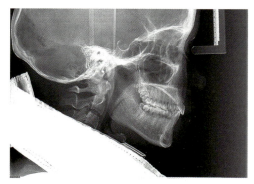

图11-11

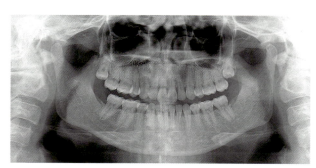

图11-12

头影重叠（图11-13）

治疗前：蓝色

治疗后：红色

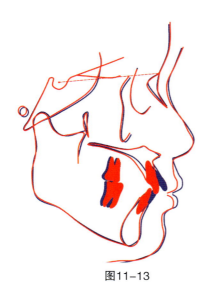

图11-13

治疗后头影测量分析

测量项目	治疗前	治疗后	标准值	标准差
SNA(°)	80.5	80.5	82.8	4.0
SNB(°)	78.1	77.3	80.1	3.9
ANB(°)	2.4	3.1	2.7	2.0
FH-NP(°)	86.7	87.0	85.4	3.7
NA-PA(°)	4.9	5.8	6.0	4.4
U1-NA(mm)	8.8	3.1	5.1	2.4
U1-NA(°)	37.2	18.0	22.8	5.7
L1-NB(mm)	6.6	3.6	6.7	2.1
L1-NB(°)	30.8	20.3	30.5	5.8
U1-L1(°)	109.5	138.5	124.2	8.2
U1-SN(°)	117.7	98.5	105.7	6.3
MP-SN(°)	32.5	32.6	32.5	5.2
MP-FH(°)	24.0	23.4	31.1	5.6
L1-MP(°)	100.3	90.4	92.6	7.0
Y轴角(°)	61.3	61.5	66.3	7.1
Pg-NB(mm)	0.3	0.7	1.0	1.5

总结

本病例治疗后，获得了良好的咬合关系，侧貌也得到改善。

对于隐形矫治经验不够丰富的医生来说，用无托槽隐形矫治器治疗拔牙病例时应有所选择。该患者治疗前上颌前牙唇倾，下颌牙列拥挤且尖牙近中倾斜，牙齿无须大量整体移动，因此控制相对简单。

尽管该患者静态时唇齿关系尚可，但微笑时上颌牙暴露量相对偏少，对于低笑线病例，可适当伸长上颌前牙，改善笑弧。

12 双颌前突病例的隐形拔牙矫治

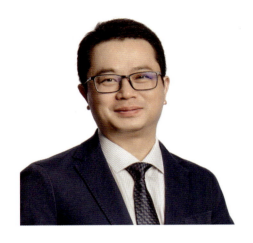

唐镇

主任医师，副教授，硕士生导师

南昌大学附属口腔医院正畸科

江西省口腔医学会理事、副秘书长

江西省口腔医学会口腔正畸专业委员会副主任委员

江西省口腔医学会全科口腔医学专业委员会副主任委员

治疗前评估

患者基本资料

男，17岁；主诉："闭不拢嘴"；病史：患者因"闭不拢嘴"来我科就诊。否认高血压、心脏病等全身系统性疾病史，否认外伤史，否认药物过敏史；患者在外地上学，基于复诊方便以及佩戴舒适的原因，选择了隐适美矫治。

治疗前照片（图12-1）

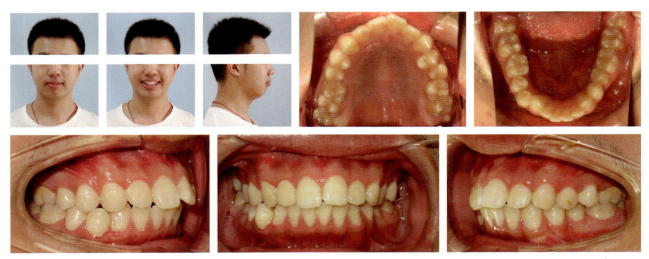

图12-1

治疗前影像学检查与分析

治疗前X线片（图12-2和图12-3）

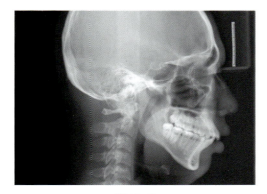

图12-2

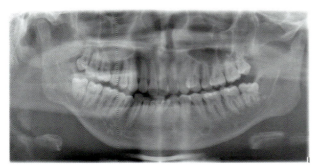

图12-3

治疗前头影测量分析

测量项目	治疗前	标准值
SNA(°)	93.7	82.0±3.5
SNB(°)	86.6	79.0±3.0
ANB(°)	7 2	3.0±2.0
Wits(mm)	2.9	-4.5±3.0
U1-SN(°)	117.7	102.0±5.0
L1-MP(°)	104.4	95.0±7.0
FMA(°)	27.4	26.0

诊断

牙性：安氏I类；毛氏I类1分类+II类3分类；骨性：II类。

问题列表

拥挤度/间隙：上颌3mm，下颌4mm；覆盖：4mm；覆𬌗：正常；中线：上颌中线右偏1mm，下颌中线右偏2mm；咬合关系（尖牙、磨牙）：左侧尖牙中性关系、右侧尖牙远中关系，双侧磨牙关系为中性关系；软组织侧貌：凸面型。

治疗目标/治疗计划等

治疗计划

减数14、24、34、44，排齐整平牙列，关闭间隙，恢复正常的覆𬌗覆盖；矢状向：安氏I类，覆盖2mm，排齐牙列；垂直向：纠正前牙覆𬌗至正常覆𬌗；水平向：协调上下颌牙弓宽度；中线：上下颌中线对齐。

牙齿前后移动对比（图12-4）

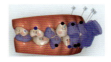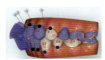

图12-4

拓展材料

如需浏览该病例的ClinCheck动画方案、牙齿移动量（图12-5）和牙齿移动分步（图12-6），可扫描二维码获取。

治疗后评估

治疗进程

治疗时长	24个月
矫治器更换频率	7天
复诊频率	3个月
重启/精调次数	1次
保持时长	7个月

临床技巧分享

　　在矫治设计中，将MBT数据与隐形矫治结合起来，并且拔牙缺隙两侧的牙设计了备抗，增强后牙的远中倾斜角度。

　　在内收前牙时后牙增加了5°左右的冠远中倾斜。

治疗后照片（图12-7）

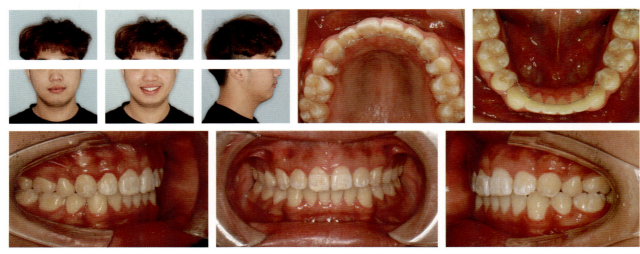

图12-7

治疗后影像学检查与分析

治疗后X线片（图12-8和图12-9）

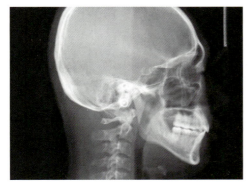

图12-8

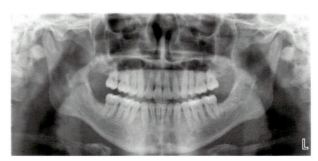

图12-9

治疗后头影测量分析

测量项目	治疗前	治疗后	标准值
SNA(°)	93.7	92.0	82.0 ± 3.5
SNB(°)	86.6	84.9	79.0 ± 3.0
ANB(°)	7.2	7.1	3.0 ± 2.0
Wits(mm)	2.9	1.0	−4.5 ± 3.0
U1−SN(°)	117.7	93.4	102.0 ± 5.0
L1−MP(°)	104.4	97.0	95.0 ± 7.0
FMA(°)	27.4	27.4	26.0

总结

　　患者主诉为闭不拢嘴，表现为安氏I类、骨性II类错殆伴牙列拥挤，通过拔除双颌第一前磨牙结合II类牵引解决患者的主诉问题，辅助上下颌前牙邻面去釉，达到较好的覆殆覆盖，改善患者侧貌，取得了较好的治疗效果。

13 双牙弓前突的隐形拔牙矫治

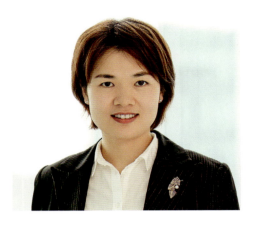

王春阳

医学博士，主治医师

中山大学附属口腔医院

中华口腔医学会口腔正畸专业委员会会员

治疗前评估

患者基本资料

男，19岁；主诉：牙齿不齐；病史：无特殊；该患者主要想解决"哨牙"的问题。但患者在国外读书，一年最多回国1~2次。在与患者讨论选用矫治器时，我们着重强调了隐形矫治器的舒适，没有急诊情况，复诊间隔长、可远程复诊、美观、便于清洁等优点。患者选择了隐适美矫治器。

治疗前照片（图13-1）

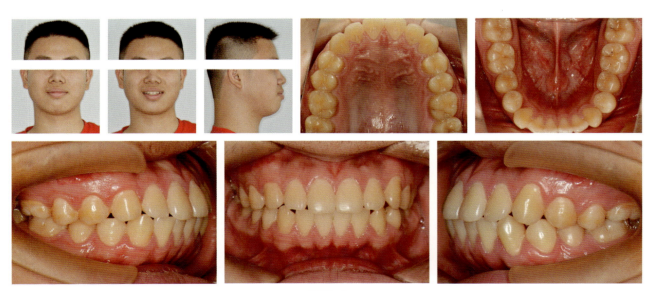

图13-1

治疗前影像学检查与分析

治疗前X线片（图13-2和图13-3）

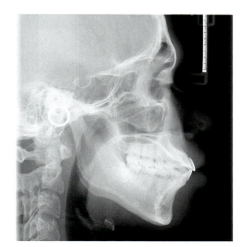

图13-2

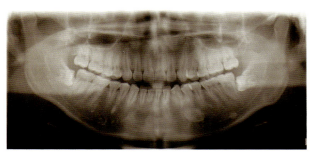

图13-3

治疗前头影测量描记图（图13-4）

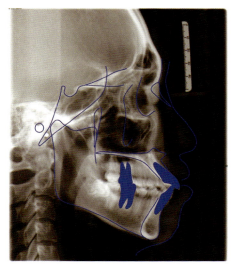

图13-4

治疗前头影测量分析

测量项目	治疗前	标准值
SNA(°)	86.6	82.0±3.5
SNB(°)	85.4	79.0±3.0
ANB(°)	1.2	3.0±2.0
Wits(mm)	−0.5	−4.5±3.0
U1-SN(°)	128.3	102.0±5.0
L1-MP(°)	98.6	95.0±7.0
FMA(°)	34.7	26.0

诊断

牙性：安氏I类；骨性：I类，均角，双颌前突。

问题列表

拥挤度/间隙：上颌拥挤1mm，下颌拥挤2mm；覆盖：1mm（21远中）；覆𬌗：1mm；中线：上颌中线偏左1mm，下颌中线对齐面中线；咬合关系（尖牙、磨牙）：尖牙I类，磨牙I类；其他口内情况：无特殊；软组织：侧貌突，下唇外翻。

治疗目标/治疗计划等

治疗目标

改善侧貌，排齐内收上下颌前牙，维持磨牙中性关系，调整上颌中线对齐面中线。

治疗计划

拔除14、24、34、44、38、48；应用隐适美矫治器；排齐牙列，关闭拔牙间隙。

本病例侧貌突，拥挤度不大，故采用后牙中度支抗即可。上颌应用G6设计模式；下颌应用G5设计模式，先压低下颌前牙，再整体内收。

牙齿前后移动对比（图13-5）

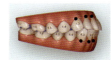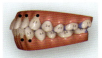

图13-5

拓展材料

如需浏览该病例的ClinCheck动画方案、牙齿移动量（图13-6）和牙齿移动分步（图13-7），可扫描二维码获取。

治疗过程

上颌：用G6设计模式。下颌：用G5设计模式，先压低下颌前牙，再整体内收下颌前牙。内收下颌前牙时，前牙覆𬌗有加深，磨牙有冠近中倾斜，可能是矫治器表达滞后造成的。嘱患者继续戴用（图13-8）。

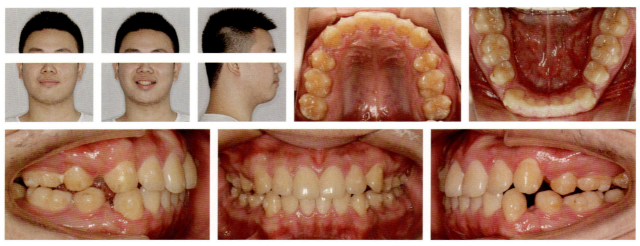

图13-8

治疗接近结束，与目标位相符合（图13-9）。

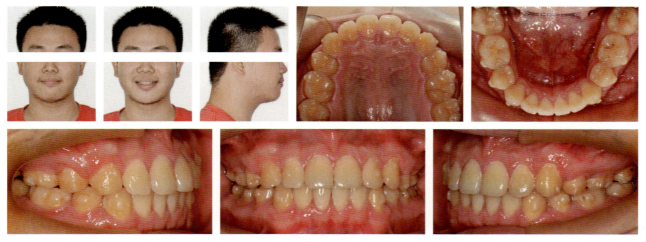

图13-9

治疗后评估

治疗进程

治疗时长	29个月
矫治器更换频率	10~14天
复诊频率	12个月
重启/精调次数	无
保持时长	8个月

临床技巧分享

在ClinCheck设计时，在矢状向磨牙为中度支抗设计，上颌采用G6设计模式，上颌前牙分步远移，先远移尖牙1~2mm，再同步内收3-3。下颌采用G5设计模式，先压低下颌前牙，再整体内收下颌前牙。垂直向做一定量的过矫治设计，下颌牙列在整平的基础上，下颌前牙再压低至前牙开𬌗2~3mm。

治疗后照片（图13-10）

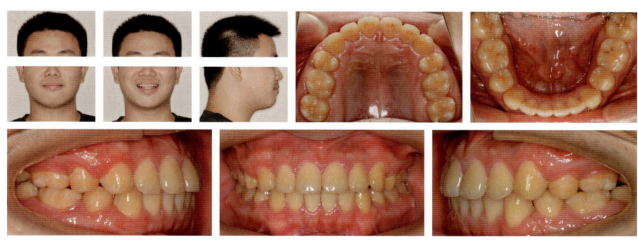

图13-10

治疗前后对比（图13-11）

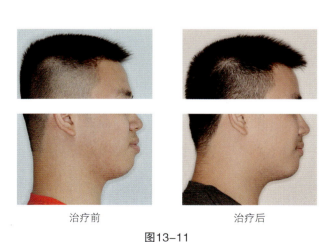

治疗前　　　　　　治疗后

图13-11

治疗后影像学检查与分析

治疗后X线片（图13-12和图13-13）

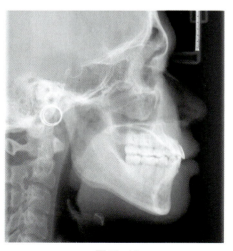

图13-12

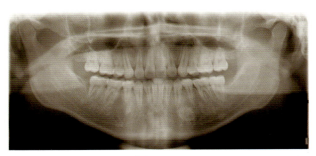

图13-13

头影重叠（图13-14）

　　治疗前：蓝色

　　治疗后：红色

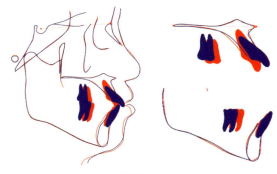

图13-14

治疗后头影测量分析

测量项目	治疗前	治疗后	标准值
SNA(°)	86.6	85.4	82.0±3.5
SNB(°)	85.4	84.3	79.0±3.0
ANB(°)	1.2	1.1	3.0±2.0
Wits(mm)	−0.5	−0.4	−4.5±3.0
U1−SN(°)	128.3	112.4	102.0±5.0
L1−MP(°)	98.6	89.1	95.0±7.0
FMA(°)	34.7	33.3	26.0

总结

　　本病例的重点在于下颌的控制。下颌主要在于垂直向整平Spee曲线，打开咬合；矢状向整体内收下颌前牙，控制转矩。

　　垂直向控制设计要点:

　　1. 后牙良好的卡抱（附件设计）。

　　2. 尖牙的牙轴（近中倾斜）。

　　3. 切牙的转矩（牙根在松质骨中压低）。

　　4. 垂直向加入过矫治设计，前牙覆𬌗设计为开𬌗2~3mm。

　　5. 矫治器数目。

14 化繁为简——牙周病病理性牙移位的隐适美治疗一例

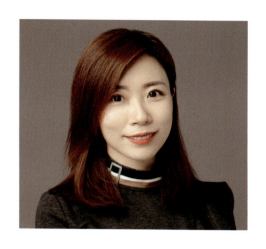

吉玲玲

医学硕士，主治医师

西安交通大学口腔医院

中华口腔医学会口腔正畸专业委员会会员

世界正畸医师联盟（WFO）会员

中国Tweed中心教官

治疗前评估

患者基本资料

女，37岁；主诉："牙不齐，前突，有缝隙"要求矫正；病史：患者自述，5年前牙齿漂移，出现间隙，加重3年；正畸科检查后转牙周科治疗1年后，进行正畸治疗。

治疗前照片（图14-1）

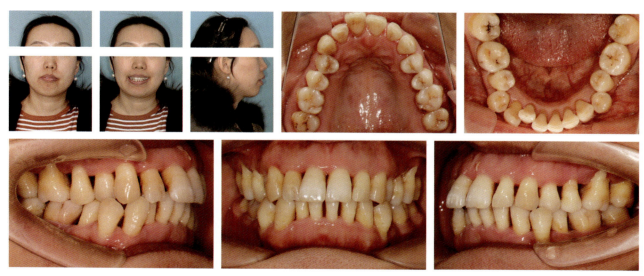

图14-1

治疗前影像学检查与分析

治疗前X线片（图14-2和图14-3）

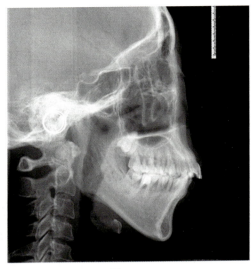

图14-2

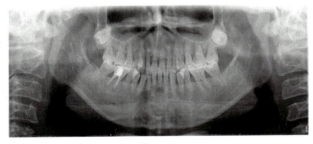

图14-3

治疗前头影测量分析

测量项目	治疗前	标准值
SNA(°)	77.8	82.0±3.5
SNB(°)	70.9	79.0±3.0
ANB(°)	6.8	3.0±2.0
Wits(mm)	6.4	−4.5±3.0
U1-SN(°)	99.1	102.0±5.0
L1-MP(°)	87.6	95.0±7.0
FMA(°)	45.6	26.0

诊断

牙性：安氏I类；骨性：II类，高角。

问题列表

拥挤度/间隙：上颌0mm，下颌6mm；覆盖6.5mm；覆𬌗：III度，深覆𬌗；中线：右偏1mm；咬合关系（尖牙、磨牙）：中性；其他口内情况：牙龈退缩，牙周炎，全口牙槽吸收至根尖1/3；软组织侧貌：高角，上颌前突，下颌后旋，颏肌紧张。

治疗目标/治疗计划等

患者对牙列美观和面部美观均有要求。通过间隙分析，可得知患者下颌解除拥挤、整平曲线以及下颌前牙直立需要大约14mm间隙。双侧尖牙、磨牙的中性关系。鉴于以上分析，患者可以通过拔除4颗前磨牙，来解除拥挤，内收上下颌前牙，改善牙列咬合以及协调面型。

患者骨性高角，开张趋势，若要改变面型，需要正畸-正颌联合治疗。

鉴于患者拒绝手术治疗，且严重牙周附着丧失，拔牙代偿治疗风险极高。曾考虑拔除患者下颌1颗前牙，以进行折中治疗，但会加重下颌"黑三角"风险，并且前牙区覆𬌗覆盖难以协调正常。

综上考虑，利用全口牙列远中直立获得间隙，配合邻面去釉，进行排齐以及垂直向控制来纠正牙列排列，面型纠正较为困难。

牙齿前后移动对比（图14-4）

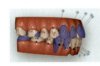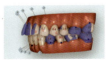

图14-4

拓展材料

如需浏览该病例的ClinCheck动画方案、牙齿移动量（图14-5）和牙齿移动分步（图14-6），可扫描二维码获取。

治疗后评估

治疗进程

治疗时长	18个月
矫治器更换频率	14天
复诊频率	3个月
重启/精调次数	1次
保持时长	4个月

临床技巧分享

患者前牙压入后有利于下颌逆时针旋转，后牙远中直立后，产生间隙，有利于排齐。下颌利用前磨牙区扩弓，以及邻面去釉，磨牙远中直立，获得间隙，排齐整平；牙周炎患者临床牙冠长，矫治器表达好，但是需注意矫治器边缘切割缩短，附件尽量减少，以防止摘戴困难；步距0.18mm。

2019年3月重启（图14-7）

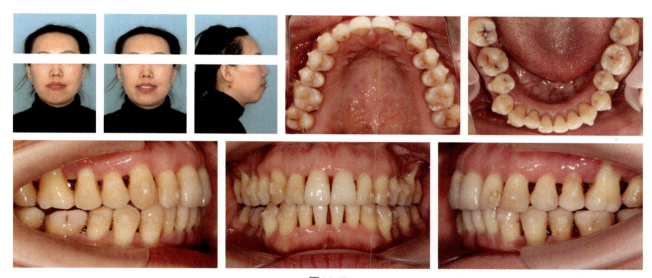

图14-7

治疗后照片（图14-8）

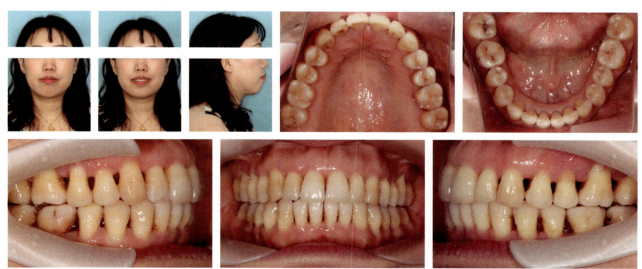

图14-8

治疗后影像学检查与分析

治疗后X线片（图14-9和图14-10）

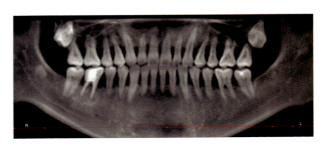

图14-10

治疗后头影测量分析

测量项目	治疗前	治疗后	标准值
SNA(°)	77.8	76.6	82.0 ± 3.5
SNB(°)	70.9	71.0	79.0 ± 3.0
ANB(°)	6.8	5.6	3.0 ± 2.0
Wits(mm)	6.4	-2.6	-4.5 ± 3.0
U1-SN(°)	99.1	89.9	102.0 ± 5.0
L1-MP(°)	87.6	92.2	95.0 ± 7.0
FMA(°)	45.6	36.7	26.0

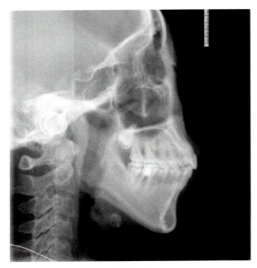

图14-9

总结

严重牙周炎患者，由于牙周附着丧失造成的前牙伸长和全口牙列近中移动，且在这种咬合条件下，会逐渐加重牙周附着丧失，恶性循环。治疗目标是复位近中前倾的牙列，以及伸长的前牙，这样的倾斜移动和压入移动，是隐形矫治器所擅长的。

该患者也是因为临床表达非常好，而治疗终末位置笔者做了过矫治，在治疗11个月后，由于和ClinCheck设计几乎完全一致而重启。

牙周炎患者临床牙冠长，固位好，矫治器包裹好、表达好，所以医生要注意矫治器的边缘切割，

不宜过长，另外对于附件的选择也尽量要少，牙周情况差的牙齿不建议添加附件。

患者初诊照片，可见经过1年的牙周治疗，牙龈仍然水肿，但是正畸治疗后，牙龈色、形、质均有好转。对于牙周炎患者的正畸治疗，重点是复位移位牙齿，并且调整咬合力线更符合生物力学方向，合理分配咬合力。

治疗中需定期牙周复诊，并且步速放缓；治疗后使用舌侧丝保持以及透明保持器保持。

15 青少年闭锁性深覆𬌗的隐适美治疗一例

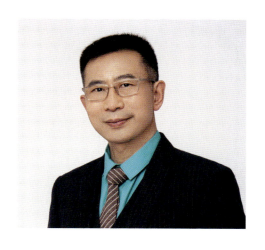

华先明

医学博士，主任医师，硕士生导师

武汉大学口腔医院正畸科

中华口腔医学会口腔正畸专业委员会委员

世界正畸医师联盟（WFO）会员

美国正畸协会（AAO）会员

华先明正畸团队：华先明、李寒月、罗梦琴、马和、刘薇、李淑芳、涂静静、刘珊珊

治疗前评估

患者基本资料

女，13岁；主诉：上下颌牙列不齐3年余；病史：否认家族史，否认正畸治疗史。

治疗前照片（图15-1）

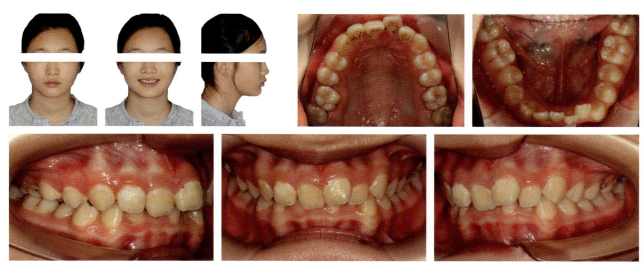

图15-1

牙弓宽度测量（图15-2）

上颌牙弓宽度显示：上颌前后牙弓窄，两侧牙弓稍不对称；上下颌牙弓正常匹配；上颌牙弓宽度-下颌牙弓宽度参考值为5mm。上颌牙弓宽度正常参考值：3-3：36mm；4-4：38mm；6-6：49mm。

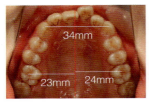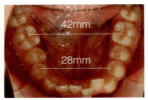

图15-2

治疗前影像学检查与分析

治疗前X线片（图15-3和图15-4）

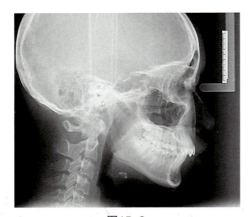

图15-3

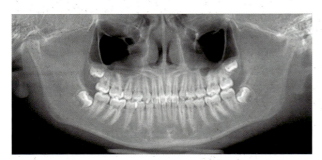

图15-4

治疗前头影测量描记图（图15-5）

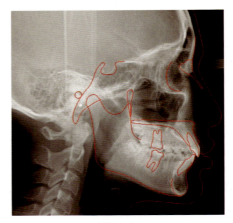

图15-5

治疗前头影测量分析

测量项目	治疗前	标准值
SNA(°)	85.7	82.0±3.5
SNB(°)	81.3	79.0±3.0
ANB(°)	4.4	3.0±2.0
Wits(mm)	−0.2	−4.5±3.0
U1−SN(°)	113.0	102.0±5.0
L1−MP(°)	91.6	95.0±7.0
FMA(°)	20.0	26.0

治疗前前牙CBCT（图15-6和图15-7）

前牙区矢状向CBCT显示骨壁薄（12、11、21、22、33、43）。

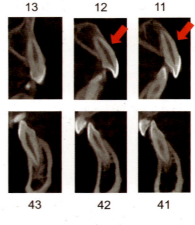

图15-6

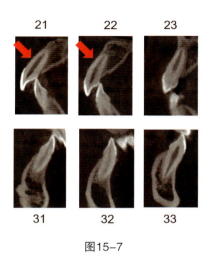

图15-7

治疗前关节CBCT（图15-8和图15-9）

颞下颌关节左右形态不对称，前间隙稍增宽。

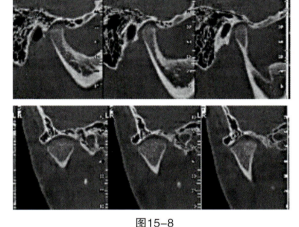

图15-8

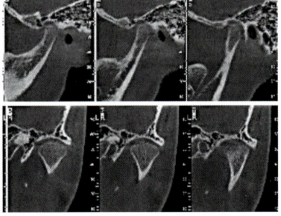

图15-9

诊断

牙性：安氏II类（矢状向）；上颌牙弓狭窄，不对称（水平向）；前牙深覆𬌗（垂直向）。骨性：骨性II类（矢状向）；低角（垂直向）。其他：牙龈炎。

问题列表

拥挤度/间隙：上颌4mm，下颌6mm；覆盖：3mm；覆𬌗：深覆𬌗III度；中线：上颌中线与面中线齐；咬合关系（尖牙、磨牙）：双侧尖牙远中关系，右侧磨牙中性关系、左侧磨牙远中关系；其他口内情况：口腔卫生差，15、45正锁𬌗；软组织侧貌：侧貌稍突。

治疗目标/治疗计划等

治疗目标

矢状向：磨牙/尖牙达中性𬌗关系，恢复上颌前牙唇向倾斜度；水平向：增加上颌牙弓宽度，纠正正锁𬌗；垂直向：增加下颌平面角，建立前牙正常覆𬌗。

治疗计划

1. 11、22舌倾，牙根贴近皮质骨，所以本病例的关键是控根，让根留在牙槽骨内，防止骨开裂、骨开窗；患者低角深覆𬌗，本病例难点是打开咬合。设计前牙的绝对压低、相对压低以及后牙的伸长，有利于打开咬合。

2. 隐形矫治设计

中线：维持上颌中线；矢状向：11、22加根舌向转矩，轻度唇倾下颌前牙；水平向：颊向扩弓（16：2mm、26：1.6mm）；垂直向：压低前牙，伸长前磨牙。

治疗计划的选择

1. 上下颌轻度拥挤，上颌前牙舌倾，低角深覆𬌗，考虑不拔牙矫治。

2. 考虑患者口腔卫生维护较差，建议使用隐形矫治，有利于口腔卫生（转矩易控，上颌牙舌倾托槽易咬脱）。

牙齿前后移动对比（图15-10）

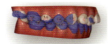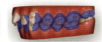

图15-10

拓展材料

如需浏览该病例的ClinCheck动画方案、牙齿移动量（图15-11）和牙齿移动分步（图15-12），可扫描二维码获取。

治疗过程

第一次治疗

27步结束口内照片与ClinCheck对比（2018年10月）（图15-13和图15-14）

牙列排齐，咬合基本打开（表达有限，需过矫治）；问题：上下颌前牙转矩不足，左侧尖牙关系偏远中。

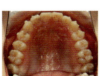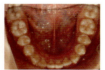
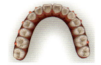

图15-13

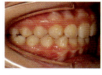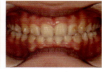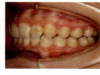
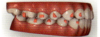

图15-14

精调

精调方案：牙齿前后移动对比（图15-15）

加大前牙转矩，调整后牙咬合。

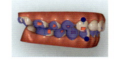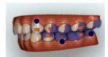

图15-15

拓展材料

如需浏览牙齿移动量（图15-16）和牙齿移动分步（图15-17），可扫描二维码获取。

精调第12步（图15-18）

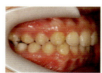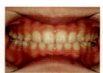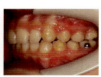
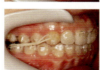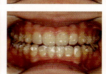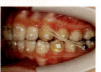

图15-18

治疗后评估

治疗进程

治疗时长	26个月
矫治器更换频率	2周
复诊频率	2个月
重启/精调次数	1次
保持时长	仍在继续保持

临床技巧分享

前牙压低过矫治

　　隐适美对上下颌中切牙压低效率分别为44.7%、46.6%。在压低设计时需设计一定量的过矫治。对于上颌前牙的压低需恢复根舌向转矩后再进行。相对压低（前牙唇倾）较容易实现。

隐适美Power Ridge的控根效果是可靠的

　　平均根转矩表达效率为51.5%，最大效率为75.1%。根向舌侧移动，其唇侧牙周组织牵张，诱导成骨，促进根唇向牙槽骨的增加。

治疗后照片（2019年10月）（图15-19）

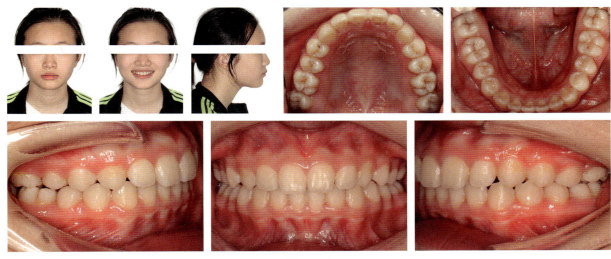

图15-19

治疗后口内照片与ClinCheck对比（图15-20）

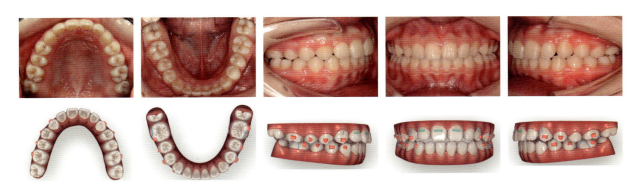

图15-20

拓展材料

　　如需浏览前牙根舌向转矩量（图15-21）和前牙压低量（图15-22），可扫描二维码（见P82）获取。

治疗后影像学检查与分析

治疗后X线片（图15-23和图15-24）

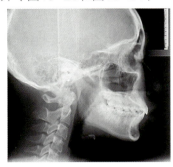

图15-23

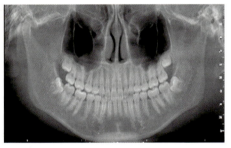

图15-24

治疗前后前牙CBCT对比（图15-25）

　　治疗前后牙根表面牙槽骨变化：根唇侧牙槽骨增厚。治疗后11、12、21根舌向共计转矩分别为25.3°、10.4°、9.7°。

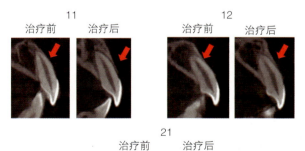

图15-25

治疗后关节CBCT（图15-26和图15-27）

　　颞下颌关节无明显改变。

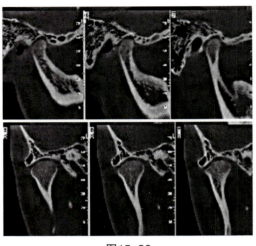

图15-26

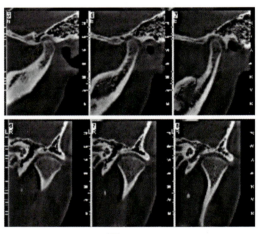

图15-27

治疗后头影测量分析

测量项目	治疗前	治疗后	标准值
SNA(°)	85.7	84.6	82.0±3.5
SNB(°)	81.3	81.3	79.0±3.0
ANB(°)	4.4	3.3	3.0±2.0
Wits(mm)	-0.2	-2.4	-4.5±3.0
U1-SN(°)	113.0	107.0	102.0±5.0
L1-MP(°)	91.6	106.9	95.0±7.0
FMA(°)	20.0	21.0	26.0

总结

本病例的难点是打开咬合

低角病例深覆𬌗的打开需要：前牙的相对压低（较容易实现，也是主要方式）；前磨牙、磨牙的升高（较困难）；前牙的绝对压低（较困难）；深覆𬌗病例可以通过前牙唇倾有效打开咬合，相对于固定矫治器，隐形矫治器可以同时移动上下颌前牙，效率更高。

本病例的关键是控根

因上颌前牙牙根贴近皮质骨，直接压低骨阻力较大，难以实现且易导致牙根吸收或骨开窗、骨开裂现象。压低前牙前，需要进行根舌向转矩，让根位于牙槽骨松质骨后再压低。

II类牵引与舌钮的位置

II类牵引有助于上颌前牙根舌向转矩的表达和下颌前牙的相对压低；下颌舌钮粘接在第一磨牙的近颊侧（与粘接在远颊侧比）有助于防止该牙的近中倾斜。

参考文献

[1]王璇, 谢小瑞, 李琴, 等. 正常𬌗垂直骨面型与牙弓宽度的相关性研究[J]. 实用口腔医学杂志, 2017, 33(6):802-806.

[2]王硕, 孙雨虹, 华先明. Invisalign技术创新及牙移动效能[J]. 口腔疾病防治, 2018, 26(11):1-6.

[3]Simon M, Keilig L, Schwarze J, et al. Treatment outcome and efficacy of an aligner technique— regarding incisor torque, premolar derotation and molar distalization[J]. BMC Oral Health, 2014, 14:68.

16 骨性Ⅱ类中度拥挤非拔牙隐形矫治——尖牙牙轴控制

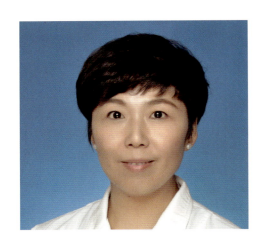

刘继辉

主任医师，硕士生导师

沈阳市口腔医院口腔技术研究所副所长

沈阳市口腔医院正畸科主任

中华口腔医学会口腔正畸专业委员会常务委员

辽宁省口腔医学会口腔正畸专业委员会副主任委员

治疗前评估

患者基本资料

女，18岁；主诉：牙不齐；病史：无遗传史及影响正畸治疗的身体疾病；患者以想解决牙不齐的诉求前来就诊，要求不拔除牙齿进行矫治，维持现有面型。

治疗前照片（图16-1）

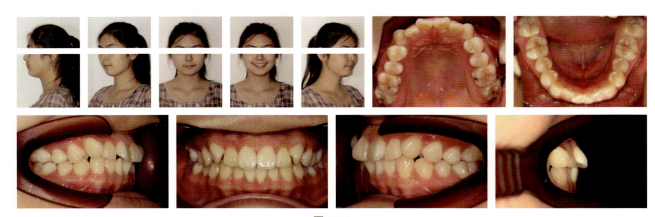

图16-1

治疗前影像学检查与分析

治疗前X线片（图16-2～图16-4）

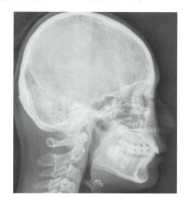

图16-2

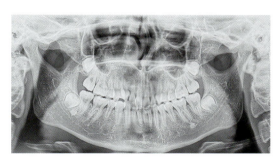

图16-3

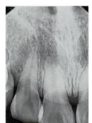 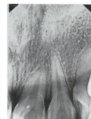 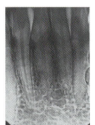

| 12、11 | 21、22 | 42、41、31、32 |

图16-4

治疗前头影测量描记图（图16-5）

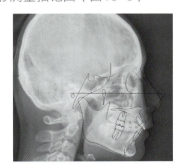

图16-5

治疗前头影测量分析

测量项目	治疗前	标准值
SNA(°)	79.0	82.0±3.5
SNB(°)	73.0	79.0±3.0
ANB(°)	5.0	3.0±2.0
Wits(mm)	2.9	-4.5±3.0
U1-SN(°)	103.0	102.0±5.0
U1-NA(°)	23.5	22.8±5.7
U1-NA(mm)	4.5	5.1±2.4
L1-MP(°)	104.0	95.0±7.0
L1-NB(°)	27.0	30.3±5.8
L1-NB(mm)	6.5	6.7±2.1
FMA(°)	20.1	26.0
FMIA(°)	56.8	54.9±6.1
MP-SN(°)	29.5	32.5±5.2
MP-FH(°)	24.0	31.1±5.6
OP-SN(°)	16.0	14.4±2.5
上唇倾角(°)	89.1	N/A
面突角(FCA)(°)	20.0	12.0±3.0
下唇倾角(°)	52.7	N/A
Z角(°)	83.9	75.0±4.0
鼻唇角(°)	132.3	102.0±8.0
颏唇角(°)	135.0	N/A
B-Sm(mm)	14.2	N/A
A-Sn(mm)	16.0	17.0±3.0
Pog-Pog'(mm)	12.9	13.9±3.5
LL-E线(mm)	-1.6	-2.0±2.0

治疗前软组织侧貌（图16-6）

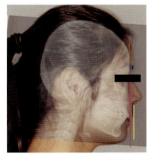

———— FALL线
———— GALL线
———— 零子午线
———— TVL线

侧貌诊断：颏部后缩

图16-6

初诊模型（图16-7）

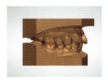 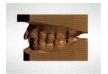

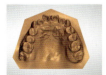 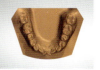

图16-7

诊断

牙性：安氏II类，下颌切牙唇倾；骨性：II类；毛氏：I类1分类+IV类1分类+II类4分类；垂直骨面型：低角。

问题列表

拥挤度/间隙：上颌牙列拥挤度7mm，下颌牙列拥挤度5mm，Spee曲线曲度3mm；覆盖：3.7mm；覆𬌗：II度深覆𬌗；中线：上颌中线基本对正，下颌中线右偏1mm；咬合关系（尖牙、磨牙）：尖牙、磨牙均为远中关系；其他口内情况：21牙根较短，11、21外翻，13、23近中倾斜，31、41、14、24、35扭转，上下颌牙弓卵圆形，WALA嵴明显，18、28、38、48存在，Bolton比不调，上颌偏大。

治疗目标/治疗计划等

治疗目标

牙列目标：排齐、整平上下颌牙列，扩宽牙弓，调整前牙至正常覆𬌗覆盖，调整双侧磨牙咬合关系至中性；功能𬌗及关节健康：追求平衡、稳定、美观的矫治目标，维护关节健康状态；牙周目标：维护患者牙周健康。

治疗计划

结束状态以11近中切点为标准，排齐上下颌牙列，建立I类咬合关系，覆𬌗达1mm，维持上下颌中线不变；上颌通过磨牙远移、扩弓、邻面去釉排齐牙列，下颌通过扩弓和邻面去釉排齐牙列；上下颌先排齐，后分步压低下颌前牙；配合II类牵引。

牙齿前后移动对比（图16-8）

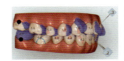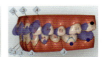

图16-8

拓展材料

如需浏览该病例的ClinCheck动画方案、牙齿移动量（图16-9）和牙齿移动分步（图16-10），可扫描二维码获取。

治疗过程

治疗中照片

第1副（图16-11）

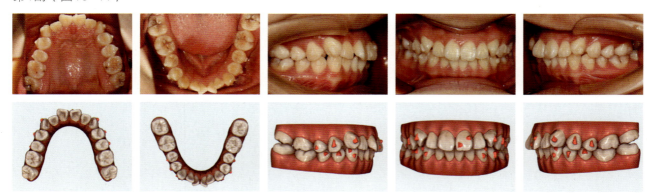

图16-11

第4副（图16-12）

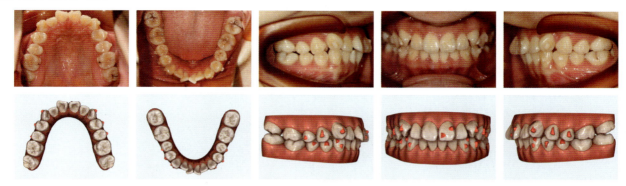

图16-12

第18副：右侧磨牙垂直牵引（图16-13）

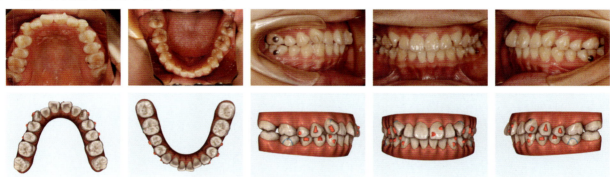

图16-13

第26副：下颌切牙扭转基本纠正（图16-14）

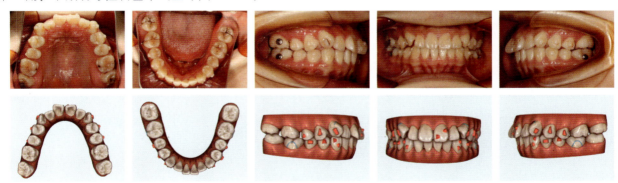

图16-14

第33副：磨牙远移到位（图16-15和图16-16）

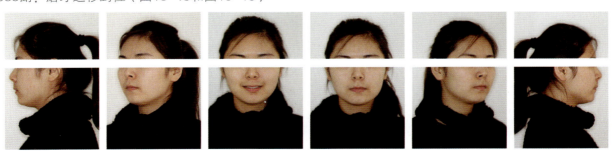

图16-15

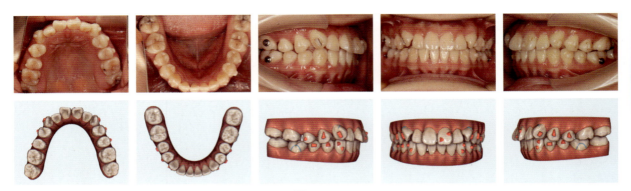

图16—16

第47副：前牙内收（图16-17和图16-18）

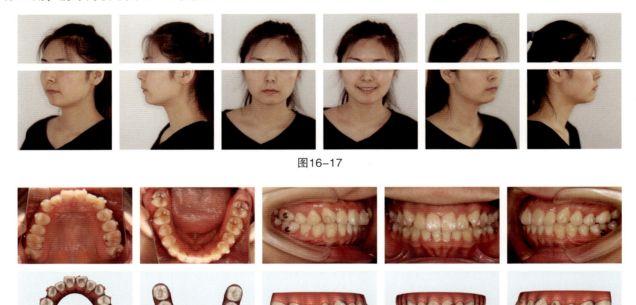

图16—17

图16—18

第56副（图16-19）

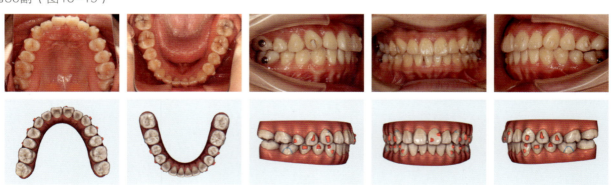

图16—19

第60副：准备精调（图16-20）

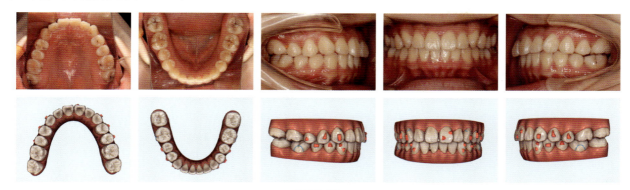

图16-20

精调

精调原因

13、23牙轴需要调整，下颌已移动到位。

精调方案

结束状态以11近中切点为标准，排齐上下颌牙列，建立I类咬合关系，覆𬌗达1mm；调整13、23牙轴。

牙齿前后移动对比（图16-21）

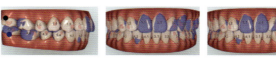

图16-21

拓展材料

如需浏览牙齿移动量（图16-22）和牙齿移动分步（图16-23），可扫描二维码（见P88）获取。

精调初戴（图16-24）

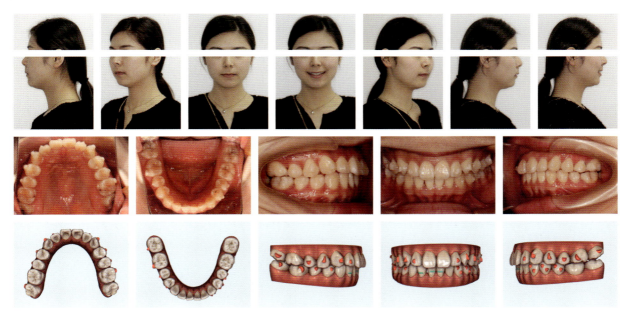

图16-24

精调第4副（图16-25）

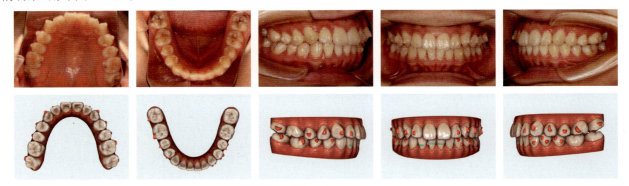

图16-25

精调第8副（图16-26）

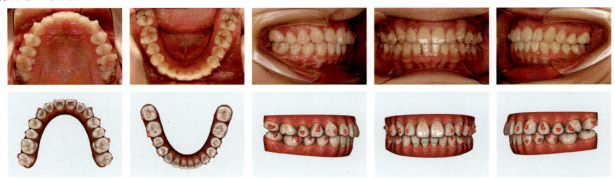

图16-26

精调第20副（图16-27）

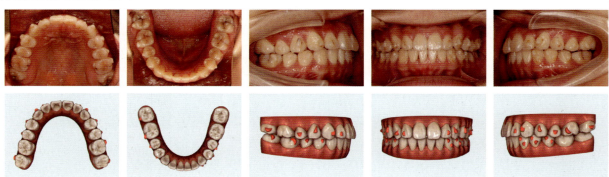

图16-27

治疗后评估

治疗进程

治疗时长	48个月
矫治器更换频率	2周
复诊频率	1~3个月
重启/精调次数	1次
保持时长	9个月

临床技巧分享

1. 非拔牙矫正，通过磨牙远移、邻面去釉、扩弓提供间隙，解决牙列拥挤。

2. 采用颌间牵引，保护上颌前牙支抗。

3. 关注扭转下颌切牙在移动中的转矩补偿。

4. 13、23近中倾斜较大，为保证矫治器贴合，避免脱套，设计矩形附件加强固位。

治疗后照片（图16-28）

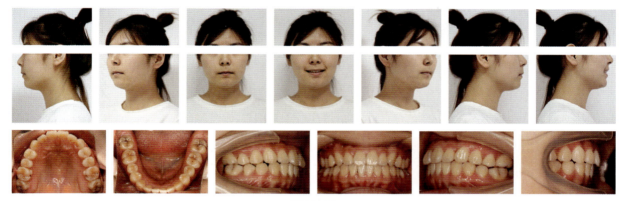

图16-28

治疗前后对比（图16-29和图16-30）

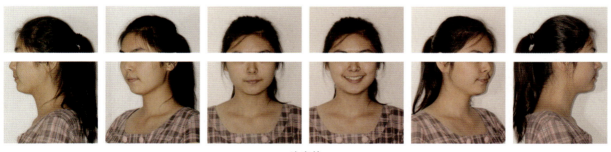

治疗前

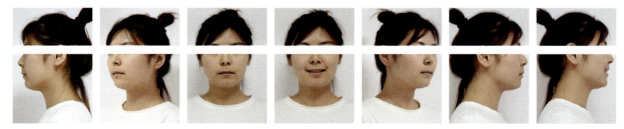

治疗后

图16-29

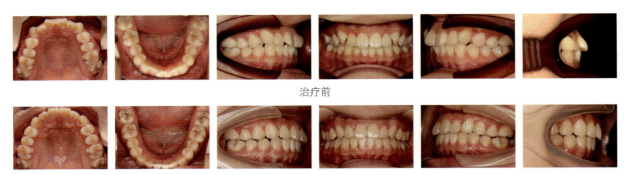

治疗前

图16-30

治疗后影像学检查与分析

治疗后X线片（图16-31和图16-32）

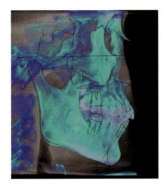

图16-31

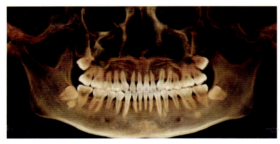

图16-32

治疗后模型（图16-33）

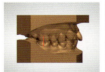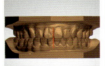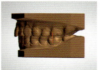

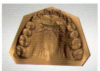

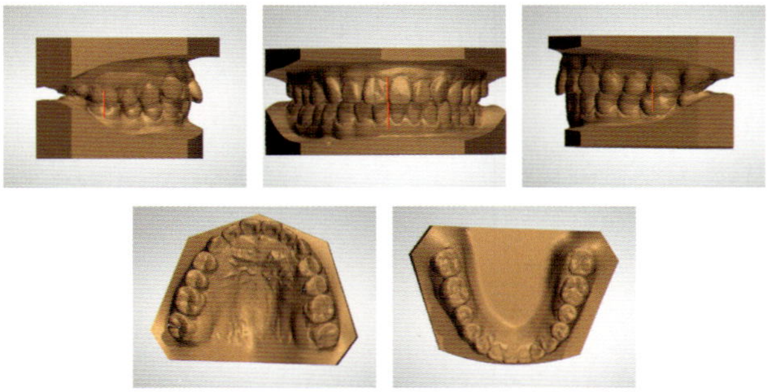

图16-33

治疗后头影测量分析

测量项目	治疗前	治疗后	标准值
SNA(°)	79.0	80.2	82.0±3.5
SNB(°)	73.0	75.3	79.0±3.0
ANB(°)	5.0	4.9	3.0±2.0
Wits(mm)	2.9	0.0	−4.5±3.0
U1−SN(°)	103.0	100.0	102.0±5.0
U1−NA(°)	23.5	22.8	22.8±5.7
U1−NA(mm)	4.5	4.0	5.1±2.4
L1−MP(°)	104.0	102.8	95.0±7.0
L1−NB(°)	27.0	30.9	30.3±5.8
L1−NB(mm)	6.5	30.3	6.7±2.1
FMA(°)	20.1	20.7	26.0
FMIA(°)	56.8	54.9	54.9±6.1
MP−SN(°)	29.5	31.0	32.5±5.2
MP−FH(°)	24.0	26.0	31.1±5.6
OP−SN(°)	16.0	20.0	14.4±2.5
上唇倾角(°)	89.1	93.3	N/A
面突角(FCA)(°)	20.0	23.3	12.0±3.0
下唇倾角(°)	52.7	41.7	N/A
Z角(°)	83.9	73.4	75.0±4.0
鼻唇角(°)	132.3	134.6	102.0±8.0
颏唇角(°)	135.0	118.4	N/A
B−Sm(mm)	14.2	13.2	N/A
A−Sn(mm)	16.0	15.0	17.0±3.0
Pog−Pog'(mm)	12.9	13.8	13.9±3.5
LL−E线(mm)	−1.6	0.0	−2.0±2.0

总结

病例难点

　　患者拒绝拔除智齿，13、23牙轴近中倾斜程度较大；31、41扭转；非拔牙矫正，颏部略后缩。

治疗心得

　　1. 磨牙远移中前牙支抗的保护：配合颌间牵引。

　　2. 后牙开𬌗的解决：局部垂直牵引。

　　3. 矫治前评估牙周状况。

　　4. 扭转前牙排齐后"黑三角"的处理：邻面去釉。

17 青少年 II 类2分类的隐形矫治

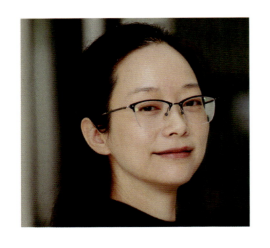

刘楚峰

博士，主任医师，硕士生导师

南方医科大学口腔医院正畸科副主任

世界正畸医师联盟（WFO）会员

美国正畸Tweed基金会会员

治疗前评估

患者基本资料

女，11岁；主诉：牙齿前突，牙缝明显；病史：否认药物过敏史。

治疗前照片（图17-1）

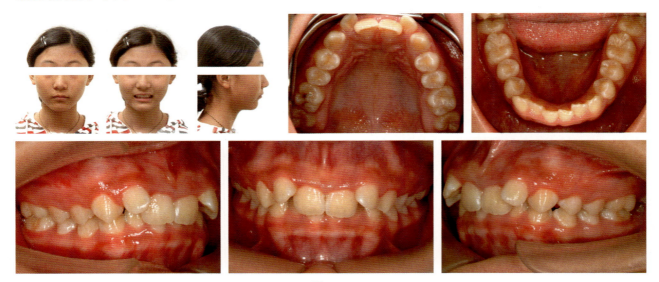

图17-1

治疗前影像学检查与分析

治疗前X线片（图17-2和图17-3）

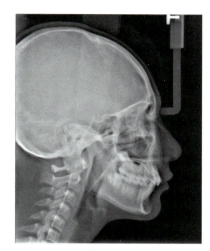

图17-2

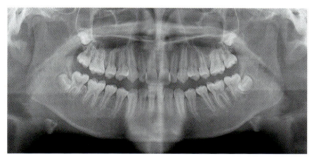

图17-3

治疗前头影测量描记图（图17-4）

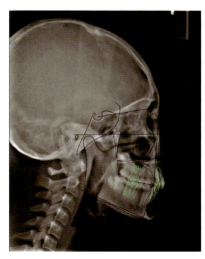

图17-4

治疗前头影测量分析

测量项目	治疗前	标准值
SNA(°)	82.1	82.0±3.5
SNB(°)	76.8	79.0±3.0
ANB(°)	5.3	3.0±2.0
Wits(mm)	0.9	−4.5±3.0
U1-SN(°)	88.7	102.0±5.0
L1-MP(°)	89.3	95.0±7.0
FMA(°)	25.0	26.0

诊断

牙性：安氏II类；骨性：II类，下颌后缩。

问题列表

拥挤度/间隙：上颌7mm，下颌2mm；覆盖：1mm；覆𬌗：5mm；中线：上颌中线与面中线一致，下颌中线左偏0.5mm；咬合关系（尖牙、磨牙）：安氏II类关系；其他口内情况：12、22唇向错位，上颌纵𬌗曲线反向，下颌Spee曲线较深；软组织侧貌：下颌后缩，下唇在E线后。

治疗目标/治疗计划等

治疗计划

序列远移上颌磨牙解除牙列拥挤，使矫治后前牙覆𬌗覆盖正常，后牙及尖牙为中性关系。必要时使用支抗钉辅助增加支抗。

调整上颌弓形为卵圆形，扩大上颌后段牙弓宽度，II类牵引辅助调整后牙咬合关系。

Power Ridge辅助增加上颌中切牙冠唇向根舌向转矩，同时压低上颌中切牙。采用分步法压低下颌前牙，整平Spee曲线。

牙齿前后移动对比（图17-5）

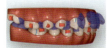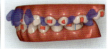

图17-5

拓展材料

如需浏览该病例的ClinCheck动画方案、牙齿移动量（图17-6）和牙齿移动分步（图17-7），可扫描二维码获取。

治疗过程

治疗中照片

第5步（图17-8）

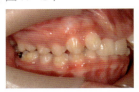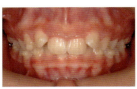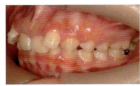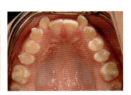

图17-8

第15步（图17-9）

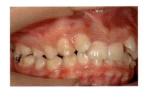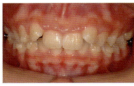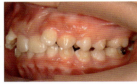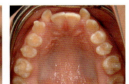

图17-9

第23步（图17-10）

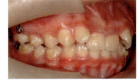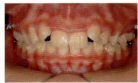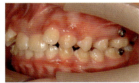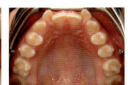

图17-10

第33步（图17-11）

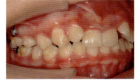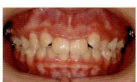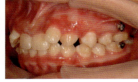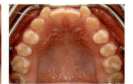

图17-11

第40步（图17-12）

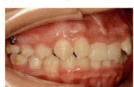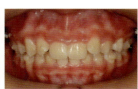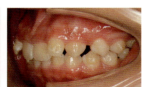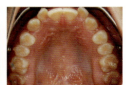

图17-12

第49步（图17-13）

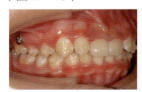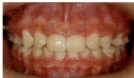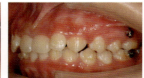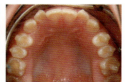

图17-13

治疗后评估

治疗进程

治疗时长	20个月
矫治器更换频率	7~14天
复诊频率	6~8周
重启/精调次数	无
保持时长	12个月

临床技巧分享

采用序列远移磨牙的方法时支抗控制非常重要。本病例在开始远中移动上颌第一磨牙时使用II类牵引辅助增强支抗，当第一前磨牙准备远中移动时，因侧切牙支抗效果较差而使用了支抗钉辅助增强支抗，保证了后牙远移量的实现。

采用分步法压低下颌前牙整平Spee曲线的实现率相对较高，本病例先压低下颌切牙，再压低尖牙，并在步骤中更换了附件位置。虽然更换附件位置不是必需的，但整平下颌Spee曲线过程中，下颌前磨牙区作为支抗单位有足够固位力的附件支持是非常重要的。

青少年患者具有一定的生长潜力，远移磨牙的同时应适度扩大牙弓宽度，以利于顺应生长趋势调整颌位关系。

治疗后照片（图17-14）

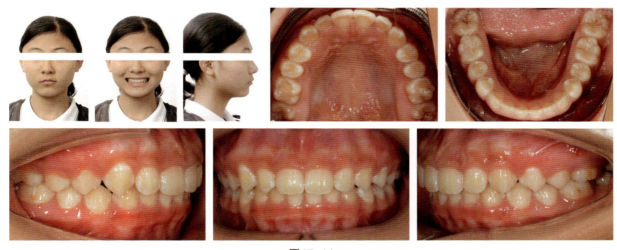

图17-14

治疗后影像学检查与分析

治疗后X线片（图17-15和图17-16）

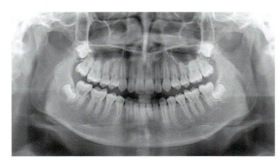

图17-15

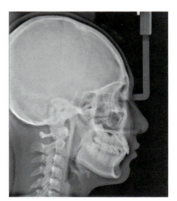

图17-16

治疗后头影测量分析

测量项目	治疗前	治疗后	标准值
SNA(°)	82.1	82.1	82.0±3.5
SNB(°)	76.8	77.9	79.0±3.0
ANB(°)	5.3	4.2	3.0±2.0
Wits(mm)	0.9	−0.7	−4.5±3.0
U1−SN(°)	88.7	98.0	102.0±5.0
L1−MP(°)	89.3	96.1	95.0±7.0
FMA(°)	25.0	24.9	26.0

头影重叠（图17−17）

　　治疗前：黑色
　　治疗后：红色

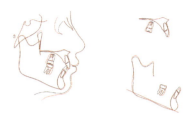

图17−17

总结

　　本病例为青少年Ⅱ类2分类患者，通过数字化诊断设计，采用序列远移上颌磨牙的方法，配合支抗钉及Ⅱ类牵引辅助，纠正了牙列拥挤、调整了咬合关系和前牙覆𬌗覆盖，改善了侧貌，顺利完成了整个治疗过程。

　　虽然本病例生长发育高峰期已过，但仍有少量生长潜力。治疗中远中移动磨牙量虽不足以纠正后牙咬合关系，但通过调整牙弓宽度及形态，改善上颌前牙转矩，借助下颌生长潜力的释放，从而使咬合关系得以顺利调整。

　　本病例为较早期病例，在设计远移上颌磨牙过程中如能同时调整上颌前牙转矩，则可以减少牙移动步骤，进一步提高矫治效率。

18 青少年安氏Ⅱ类重度拥挤的非减数治疗

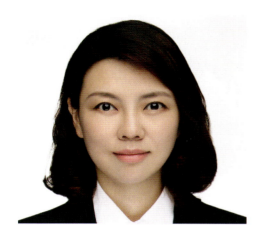

杨一鸣

主治医师

上海交通大学医学院附属第九人民医院口腔正畸科

中华口腔医学会口腔正畸专业委员会会员

中华口腔医学会口腔美学专业委员会会员

世界正畸医师联盟（WFO）会员

治疗前评估

患者基本资料

女，16岁；主诉：牙列拥挤；病史：替牙期后出现牙列不齐，否认鼻咽疾病，否认不良习惯，否认遗传史；数年前，外院就诊，告知需拔牙矫治，患者拒绝，未行治疗。

治疗前照片（图18-1）

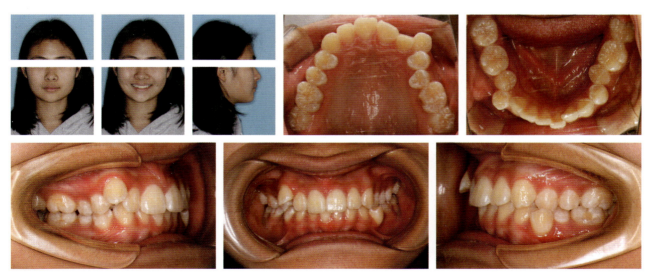

图18-1

治疗前影像学检查与分析

治疗前X线片（图18-2）

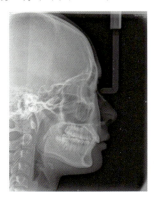
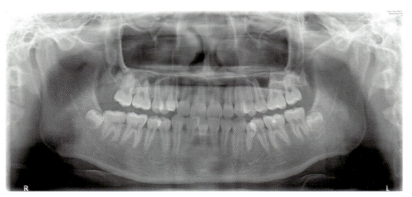

图18-2

治疗前头影测量描记图（图18-3）

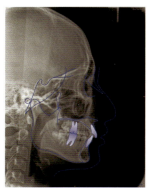

图18-3

治疗前头影测量分析

测量项目	治疗前	标准值	标准差
SNA(°)	81.6	83.0	4.0
SNB(°)	78.0	80.0	4.0
ANB(°)	3.6	3.0	2.0
Wits(mm)	1.1	0.0	2.0
FMA(°)	19.1	26.0	4.0
ODI(°)	81.6	73.0	5.0
Y轴角(°)	70.5	64.0	2.0
APDI(°)	75.4	81.0	4.0
U1-SN(°)	100.0	106.0	6.0
U1-L1(°)	132.9	124.0	8.0
IMPA(°)	101.5	97.0	6.0
Nasolabial A(°)	109.7	95.0	5.0
UL-EL(mm)	1.2	5.0	2.0
LL-EL(mm)	-2.5	3.0	2.0

诊断

矢状向：骨性I类，牙性安氏II类亚类；水平向：上颌中线右偏；垂直向：低角；深覆𬌗；上下颌牙列重度拥挤。

问题列表

右侧尖牙、磨牙远中尖对尖关系；上颌中线右偏2.5mm；前牙深覆𬌗；直面型，面下1/3略短、下颌平面角略水平；上下颌牙列重度拥挤，13完全唇向位、34完全唇向位；前牙Bolton比不调，下颌前牙相对上颌前牙比例略大。

治疗目标/治疗计划等

治疗目标

排齐上下颌牙列；建立双侧I类尖牙、磨牙关系；纠正上颌中线右偏；维持直面型；前牙浅覆𬌗、浅覆盖。

治疗计划

减数38；上颌双侧推磨牙向远中，获得间隙改善右侧尖牙、磨牙关系，纠正上颌中线右偏；下颌左侧推磨牙向远中，获得间隙排齐唇向位34，建立I类尖牙关系；下颌前牙区少量邻面松解，辅助前牙排齐及压低，改善前牙Bolton比失调，改善前牙深覆𬌗。

牙齿前后移动对比（图18-4）

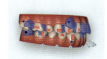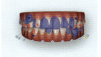

图18-4

拓展材料

　　如需浏览该病例的ClinCheck动画方案、牙齿移动量（图18-5）和牙齿移动分步（图18-6），可扫描二维码获取。

治疗后评估

治疗进程

治疗时长	41个月
矫治器更换频率	10天
复诊频率	4个月
重启/精调次数	1次
保持时长	12个月

临床技巧分享

　　为了维持患者直面型的侧貌，解除重度拥挤，采用推磨牙向后方式获得间隙。磨牙远移量较大，需要增加磨牙附件进行控根，一期治疗中忽略该问题，故17牙根未很好的同步远移。在精调阶段增加了17的根远中控制，最终获得牙根平行。为了避免使用种植支抗，左侧双侧远移的过程中，前磨牙滞后移动到磨牙远移结束。早期也没有在左侧使用II类牵引。

治疗后照片

一期治疗结束26个月（图18-7）

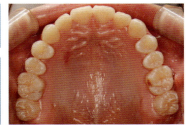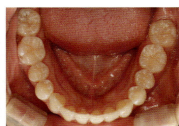

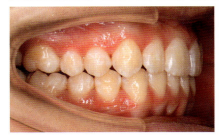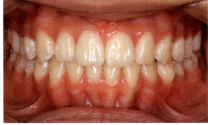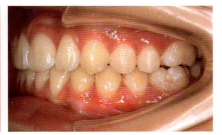

图18-7

治疗结束后第14次复诊（图18-8）

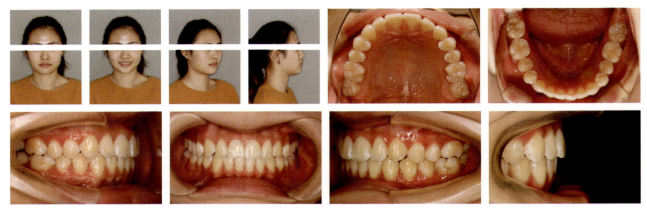

图18-8

治疗后影像学检查与分析

治疗后X线片（图18-9）

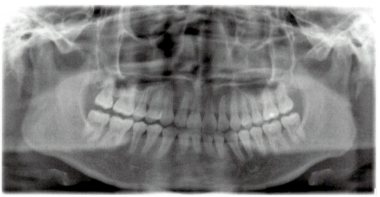

图18-9

治疗后头影测量描记图（图18-10）

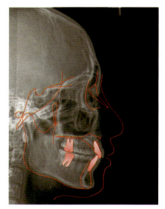

图18-10

治疗后头影测量分析

测量项目	治疗前	治疗后	标准值	标准差
SNA(°)	81.6	84.6	83.0	4.0
SNB(°)	78.0	80.4	80.0	4.0
ANB(°)	3.6	4.2	3.0	2.0
Wits(mm)	1.1	1.2	0.0	2.0
FMA(°)	19.1	19.5	26.0	4.0
ODI(°)	81.6	79.3	73.0	5.0
Y轴角(°)	70.5	69.3	64.0	2.0
APDI(°)	75.4	73.3	81.0	4.0
U1-SN(°)	100.0	103.0	106.0	6.0
U1-L1(°)	132.9	131.5	124.0	8.0
IMPA(°)	101.5	101.5	97.0	6.0
Nasolabial A(°)	109.7	105.3	95.0	5.0
UL-EL(mm)	1.2	2.0	5.0	2.0
LL-EL(mm)	-2.5	-2.0	3.0	2.0

总结

对于需要大量远移磨牙获得间隙的患者，需要在磨牙上增加附件确保整体移动而不是倾斜移动。远移量大时或双颌同时远移时，还是首选种植支抗辅助远移。该患者由于在国外求学，复诊监控不便，因此在步骤设计上进行了改良，但总体步骤及疗程相应增加，幸运的是患者依从性较好，配合度较高。

此外，重度拥挤患者首选中牙段减数治疗，但考虑患者个人意愿及对于磨牙后区间隙量的精准计算，本病例采用了推磨牙向远中的治疗方案。隐形矫治推磨牙向后有一定力学优势，但同时也不可避免会有一定反作用力。远移量越大，反作用力也越大；如何抵消反作用力，规避可能产生的副作用，是我们选择该方案最关键的考量因素，也是本病例成功的主要因素之一。

上颌整体远移纠正牙列拥挤

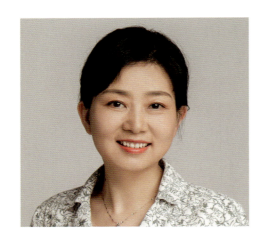

蔡萍

博士，主任医师，副教授，硕士生导师

武汉大学口腔医院

中华口腔医学会口腔正畸专业委员会会员

世界正畸医师联盟（WFO）会员

美国正畸协会（AAO）会员

治疗前评估

患者基本资料

女，29岁；主诉：牙列不齐10余年；病史：否认系统性疾病史及药物服用史；告知患者隐形矫治不仅美观、舒适、易于清洁口腔卫生，还利于磨牙远中移动，患者自行选择隐形矫治。

治疗前照片（图19-1）

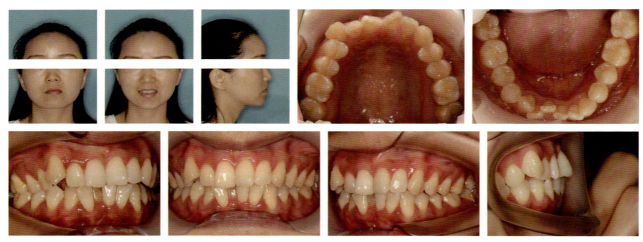

图19-1

口外和口内情况

正面观：面部基本对称，面下1/3较短；鼻唇沟浅；侧面观：直面型，鼻唇角正常；颏唇沟正常。上颌中线基本居中；上下颌牙列拥挤不齐；前牙覆𬌗覆盖正常；双侧尖牙、磨牙远中关系。双侧颞下颌关节：开口型、闭口型正常，开口末及闭口初可扪及关节弹响；牙体、牙周未见明显异常。

治疗前影像学检查与分析

治疗前X线片（图19-2和图19-3）

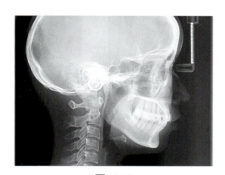

图19-2

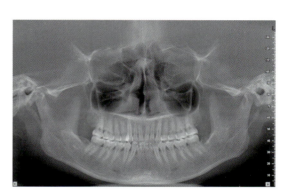

图19-3

治疗前关节CBCT（图19-4）

双侧颞下颌关节间隙改变。

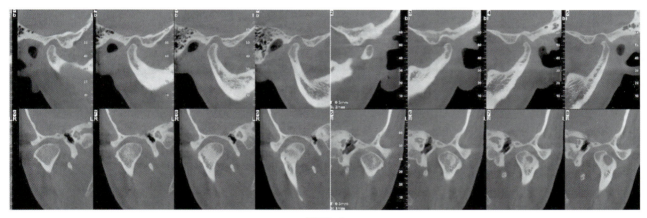

图19-4

治疗前头影测量分析

测量项目	治疗前	标准值
SNA（°）	83.9	82.8±4.0
SNB（°）	79.2	80.1±3.9
ANB（°）	4.7	2.7±2.0
Wits(mm)	2.0	−1.5±2.1
U1-PP（°）	113.0	115.8±5.7
L1-MP（°）	94.7	96.5±7.1
PP-MP（°）	20.2	27.6±4.6

诊断

安氏II类；骨性I类（偏II类），低角。

问题列表

上下颌牙列拥挤不齐（拥挤度：上颌7mm，下颌6mm）；尖牙、磨牙远中关系；双侧颞下颌关节间隙改变。

治疗目标/治疗计划等

治疗目标

矢状向：通过双侧上颌磨牙远中移动建立尖牙、磨牙中性𬌗，前牙建立正常覆盖；垂直向：前牙建立正常覆𬌗；水平向：上下颌中线维持不变，上下颌牙弓允许适度扩弓。

治疗计划

间隙的获得：上颌磨牙远中移动、下颌前牙邻面去釉及上下颌牙弓适度扩弓；双侧上颌颧牙槽嵴植入种植钉，采用种植钉支抗辅助实现上颌牙列整体远移；治疗过程中关注颞下颌关节健康。

第一套矫治器牙齿前后移动对比（共41步）（图19-5~图19-7）

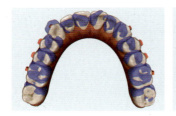
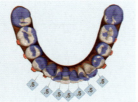

图19-5

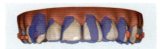
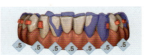

图19-6

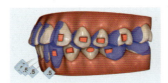
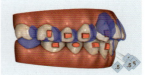

图19-7

拓展材料

如需浏览该病例的ClinCheck动画方案、牙齿移动量（图19-8）和牙齿移动分步（图19-9），可扫描二维码获取。

治疗过程

治疗中照片

第一套矫治器第15步（图19-10）

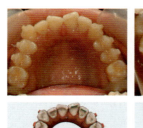

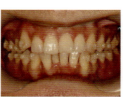
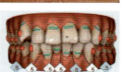
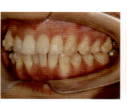
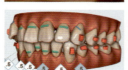
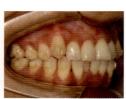
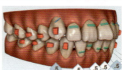

图19-10

第一套矫治器第35步，口扫重启（图19-11）

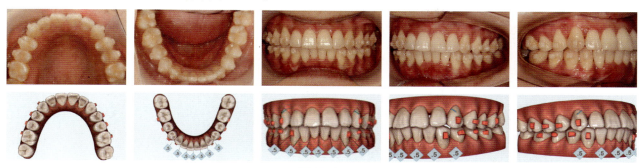

图19-11

重启牙齿移动对比（图19-12）

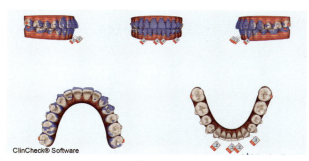

图19-12

拓展材料

如需浏览重启牙齿移动分步（图19-13），可扫描二维码（见P108）获取。

附加矫治器第14步（图19-14）

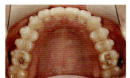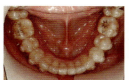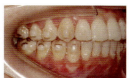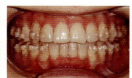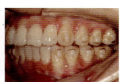

图19-14

治疗后评估

治疗进程

治疗时长	22个月
矫治器更换频率	10天
复诊频率	2~3个月
重启/精调次数	1次

临床技巧分享

本病例采用磨牙远中移动的方法解除拥挤，移动方式为整体移动，临床上配合后牙区种植钉。

邻面去釉的目的为解除拥挤、协调Bolton比、改善下颌前牙"黑三角"。邻面去釉要在邻接关系良好的牙齿之间，对于治疗初期拥挤不齐区域需恢复邻接关系后再进行邻面去釉。

治疗后照片（图19-15）

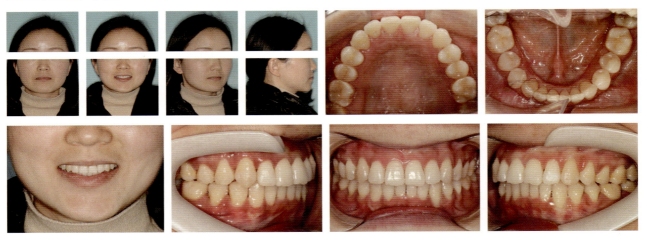

图19-15

治疗后影像学检查与分析

治疗后X线片（图19-16和图19-17）

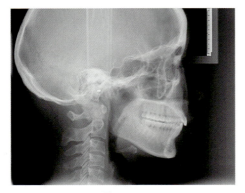

图19-16

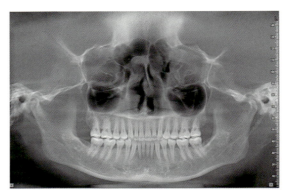

图19-17

治疗后CBCT（图19-18和图19-19）

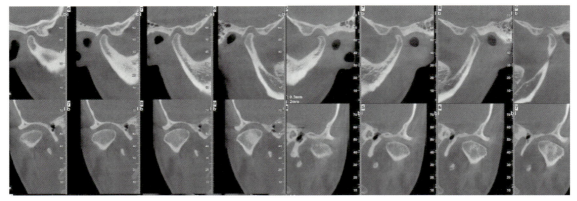

图19-18

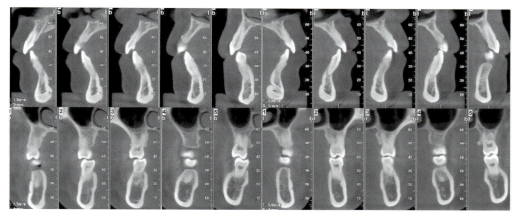

图19-19

治疗后头影测量分析

测量项目	治疗前	治疗后	标准值
SNA (°)	83.9	84.4	82.8 ± 4.0
SNB(°)	79.2	79.7	80.1 ± 3.9
ANB(°)	4.7	4.7	2.7 ± 2.0
Wits(mm)	2.0	3.0	−1.5 ± 2.1
U1-PP (°)	113.0	117.4	115.8 ± 5.7
L1-MP(°)	94.7	95.7	96.5 ± 7.1
PP-MP(°)	20.2	20.9	27.6 ± 4.6

头影重叠（图19-20）

治疗前：黑色

治疗后：红色

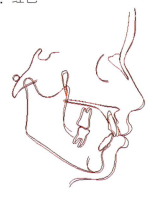

图19-20

总结

　　本病例采用上颌颧牙槽嵴区种植钉辅助上颌磨牙远中移动，移动方式为整体移动。治疗后头颅侧位片显示上颌磨牙实现远移，没有发生牙齿伸长，维持患者垂直骨面型。说明隐适美矫治器能实现牙列的整体远中移动，并且垂直向控制良好。

　　中度拥挤病例可采用磨牙远中移动的方式，但需通过CBCT明确上下颌骨远移界限。

20 远移磨牙重建咬合，改善TMD前突患者面容

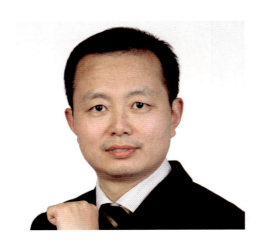

王震东

博士，主任医师，副教授，硕士生导师

江苏省口腔医院正畸科副主任

治疗前评估

患者基本资料

女，27岁；主诉：上下颌牙齿不齐，前突；病史：否认正畸治疗史，否认既往病史，芒果过敏，否认不良习惯史，否认颌面外伤史，父母牙齿类似；患者要求改善前突，并且拒绝手术；检查发现关节弹响、疼痛；告知优先解决关节问题，关节治疗后，拒绝手术，面型可能恶化，单纯正畸较难解决；因为隐形矫治在关节的优势，建议使用隐形矫治。

治疗前照片（图20-1）

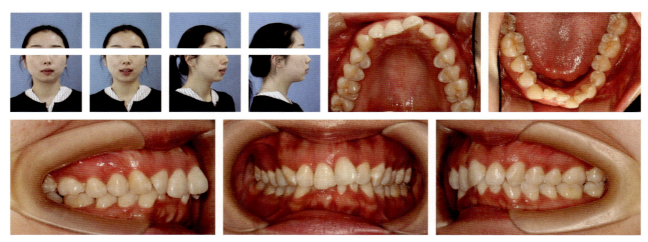

图20-1

治疗前影像学检查与分析

治疗前X线片（图20-2和图20-3）

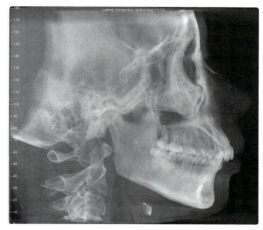

图20-2

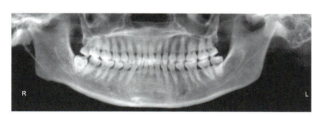

图20-3

治疗前关节CBCT（图20-4）

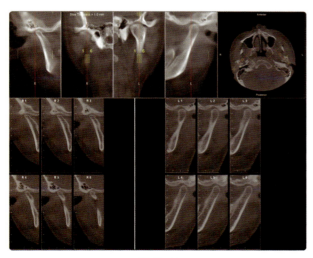

图20-4

治疗前前牙CBCT（图20-5）

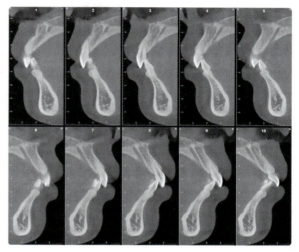

图20-5

治疗前头影测量描记图（图20-6）

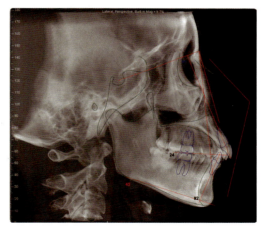

图20-6

治疗前头影测量分析

测量项目	治疗前	标准值
SNA(°)	84.0	82.0±3.5
SNB(°)	75.0	79.0±3.0
ANB(°)	9.0	3.0±2.0
Wits(mm)	2.3	−4.5±3
MP−SN(°)	41.8	26.0
S−Go/N−Me(%)	60.2	65.0
U1−SN(°)	91.0	102.0±5.0
L1−MP(°)	91.5	95.0±7.0
U1−L1(°)	135.7	124.0
UL−EP(mm)	1.9	1.0
LL−EP(mm)	3.0	2.0

诊断

骨性Ⅱ类；安氏Ⅰ类；颞下颌关节紊乱病（TMD）。

问题列表

面部：均面型，𬌗平面左高右低，颏中线右偏1mm，中度开唇露齿，下唇翻卷，凸面型；头侧：上颌前突，下颌后缩，高角，上颌前牙舌倾，下颌前牙基本直立，颏部发育不足；牙𬌗：右侧下颌后牙舌倾，近中倾斜（怀疑与关节有关），上颌前牙舌倾，上颌中线正，下颌中线左偏1mm，46相对于36近中移动1.5mm，16近中移动1mm，深覆𬌗；关节：双侧关节闭口末、开口初弹响，咬合时双侧关节区疼痛，右侧髁状突明显偏小，双侧不对称，右侧髁状突改建影像示双侧髁状突均偏下偏后；气道：可；其他：未发现异常。

治疗目标/治疗计划等

治疗计划

关节科会诊，拟先戴用𬌗垫，停止右侧髁状突吸收，复位双侧髁状突；拔除18、28、38、48；拟隐形矫治，排齐上颌牙列，远移竖直下颌后牙，尤其注意44-47的竖直；排齐下颌前牙，后正颌手术复位+颏成形手术；若拒绝手术，可同时远移上颌后牙，但若面型恶化明显，则单纯正畸无法改变；关注治疗中的关节情况；交代时间、费用、风险、注意事项等。

患者选择非手术掩饰矫治。

隐适美矫治治疗方案

患者为关节病，戴用𬌗板后关节症状消失，后牙开𬌗，拟在此位置建𬌗。

上颌后牙14-24之间扩大2mm，16-26之间扩大3mm，排齐上颌前牙，下颌中线与上颌中线对齐；下颌后牙宽度与上颌匹配，种植支抗辅助，远移下颌磨牙至磨牙关系Ⅰ类，排齐下颌前牙。然后压低下颌前牙，升高后牙建𬌗；前牙覆𬌗2mm、覆盖0.5mm；视情况邻面去釉，解决Bolton比不调。

牙齿前后移动对比（图20-7 ~ 图20-9）

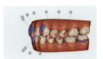

图20-7

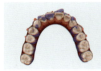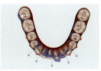

图20-8

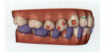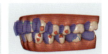

图20-9

拓展材料

如需浏览该病例的ClinCheck动画方案、牙齿移动量（图20-10）和牙齿移动分步（图20-11），可扫描二维码获取。

治疗过程

关节科戴用𬌗板治疗后（图20-12）

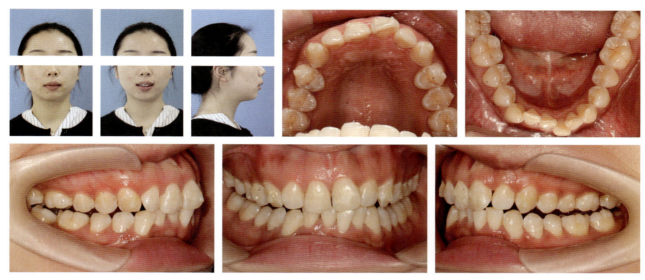

图20-12

治疗第25副（图20-13）

戴到第25副，无关节症状，上颌前牙无间隙，舌倾，深覆𬌗，下颌稍后退位。
重启，拟增大上颌前牙正转矩。

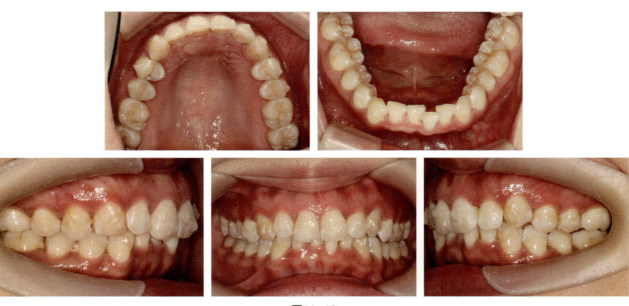

图20-13

治疗后评估

治疗进程

治疗时长	42个月
矫治器更换频率	2周
复诊频率	3~6个月
重启/精调次数	1次
保持时长	无

临床技巧分享

完善正畸前检查；多学科联合矫治；首先关节科戴用𬌗垫后，下颌颌位发生变化，前牙干扰，后牙开𬌗，髁突吸收停止，关节相对稳定；在新的稳定的颌位建𬌗，上颌先戴用矫治器，上颌前牙唇倾排齐之后，下颌再开始戴用矫治器，减少上颌前牙的干扰可能；利用下颌后牙区微种植体支抗，配合II类牵引，远移上下颌后牙，解除牙列拥挤，加强前牙支抗，控制前牙转矩；通过设计上颌后牙伸长和下颌前牙压低，实现𬌗平面逆旋。

治疗后照片（图20-14）

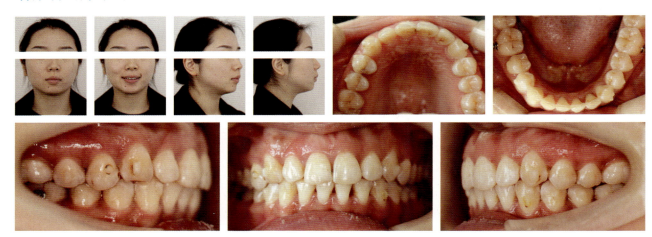

图20-14

治疗前后牙列对比（图20-15和图20-16）

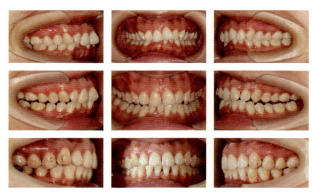

图20-15

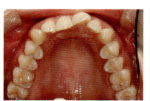
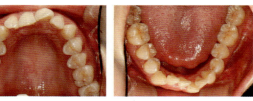

治疗前

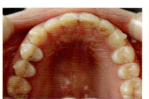
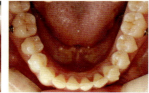

治疗后

图20-16

治疗前后侧貌对比（图20-17）

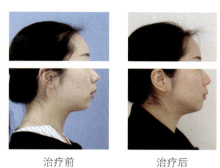

治疗前　　　　治疗后

图20-17

治疗后影像学检查与分析

治疗后X线片（图20-18和图20-19）

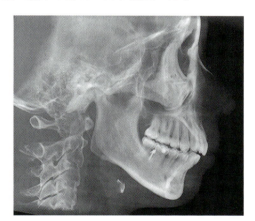

图20-18

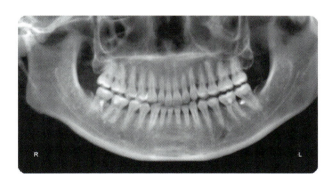

图20-19

治疗后头影测量描记图（图20-20）

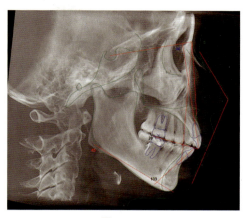

图20-20

治疗后头影测量分析

测量项目	治疗前	治疗后	标准值
SNA(°)	84.0	83.0	82.0±3.5
SNB(°)	75.0	75.4	79.0±3.0
ANB(°)	9.0	7.6	3.0±2.0
Wits(mm)	2.3	0.5	−4.5±3
MP-SN(°)	41.8	41.8	26.0
S-Go/N-Me(%)	60.2	60.6	65.0
U1-SN(°)	91.0	96.4	102.0±5.0
L1-MP(°)	91.5	101.6	95.0±7.0
U1-L1(°)	135.7	121.3	124.0
UL-EP(mm)	1.9	−0.4	1.0
LL-EP(mm)	3.0	2.5	2.0

头影重叠（图20-21）

　　治疗前：黑色

　　治疗后：红色

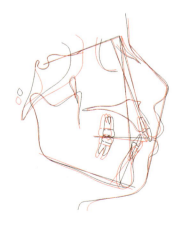

图20-21

治疗后关节CBCT（图20-22）

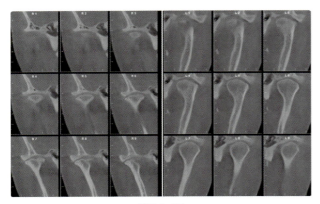

图20-22

治疗后前牙CBCT（图20-23）

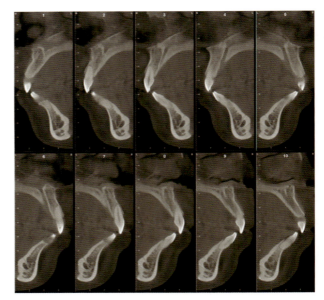

图20-23

总结

1. 完善的正畸前检查有利于正畸医生及时发现潜在的问题。

2. 关节病的患者，直接正畸治疗可能存在风险，多学科的联合矫治更加有利于正畸的治疗。

3. 隐形矫治在关节病的正畸治疗中存在一定的优势。

21 青少年非拔牙矫治安氏 Ⅱ 类 1分类病例报告

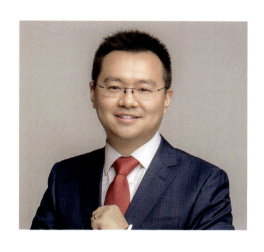

刘洋

北京大学口腔医学、口腔正畸学双博士

重庆医科大学附属口腔医院

中华口腔医学会口腔正畸专业委员会会员

世界正畸医师联盟（WFO）会员

英国爱丁堡皇家外科学院口腔正畸专科院士

美国牙医协会（ADA）会员

治疗前评估

患者基本资料

女，17岁；主诉：牙不齐，嘴突，笑起来不好看；家族史、既往史无特殊。

治疗前照片（图21-1）

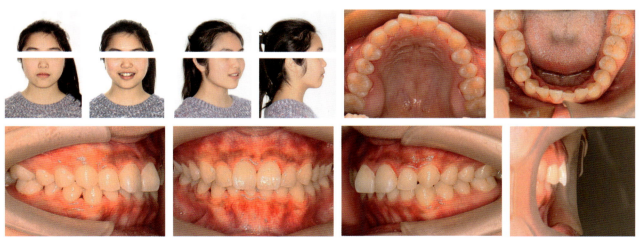

图21-1

治疗前影像学检查与分析

治疗前X线片（图21-2和图21-3）

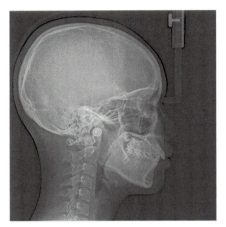

图21-2

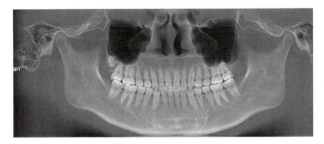

图21-3

治疗前前牙CBCT（图21-4）

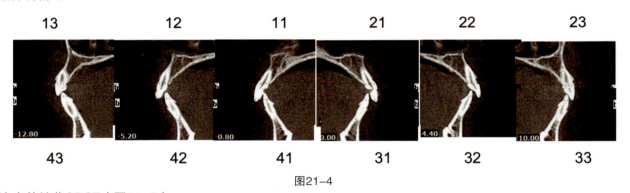

图21-4

治疗前关节CBCT（图21-5）

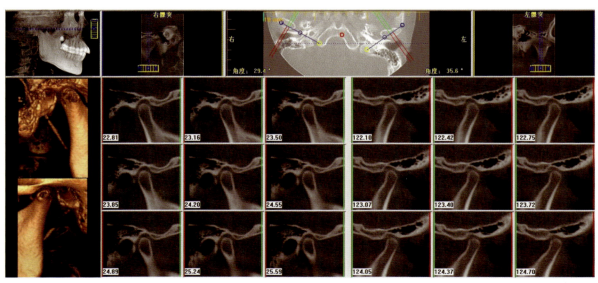

图21-5

治疗前气道测量（图21-6）

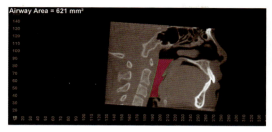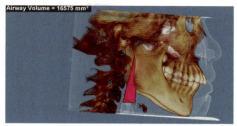

图21-6

治疗前模型分析（图21-7）

尖牙、磨牙：远中；深覆盖：4.5mm；深覆殆：4mm；上颌牙列拥挤：2mm；下颌牙列拥挤：1mm；下颌中线左偏0.5mm；Spee曲线深1mm；Bolton比：前牙77.7（78.8±1.72），全牙：90.5（91.5±1.51）。

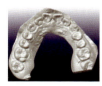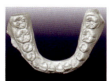
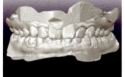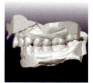

图21-7

治疗前头影测量分析

测量项目	治疗前	标准值
SNA(°)	85.6	82.8±4.0
SNB(°)	83.1	80.1±3.9
ANB(°)	2.5	2.7±2.0
MP-FH(°)	29.8	29.1±4.8
MP-SN(°)	27.8	32.8±4.2
Y轴角(SGn-FH)(°)	62.6	65.8±3.1
Go角(°)	120.6	120.0~130.0
S-Go/N-Me(%)	72.9	62.0~64.0
U1-L1(°)	127.4	125.4±7.9
U1-SN(°)	115.1	102.8±5.5
U1-NA(mm)	9.2	4.0
U1-NA(°)	27.5	23.6±4.6
L1-MP(°)	91.6	95.0±7.0
L1-NB(°)	27.5	30.8±4.9
L1-NB(mm)	5.8	7.0
FMA(°)	27.0	—
IMPA(°)	91.6	—
FMIA(°)	60.6	—

诊断

安氏II类1分类；骨性I类。

问题列表

安氏II类1分类；深覆盖II度；深覆殆II度；上下颌牙列拥挤轻度；Spee曲线深1mm；中线不齐；牙体：27远中龋坏；牙周：牙龈炎。

治疗目标/治疗计划等

治疗目标

排齐整平上下颌牙列，解除拥挤；改善深覆殆、深覆盖；达到尖牙、磨牙中性关系；协调牙弓宽度，保持；27牙体治疗，牙周维护。

治疗计划

正畸治疗计划1：暂不拔牙；推磨牙向后，酌情考虑拔除18。

正畸治疗计划2：减数4颗前磨牙；改善面型。

患者选择治疗计划1。

牙齿前后移动对比（图21-8）

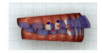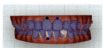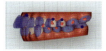

图21-8

拓展材料

如需浏览该病例的ClinCheck动画方案、牙齿移动量（图21-9）和牙齿移动分步（图21-10），可扫描二维码获取。

治疗过程

治疗过程回顾（图21-11和图21-12）

患者总矫治器46+8副，每2~3个月复诊1次。经过12个月的隐适美矫治系统的治疗，拥挤纠正，尖牙、磨牙关系中性，中线对齐，覆𬌗覆盖正常。

治疗目标达到，进入保持阶段。与治疗前相比，可以看到，治疗前的双侧尖牙、磨牙远中关系已经改成了标准中性。

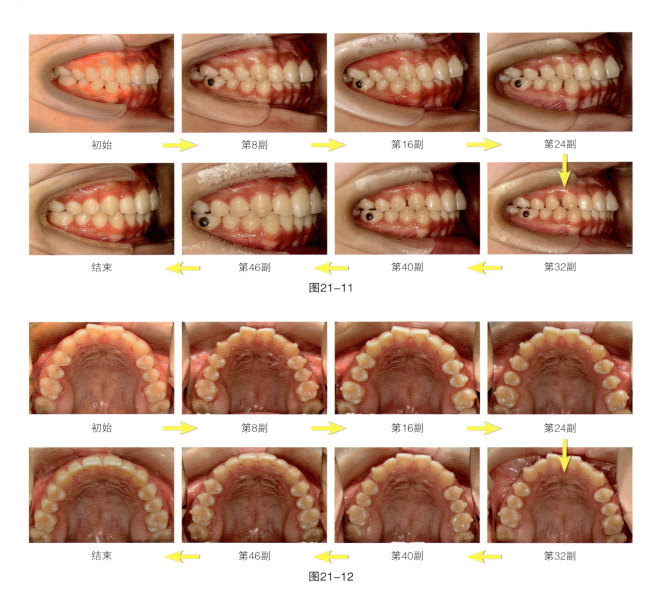

图21-11

图21-12

治疗10个月（40副矫治器）（图21-13和图21-14）

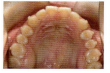
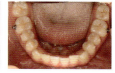

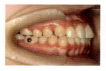
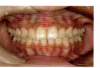

| 上颌牙弓殆向 | 下颌牙弓殆向 | 覆盖/其他 | 右侧图 | 正面图 | 左侧图 |

图21-13　　　　　　　　　　　　图21-14

追加矫治器（14个月）（图21-15）

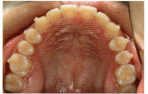
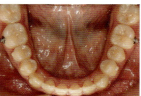
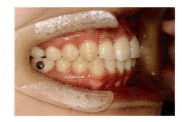
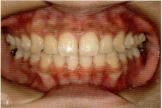
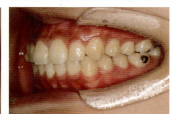
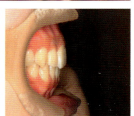

图21-15

治疗后评估

治疗进程

治疗时长	12个月
矫治器更换频率	7天
复诊频率	2个月
重启/精调次数	1次
保持时长	12个月

治疗前后对比（图21-16～图21-19）

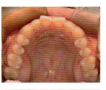
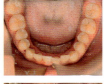
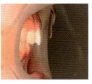
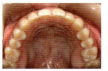
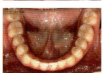

| 上颌牙弓殆向 | 下颌牙弓殆向 | 覆盖/其他 |

图21-16

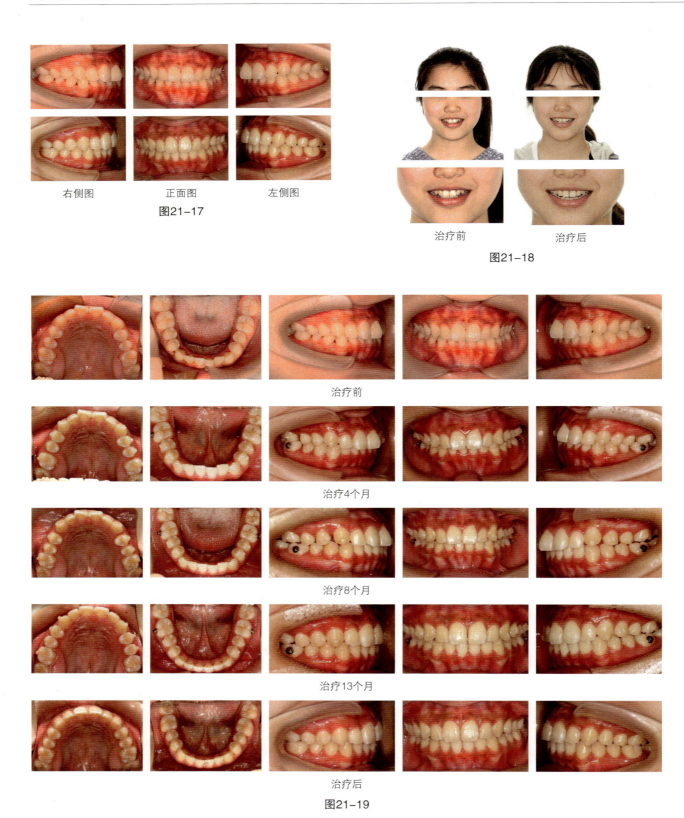

右侧图　　　　　正面图　　　　　左侧图

图21-17

治疗前　　　　　治疗后

图21-18

治疗前

治疗4个月

治疗8个月

治疗13个月

治疗后

图21-19

12个月后复查（图21-20）

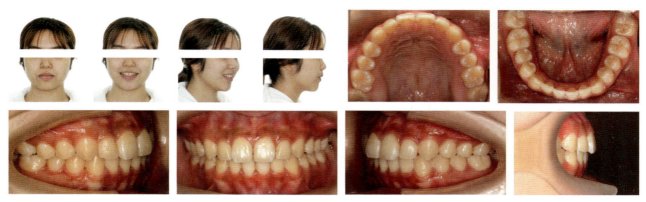

图21-20

12个月后模型复查（图21-21）

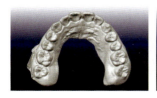 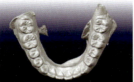 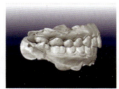 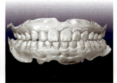 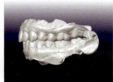

图21-21

治疗后影像学检查与分析

治疗后X线片（图21-22和图21-23）

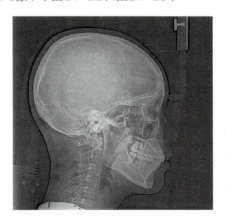

图21-22

治疗后全景片显示根平行度良好，未见明显的关节和牙周改变。

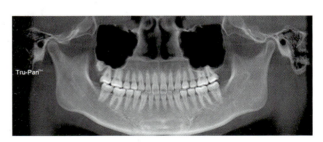

图21-23

治疗后头影测量描记图（图21-24）

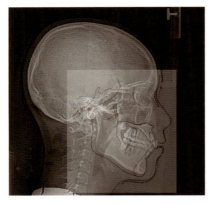

图21-24

治疗后头影测量分析

测量项目	治疗前	治疗后	标准值
SNA(°)	85.6	85.3	82.8±4.0
SNB(°)	83.1	83.5	80.1±3.9
ANB(°)	2.5	2.1	2.7±2.0
MP-FH(°)	29.8	27.5	29.1±4.8
MP-SN(°)	27.8	28.8	32.8±4.2
Y轴角(SGn-FH)(°)	62.6	65.4	65.8±3.1
Go角(°)	120.6	121.7	120.0~130.0
S-Go/N-Me(%)	72.9	71.8	62.0~64.0
U1-L1(°)	127.4	132.6	125.4±7.9
U1-SN(°)	115.1	107.8	102.8±5.5
U1-NA(mm)	9.2	5.1	4.0
U1-NA(°)	27.5	20.5	23.6±4.6
L1-MP(°)	91.6	96.8	95.0±7.0
L1-NB(°)	27.5	30.1	30.8±4.9
L1-NB(mm)	5.8	6.0	7.0
FMA(°)	27.0	27.5	—
IMPA(°)	91.6	96.8	—
FMIA(°)	60.6	55.6	—

治疗后前牙CBCT（图21-25）

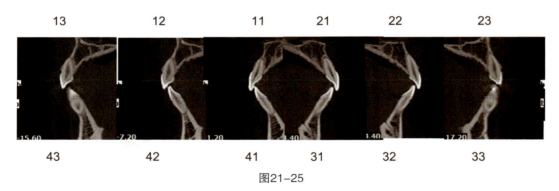

图21-25

治疗后关节CBCT（图21-26）

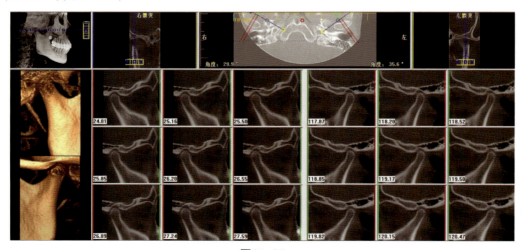

图21-26

治疗前后气道测量对比（图21-27）

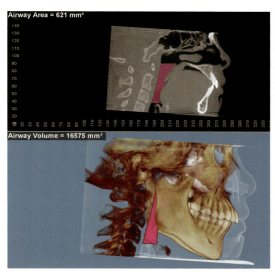
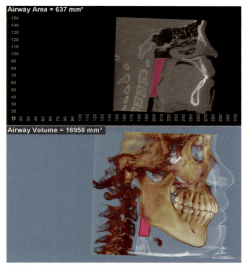

治疗前　　　　　　　　　治疗后

图21-27

治疗后模型分析（图21-28）

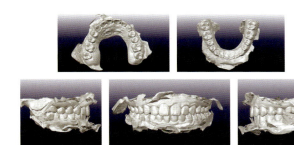

图21-28

头影重叠（图21-29）

治疗前：黑色
治疗后：红色

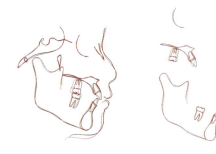

图21-29

总结

矫治体会

　　总矫治器为46+8副，包括一次精调的8副。其中上颌46副为主动矫治，下颌40~46副为过矫治。

上颌设计推磨牙向后2~3mm以及扩弓，获得间隙解除拥挤并稍内收上颌前牙。下颌设计扩弓解除拥挤；配合13/46、23/36的II类牵引对抗磨牙远移的力量。

支抗设计：考虑到推磨牙的量只有2~3mm，故II类牵引对抗磨牙远移的力量。

13、23、27矩形附件，16、14、23、24、25、33、34、35、43、44、45均为优化附件。

这是一个年轻女性患者，拥挤度和突度都不大，因此采用非拔牙推磨牙向远中的治疗措施。事实证明，这个治疗策略是非常有效的，仅用了12个月的时间，就完成了隐适美矫治系统的主动矫治，进入保持阶段。

隐形矫治推磨牙向后

使用隐形矫治器整体远中移动磨牙能达到80%，可是牙根越长大整体移动越困难；Simon实验磨牙远中移动发现有附件的患者比没有附件运动效率更高；推磨牙向远中时在后牙区用垂直矩形附件可以防止牙齿倾斜；内收前牙时也可以加后牙支抗，前牙更容易完成整体移动；安氏II类错𬌗特别是成年可以使用种植钉支抗和增加骨支抗装置让效果更佳。

参考文献

[1]Grünheid T, Galas S, Hamdan H, et al. Effect clear aligner therapy on the bucolingual inclination of mandibular canines and the intercanine distance[J]. Angle Orthod, 2016, 86(1):10–16.

[2]Simon M, Keilig L, Schwarze J, et al. Forces and moments generated by removable thermoplastic aligners:incisor torque, premolar derotation, and molar distalization[J]. Am J Orthod Dentofacial Orthop, 2014, 145(6):728–736.

[3]Needham R, Waring DT, Malik OH. Invisalign treatment of Class III malocclusion with lower incisor extraction[J]. J Clin Orthod, 2015, 49(7):429–441.

[4]Garino F, Castroflorio T, Daher S, et al. Effectiveness of composite attachments in controlling upper molar movement with aligners[J]. J Clin Orthod, 2016, 50(6):341–347.

[5]Bowman SJ, Celenza F, Sparaga J, et al. Creative adjuncts for clear aligners part 1:Class II treatment[J]. J Clin Orthod, 2015, 49(2):83–94.

22 磨牙远中移动治疗安氏Ⅱ类伴Ⅱ度拥挤病例

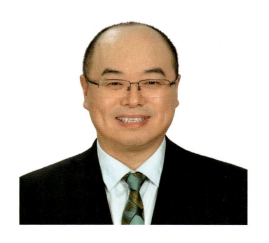

朱宪春

主任医师，硕士生导师

吉林大学口腔医院正畸科主任

中华口腔医学会口腔正畸专业委员会委员

中华口腔医学会会员

吉林省口腔医学会口腔正畸专业委员会副主任委员

治疗前评估

患者基本资料

女，12岁；主诉：牙不齐；病史：否认系统性疾病史、正畸治疗史；患者主诉牙不齐，检查见口内安氏Ⅱ类1分类，中度拥挤；经过头影测量、模型分析及与患者沟通后，制订矫治方案：采取非拔牙矫治，通过上颌推磨牙向后、少量扩弓，下颌前牙唇展并邻面去釉解除拥挤，压低下颌前牙整平Spee曲线，Ⅱ类牵引改善颌间Ⅱ类关系并增强上颌支抗。

此为外地患者，要求复诊次数少、美观，即行隐形矫治。

治疗前照片（图22-1）

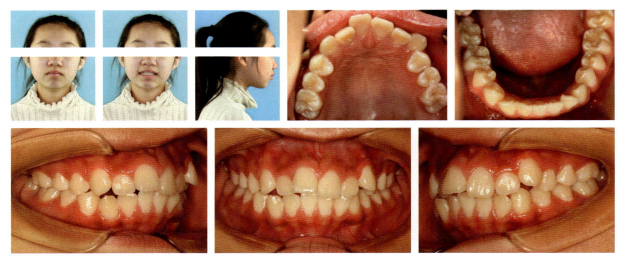

图22-1

治疗前影像学检查与分析

治疗前X线片（图22-2和图22-3）

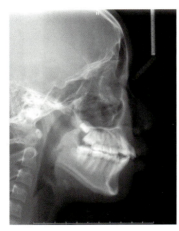

图22-2

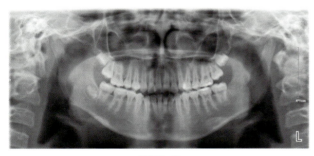

图22-3

治疗前头影测量分析

测量项目	治疗前	标准值
SNA(°)	88.0	82.0±3.5
SNB(°)	84.2	79.0±3.0
ANB(°)	3.8	3.0±2.0
Wits(mm)	−1.2	−4.5±3.0
U1-SN(°)	121.9	102.0±5.0
L1-MP(°)	100.1	95.0±7.0
FMA(°)	36.8	26.0

诊断

牙性：安氏II类，毛氏I类1分类+II类2分类+V类；骨性：I类；非正畸诊断：45深龋。

问题列表

拥挤度/间隙：上颌II度，下颌I度；覆盖：II度；覆𬌗：正常；中线：上颌中线左偏1mm，下颌左偏1.5mm；咬合关系（尖牙、磨牙）：双侧尖牙远中关系，双侧磨牙远中关系；其他口内情况：11、23颊向，12舌向，43、32外翻，42内翻，44扭转；软组织侧貌：凸面型，鼻唇角小。

治疗目标/治疗计划等

治疗目标

排齐整平上下颌牙列，解除拥挤，建立尖牙、磨牙中性关系，建立正常覆𬌗覆盖关系，改善侧貌。

治疗计划

1. 通过拔除18、28、38、48建立如下终末状态：

上颌中线：上颌中线向右调整1mm，下颌中线向右调整与上颌中线对齐；左侧：治疗结束需要达到I类尖牙关系及I类磨牙关系；右侧：治疗结束需要达到I类尖牙关系及I类磨牙关系；覆𬌗：1.0mm，覆盖：2.0mm。

2. 上颌所需间隙来源：上颌主要通过推磨牙向后、少量扩弓，解除拥挤。

下颌所需间隙来源：下颌前牙唇展并邻面去釉。

3. 压低下颌前牙整平Spee曲线。

4. II类牵引改善颌间II类关系同时增强支抗。

5. 转牙体牙髓科治疗45龋齿。

牙齿前后移动对比（图22-4）

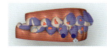

图22-4

拓展材料

如需浏览该病例的ClinCheck动画方案、牙齿移动量（图22-5）和牙齿移动分步（图22-6），可扫描二维码获取。

治疗过程

复诊监控

第6副（2017年7月22日）（图22-7）

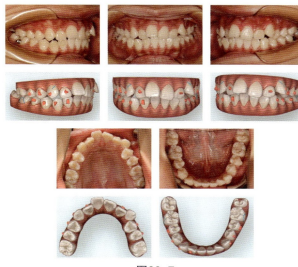

图22-7

第38副（2018年8月9日）（图22-9）

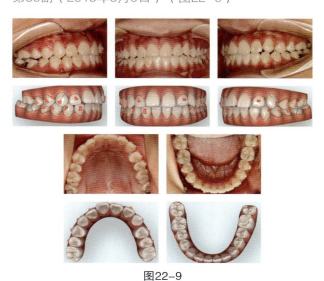

图22-9

第20副（2018年1月12日）（图22-8）

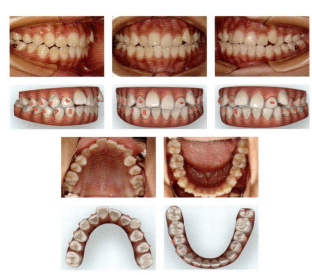

图22-8

第46副（2018年11月2日）（图22-10）

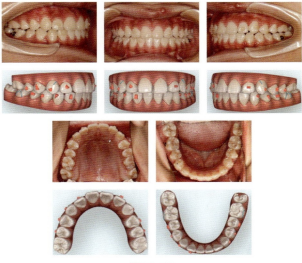

图22-10

2018年12月29日精调

戴完46+3副过矫治矫治器后，做如下精调：11、32外翻；33、43内翻。

调整42根向远中10°。调整33、43根向近中10°。调整23牙根向近中15°。

上颌中线向左调整0.5mm，下颌中线与上颌中线对齐。

左侧设计23和36 II类牵引，辅助调整中线。

治疗后评估

治疗进程

治疗时长	24个月
矫治器更换频率	7～10天
复诊频率	3～6个月
重启/精调次数	1次
保持时长	已10个月

临床技巧分享

患者左侧磨牙远移量较大，为3.2mm，需配合II类牵引辅助磨牙远移。

下颌前牙邻面去釉后，医嘱患者认真刷牙，注意口腔卫生预防龋坏，可配合使用护牙素。

医嘱患者每次戴矫治器后严格使用咬胶，发现牙与矫治器有轻微不贴合处即放缓更换矫治器速度，待贴合后再往下更换。

唇舌肌训练，克服不良口腔习惯。

治疗后照片（图22-11）

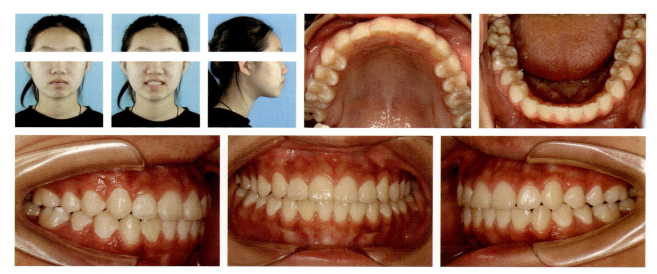

图22-11

治疗后影像学检查与分析

治疗后X线片（图22-12和图22-13）

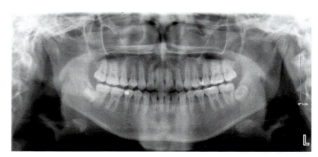

图22-13

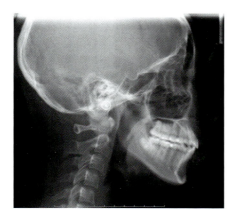

图22-12

治疗后头影测量分析

测量项目	治疗前	治疗后	标准值
SNA(°)	88.0	87.4	82.0±3.5
SNB(°)	84.2	84.5	79.0±3.0
ANB(°)	3.8	2.9	3.0±2.0
Wits(mm)	−1.2	−1.1	−4.5±3.0
U1−SN(°)	121.9	113.4	102.0±5.0
L1−MP(°)	100.1	91.0	95.0±7.0
FMA(°)	36.8	36.1	26.0

总结

临床指导意义

本病例为青少年非拔牙矫治的推磨牙方案，对于同类拔牙边缘性病例：半个牙尖的矢状向不调（＜2~4mm）的青少年，可拔除4颗智齿留出磨牙远移的空间，通过磨牙序列化远中移动提供间隙，设计磨牙远移要精准判断远移的界限且是在牙槽骨内移动。

这类病例应密切关注后牙支抗问题，为避免推磨牙将前牙唇展出去的副作用，设计分步移动、颌间牵引或植入种植支抗。

同时前牙内收时要注意转矩控制，添加适当的过矫治，以抵抗前牙内收过程中的转矩丢失及"钟摆"效应，保证牙齿移动的安全性和有效性。可设计Power Ridge帮助控根。

结论

本病例通过磨牙序列远中移动提供间隙，分步依次移动后牙，很好地解决了患者的主诉牙齿拥挤不齐的问题，改善了牙齿咬合与侧貌。由于本病例设计了颌间牵引强支抗，后期增加了同时移动牙齿的数量以缩短治疗周期。

与患者交流方案时告知，推磨牙早期前牙区看不到变化，但后牙会开始塞牙，注意使用牙线、冲牙器保持口腔卫生。为避免正畸后复发，坚持戴用保持器。在患者良好的依从性下病例取得了较好的效果。

参考文献

[1]刘盼盼, 郭泾. 无托槽隐形矫治技术在拔牙临界病例非拔牙治疗中的应用研究进展[J]. 口腔医学, 2015, 35(05):402-404.
[2]田杰. 口腔正畸现代无托槽隐形矫治技术[M]. 3版. 北京:人民卫生出版社, 2014.

23 青少年单侧磨牙锁𬌗伴拥挤病例

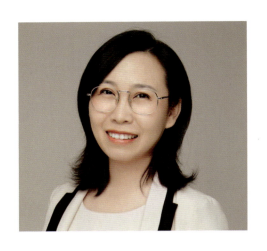

侯彦

副主任医师，副教授

河北医科大学口腔医院口腔正畸科

中华口腔医学会会员

中华口腔医学会口腔正畸专业委员会会员

河北省口腔医学会口腔正畸专业委员会常务委员

世界正畸医师联盟（WFO）会员

治疗前评估

患者基本资料

女，13岁；主诉：牙齿不齐；病史：自替牙以来发现牙齿不齐，来我院就诊；临床检查：恒牙列，牙列Ⅱ度拥挤，上颌中线正，下颌中线左偏2mm，覆𬌗Ⅱ度，覆盖2mm，双侧磨牙远中尖对尖，右侧磨牙锁𬌗，全口氟斑牙；正面观：左右两侧面部不对称；侧面观：下颌后缩。

治疗前照片（图23-1）

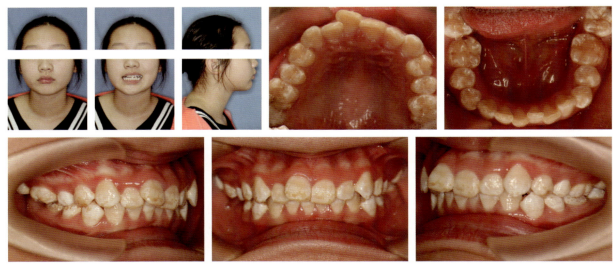

图23-1

治疗前影像学检查与分析

治疗前X线片（图23-2和图23-3）

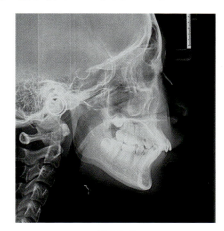

图23-2

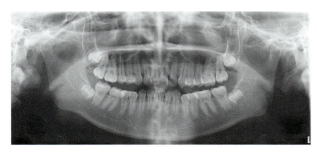

图23-3

治疗前头影测量描记图（图23-4）

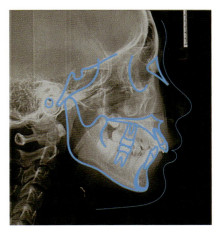

图23-4

治疗前头影测量分析

测量项目	治疗前	标准值	标准差
SNA(°)	77.8	82.8	4.0
SNB(°)	72.9	80.1	3.9
ANB(°)	4.9	2.7	2.0
U1-SN(°)	110.9	105.7	6.3
L1-MP(°)	97.8	92.6	7.0
MP-SN(°)	41.0	32.5	5.2
MP-FH(°)	36.2	31.1	5.6
Y轴角(°)	65.9	66.3	7.1
鼻唇角(°)	98.6	97.4	10.0

诊断

牙性：安氏II类；毛氏II类2分类+III类1分类+I类1分类+IV类1分类；骨性：II类。

拥挤度：II度；覆盖：2mm；覆𬌗：II度；中线：下颌中线左偏2mm。

问题列表

侧貌：下颌后缩，颏肌略紧张；牙列：上下颌牙列II度拥挤，氟斑牙；矢状向：骨性II类；两侧磨牙远中尖对尖；水平向：下颌磨牙区牙弓狭窄；垂直向：偏高角，深覆𬌗；关节：两侧髁突高度不对称；牙周：上颌前牙区颊侧骨质薄；气道：气道未见明显狭窄。

治疗目标/治疗计划等

治疗计划

中线以21近中边缘嵴初始位置为准，上颌前牙结合邻面去釉排齐；解除16、26、46、47锁𬌗，设计交互牵引；上颌推磨牙向远中建立磨牙中性关系，配合II类牵引，13设计Power Arm；保持上颌中线，上下颌中线对齐；分步压低下颌3-3，整平Spee曲线，以41的唇倾度排齐下颌牙齿；覆𬌗0.5mm，覆盖2mm。

牙齿前后移动对比（图23-5）

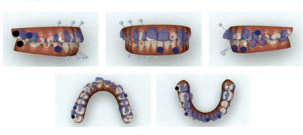

图23-5

拓展材料

如需浏览该病例的ClinCheck动画方案、牙齿移动量（图23-6）和牙齿移动分步（图23-7），可扫描二维码获取。

治疗后评估

治疗进程

治疗时长	（54+17）个月
矫治器更换频率	7天
复诊频率	2个月
重启/精调次数	1次
保持时长	6个月

临床技巧分享（图23-8）

患者需要打开咬合后，实现后牙直立解除锁𬌗，除了矫治器本身可以实现咬合分离外，还利用了诱导II类颌前徙造成的后牙垂直向空间作为打开咬合的辅助，这里使用了持续的II类牵引，13设计Power Arm主要是由于希望牵引过程中，在为磨牙远移提供支抗的前提下，保持13的轴倾和转矩，不希望长时间的牵引造成13牙根从颊侧开窗；后牙的交互牵引则是辅助磨牙直立。

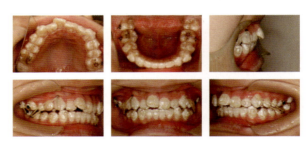

图23-8

治疗后照片（图23-9）

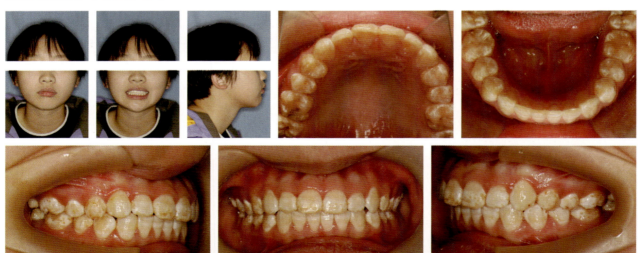

图23-9

治疗后影像学检查与分析

治疗后X线片（图23-10和图23-11）

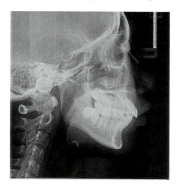

图23-10

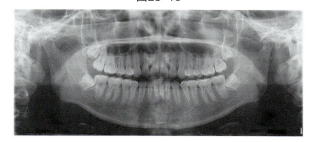

图23-11

治疗后头影测量描记图（图23-12）

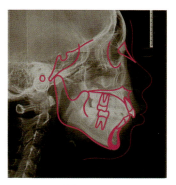

图23-12

治疗后头影测量分析

测量项目	治疗前	治疗后	标准值	标准差
SNA(°)	77.8	78.0	82.8	4.0
SNB(°)	72.9	73.6	80.1	3.9
ANB(°)	4.9	4.4	2.7	2.0
U1-SN(°)	110.9	103.0	105.7	6.3
L1-MP(°)	97.8	99.7	92.6	7.0
MP-SN(°)	41.0	43.0	32.5	5.2
MP-FH(°)	36.2	38.1	31.1	5.6
Y轴角(°)	65.9	67.3	66.3	7.1
鼻唇角(°)	98.6	100.0	97.4	10.0

头影重叠（图23-13）

　　治疗前：蓝色

　　治疗后：红色

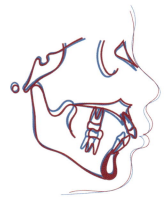

图23-13

总结

　　本病例全口氟斑牙严重，适合隐形矫治，在设计附件时，出于粘接强度的考虑，在保证力学的前提下，尽可能减少附件的数量和体积；锁𬌗的解除需要两个条件，首先打开咬合提供空间，通过矫治器和颌间II类牵引实现；其次是提供力量，应用矫治器的膜片包裹以及舌侧附件固位配合交互牵引实现；磨牙远移配合邻面去釉来解决拥挤，其中使用Power Arm的II类牵引对转矩保护良好，还能预防持续牵引造成的13轴倾失控。

24 下颌后缩伴牙弓不对称的青少年病例解析一例

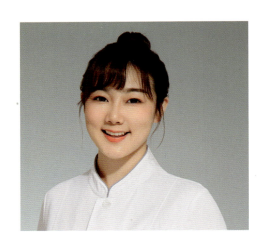

刘倩

口腔正畸学博士，副主任医师，副教授

空军军医大学口腔医院口腔正畸科

英国爱丁堡皇家外科学院口腔正畸专科院士

中国Tweed中心教官

治疗前评估

患者基本资料

男，12岁；主诉：牙齿不齐，门牙前突，扭转；否认其他病史及过敏史。

治疗前照片（图24-1和图24-2）

正面观：面部比例基本对称，眼周红肿，考虑有口呼吸习惯。颏唇沟较深，下颌后缩趋势；11扭转外翻，笑弧较平。

侧面观：偏凸面型，均角；颏唇沟深，鼻唇角尚可；下颌稍后缩；E线与鼻下铅垂线提示：下颌颏部发育良好，唇突；鼻下铅垂线提示：前牙唇倾。

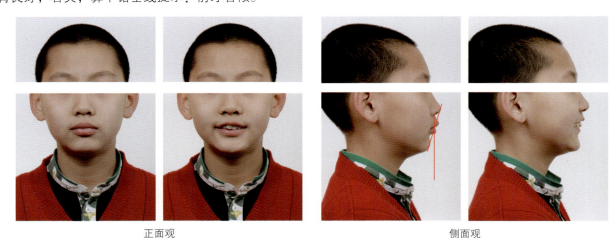

正面观　　　　　　　　　　　　　　　　侧面观

图24-1

恒牙列，双侧尖牙、磨牙均为II类关系；上下颌牙弓卵圆形，中度拥挤，深覆𬌗、深覆盖。17、25跨𬌗。牙面有大量软垢，口腔卫生较差。11牙龈形态欠佳，全口中厚牙龈生物型。

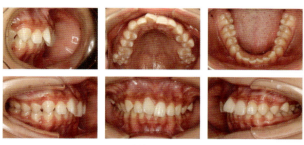

图24-2

治疗前影像学检查与分析

治疗前全景片（图24-3）

上颌窦：上颌窦底位置较低；智齿：4颗智齿均在；牙齿：下颌前牙扇形展开，Spee曲线深；牙槽骨：高度基本正常；TMJ：形态基本正常。

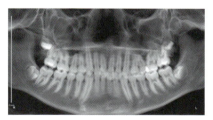

图24-3

治疗前关节CBCT（图24-4和图24-5）

TMJ矢状面：形态基本正常；皮质骨表面连续；位置基本正常。

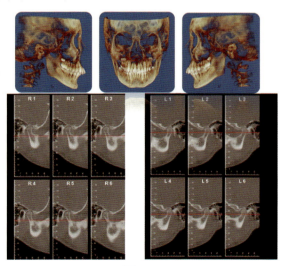

图24-4

TMJ冠状面：形态基本正常；上间隙稍窄。

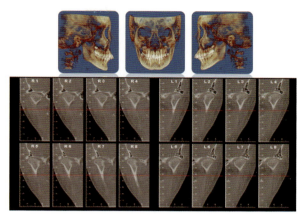

图24-5

治疗前前牙CBCT（图24-6）

上下颌前牙牙根面皮质骨较薄，提示：易有骨开窗风险。颏部发育良好。

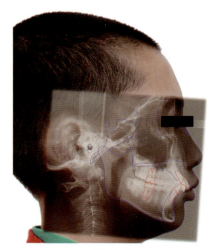

图24-6

治疗前头影测量描记图（图24-7）

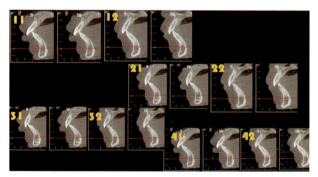

图24-7

治疗前头影测量分析

骨性问题：骨性II类，下颌骨形态发育较好，但是位置后缩，ANB=6.1°，Wits 4.4mm。

牙性问题：上颌前牙唇倾前突，下颌前牙唇倾角度偏大。

测量项目	治疗前	标准值
SNA(°)	80.6	82.8±4.0
SNB(°)	74.5	80.1±3.9
ANB(°)	6.1	2.7±2.0
SND(°)	72.8	77.3±3.8
U1–NA(mm)	7.3	5.1±1.4
U1–NA(°)	30.2	22.8±5.7
L1–NB(mm)	7.5	6.7±2.1
L1–NB(°)	35.1	30.3±5.8
Po–NB(mm)	2.2	1.0±1.5
U1–L1(°)	112.5	124.2±8.2
OP–SN(°)	19.2	16.1±5.0
GoGn–SN(°)	34.1	32.5±5.2
FMA(°)	28.8	31.3±5.0
IMPA(°)	98.8	93.9±6.2
FMIA(°)	52.4	54.9±6.1
Y轴角(°)	70.2	63.5±3.2
Wits(mm)	4.4	0.0±2.0

治疗前模型分析（图24-8～图24-10）

矢状向：双侧尖牙远中关系；右侧磨牙远中关系，左侧磨牙I类关系；11唇倾明显，17、25跨𬌗。

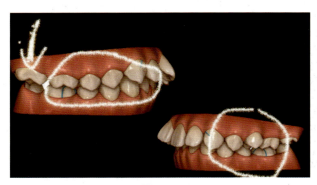

图24-8

水平向：上颌中线向面中线左侧偏斜3mm；4颗第二磨牙正在萌出当中；前牙Bolton比基本正常。

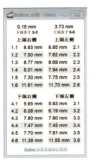
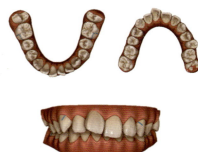

图24-9

垂直向：下颌中线与面中线相比也偏左；下颌前牙伸长；前牙深覆𬌗。

前牙美学：上颌前牙垂直向只需要少量压低。

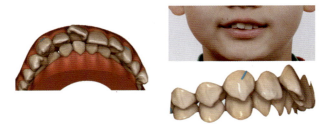

图24-10

治疗前颈椎骨龄分析（图24-11）

患者处于CVM3，生长发育高峰前期。

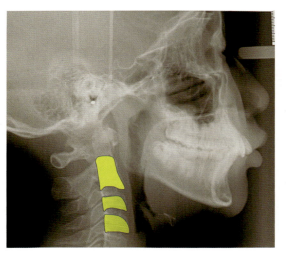

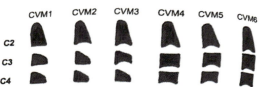

图24-11

诊断

安氏Ⅱ类，骨性Ⅱ类（下颌后缩）；上下颌牙列拥挤；前牙深覆𬌗、深覆盖；跨𬌗；牙龈炎；中线不齐；生长发育高峰前期。

问题列表

下颌后缩：覆盖7mm；牙列拥挤：右侧磨牙完全远中关系；不对称：右侧拥挤及Ⅱ类关系重于左侧，调整上颌中线；跨𬌗：17、25与对颌牙呈跨𬌗。

治疗目标/治疗计划等

治疗计划

利用患者生长发育高峰期导下颌向前，利用隐适美矫治器推磨牙优势，采用Ⅱ类牵引+推磨牙同时进行；水平向不对称通过分步远移控制支抗，解除拥挤的同时调整中线；在分步远移过程中为跨𬌗牙提供间隙，利用矫治器厚度打开咬合。

第一阶段ClinCheck方案要点解析：上颌57步，下颌47步。

矢状向：上颌右侧磨牙远移3mm左右，Ⅱ类牵引增强上颌支抗，右侧咬合跳跃0.5mm左右，下颌

牙弓向左侧旋转；垂直向：后牙高度基本维持，上颌前牙压低1.5mm左右，下颌前牙压低3mm左右；水平向：上颌磨牙添加冠舌向转矩，下颌37、47缩弓，中线咬合跳跃后进一步调整中线。

附件设计（图24-12）：

磨牙远移：固位附件，水平矩形；前牙正轴：优化附件；下颌前磨牙：矩形水平附件，利于压低下颌前牙；13、23：垂直矩形附件，利于控制牙轴和前牙固位；Ⅱ类牵引：采用13、23牵引钩，36、46近中舌侧扣，远中固位水平矩形附件。

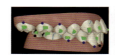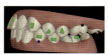

图24-12

拓展材料

如需浏览该病例的ClinCheck动画方案、牙齿移动量（图24-13）和牙齿移动分步（图24-14），可扫描二维码获取。

治疗过程

第一阶段

7天1步，佩戴15步阶段照片（图24-15～图24-17）

右侧：3/16橡皮圈（3M），每天15小时；左侧：1/4橡皮圈（3M），每天15小时。

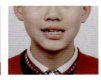

图24-15

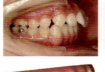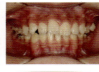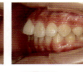
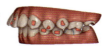

图24-16

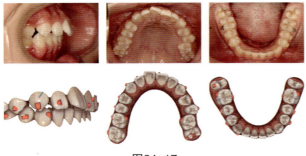

图24-17

7天1步，佩戴43步阶段照片（图24-18和图24-19）

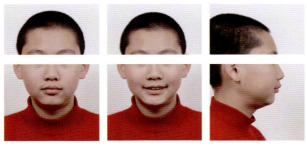

图24-18

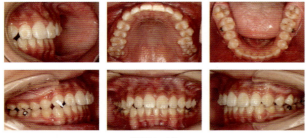

图24-19

第一阶段59步矫治完成（图24-20～图24-22）

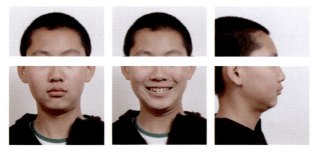

图24-20

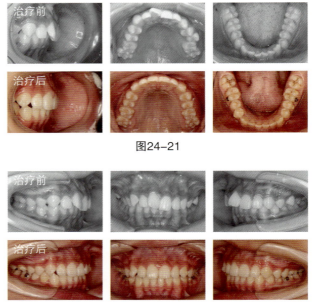

图24-21

图24-22

治疗第一阶段结束后的进展评估（图24-23～图24-26）

上颌前牙段11、21、22的表达稍有不足，21、22颊侧表达不足，11压低不足。

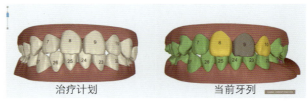

图24-23

后牙宽度表达比较好；17、27的萌出增加，萌出帽的添加很重要；下颌可能由于扫描失误出现问题。

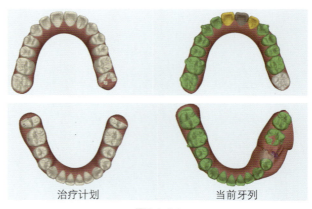

图24-24

矢状向表达很好；15、16、17的远移距离：平均为2.2mm。

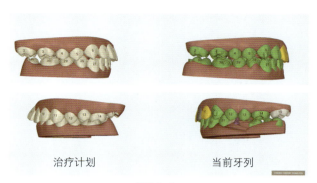

治疗计划　　　　　　当前牙列

图24-25

注意：iTero只能模拟颌内咬合状态；不能监控颌间相对咬合状态。

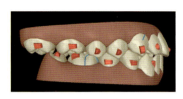

三维设计：咬合跳跃后

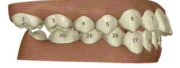

iTero进展：咬合跳跃前

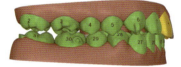

口内实际：咬合跳跃前

图24-26

第二阶段：精调

上下颌各10步。

第二阶段ClinCheck方案要点解析：

矢状向：下颌II类牵引维持，右侧咬合跳跃0.5mm左右，下颌牙弓向左侧旋转。垂直向：后牙伸长1mm左右；前牙垂直向：上颌前牙维持（保持目前笑弧），下颌前牙压低，继续打开咬合。水平向：上颌磨牙添加冠舌向转矩，下颌37、47缩弓，中线咬合跳跃后进一步调整中线。

附件设计（图24-27）：

后牙伸长：需要水平矩形附件或较大的优化附件；II类牵引：采用13、23牵引钩，36、46近中舌侧扣。

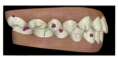 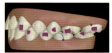

图24-27

拓展材料

如需浏览牙齿移动量（图24-28）和牙齿移动分步（图24-29），可扫描二维码（见P141）获取。

第二阶段矫治完成（图24-30～图24-32）

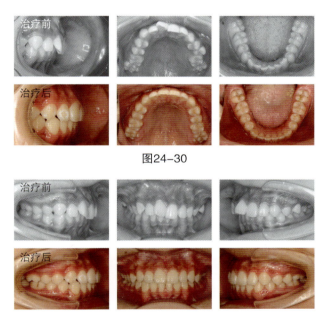

图24-30

图24-31

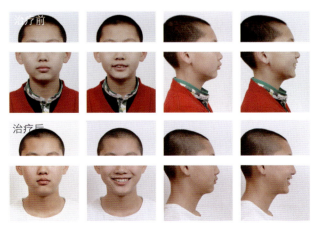

图24-32

治疗后评估

治疗进程

治疗时长	67步，18个月
矫治器更换频率	7天
复诊频率	3个月
重启/精调次数	1次
保持时长	12个月

临床技巧分享

　　方案：患者上颌牙列不对称，隐形矫治可极大程度减小右侧拔牙概率，家长为此打动。

　　复诊：外地患者，建议使用隐形矫治，减少复诊。

　　评估：虽然是男孩，但是从家长口中了解平时自律性很强，可以较好地配合治疗。

　　沟通：患者母亲要求较高，后续治疗需要良好沟通。

治疗后照片

保持12个月后口内照片（图24-33和图24-34）

　　矢状向保持良好，尖窝关系稳定利于原来II类咬合关系矫治后保持。

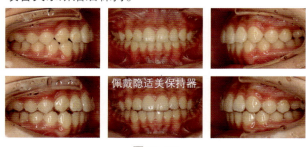

图24-33

　　牙弓对称性良好，磨牙后推保持效果较好。

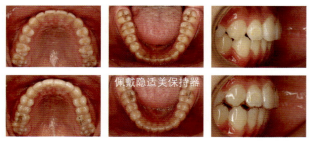

图24-34

保持12个月后口外照片（图24-35）

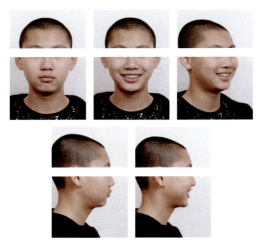

图24-35

治疗后影像学检查与分析

治疗后全景片（图24-36）

　　牙槽骨高度正常；牙根平行度良好；根尖无明显吸收；智齿待观察。

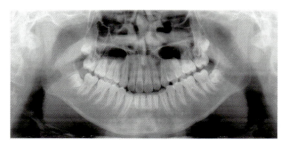

图24-36

治疗后头影测量描记图（图24-37）

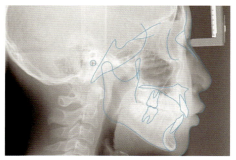

图24-37

治疗后头影测量分析

测量项目	治疗前	治疗后	标准值
SNA(°)	80.6	79.7	82.8±4.0
SNB(°)	74.5	75.7	80.1±3.9
ANB(°)	6.1	4.0	2.7±2.0
SND(°)	72.8	72.4	77.3±3.8
U1-NA(mm)	7.3	3.9	5.1±1.4
U1-NA(°)	30.2	23.6	22.8±5.7
L1-NB(mm)	7.5	7.1	6.7±2.1
L1-NB(°)	35.1	33.2	30.3±5.8
Po-NB(mm)	2.2	2.2	1.0±1.5
U1-L1(°)	112.5	122.7	124.2±8.2
OP-SN(°)	19.2	18.1	16.1±5.0
GoGn-SN(°)	34.1	35.1	32.5±5.2
FMA(°)	28.8	24.2	31.3±5.0
IMPA(°)	98.8	98.1	93.9±6.2
FMIA(°)	52.4	57.8	54.9±6.1
Y轴角(°)	70.2	72.2	63.5±3.2
Wits(mm)	4.4	-1.3	0.0±2.0

头影重叠（图24-38）

　　治疗前：蓝色

　　治疗后：红色

　　蝶鞍重叠：患者发生了颅面部的明显生长；Ricketts 5点重叠：上颌前牙明显内收；下颌前徙。

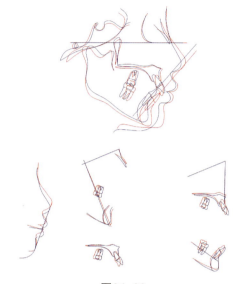

图24-38

总结

病例设计思路

思考一：先导还是先推？顺序问题是关键

　　患者正处于生长高峰前期，要抓住导下颌时机。MA设计固然能达到导下颌目的，但是本病例中考虑患者下颌前导量较小，家长对门牙排齐非常迫切，所以采用边导边排齐的高效方案。

思考二：拔还是推？

　　本病例中，患者右侧完全II类关系，单纯推磨牙解除拥挤及覆盖，需要磨牙远移5mm左右。但是，此患者需要下颌前导来抵消一部分的上颌远移量，所以选择上推+下导后只需要3mm以内的远移量。

思考三：矢状向，上推多少？下导多少？如何分配？

　　根据前牙覆𬌗覆盖的终末位关系，在三维方案上进行精确的矢状向设计。本病例中，下颌前导2mm，右侧磨牙远移3mm左右，调整中线，排齐牙列。

矫治过程经验总结

II类牵引是否稳定？

　　本病例中，患者下颌前导在2mm左右，处在生长发育高峰前期，因势利导，效果稳定。并且本病例中上颌磨牙远移需要下颌作为支抗，一举两得。

牙弓不对称调整，支抗是否需要单独设计？

　　采用分步设计，调整不对称牙弓，是隐形矫治的优势。在本病例中，一侧磨牙远移3mm，一侧前磨牙稍近移（这一侧原为I类咬合），采用其他辅助支抗。

17、25跨殆的处理

跨殆处理的核心是间隙。本病例中，17跨殆未采用交互牵引，先远移再舌移，效果良好；25不要急于排齐，在间隙获得了近远中后再舌移；如果舌移太早，会导致相邻牙齿失去支抗，牙弓向颊侧膨隆。

进展评估经验

II类牵引影响前牙颊倾的表达率，在设计时添加更多冠唇向转矩无牵引影响前牙颊倾的表达率。

设计注意颌间矢状向关系变化的慎重参考。

本病例中对水平向跨殆纠正及矢状向推磨牙移动表达率良好。

综合细节总结经验

本病例中尝试边推边导，隐形矫治前期尽早解决患者主诉问题，有利于医患沟通及患者配合。

纠正跨殆时曾要求患者佩戴矫治器吃饭，但是患者清洁矫治器不佳，矫治过程中出现釉质白斑。青少年患者佩戴隐形矫治器尤其需要注意预防釉质白斑的发生，加强口腔卫生宣教及矫治器清洁。

II类患者的保持，需要观察到患者生长发育高峰结束后2～3年，如有需要应添加夜间II类牵引。

青少年病例，矫治器7天更换一副效果良好（矫治器更换与年龄相关）。

隐形矫治器对不对称牙弓的控制有绝对优势。

对青少年患者，把握生长发育优势导下颌的时机，导下颌向前与上颌推磨牙向远中互为支抗，可同时进行。3mm之内的II类牵引可以有效达到咬合跳跃目的。

II类牵引（上颌牵引钩）影响前牙颊倾的表达率，设计时应添加更多冠唇向转矩。

参考文献

[1]Zheng M, Liu R, Ni Z, et al. Efficiency, effectiveness and treatment stability of clear aligners: A systematic review and meta-analysis[J]. Orthod Craniofac Res, 2017, 20:127－133.

[2]Tepedino M, Paoloni V, Cozza P, et al. Movement of anterior teeth using clear aligners: a three-dimensional,retrospective evaluation[J]. Progress in Orthod, 2018, 19(1):9.

[3]Zachrisson BU, Minster L, Ogaard B, et al. Dental health assessed after interproximal enamel reduction:caries risk in posterior teeth[J]. Am J Orthod Dentofac Orthop, 2011, 139:90-98.

[4]Tynelius GE. ORTHODONTIC RETENTION. Studies of retention capacity, cost-effectiveness and long-term stability[J]. Swed Dent J Suppl, 2014, 9-65.

[5]Papadopoulou AK, Cantele A, Polychronis G, et al. Changes in roughness and mechanical properties of Invisalign((R)) appliances after one- and two-weeks use[J]. Materials (Basel), 2019,12.

25 | Ⅱ类2分类青少年患者的隐适美矫治一例

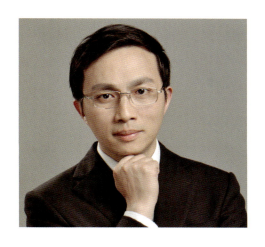

夏大弘

博士

武汉大学口腔医院

中华口腔医学会口腔正畸专业委员会青年委员

欧洲正畸协会（EOS）会员

美国正畸协会（AAO）会员

治疗前评估

患者基本资料

男，12岁；主诉：牙列不齐；病史：牙列不齐，影响美观，要求治疗。

治疗前照片（图25-1）

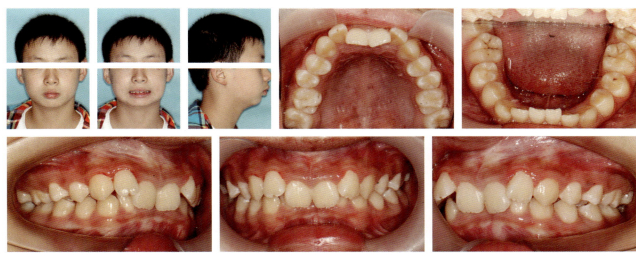

图25-1

治疗前影像学检查与分析

治疗前全景片（图25-2）

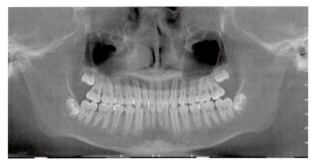

图25-2

治疗前头影测量描记图（图25-3）

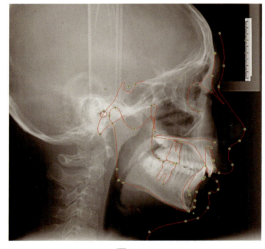

图25-3

治疗前头影测量分析

测量项目	治疗前	标准值
SNA(°)	80.6	82.0±3.5
SNB(°)	74.5	79.0±3.0
ANB(°)	6.1	3.0±2.0
Wits(mm)	0.7	-4.5±3.0
U1-SN(°)	85.9	102.0±5.0
L1-MP(°)	97.4	95.0±7.0
FMA(°)	23.4	26.0

诊断

牙性：安氏II类2分类；骨性：II类。

问题列表

拥挤度/间隙：轻度；覆盖：I度，3.3mm；覆
𬌗：III度，8.4mm；中线齐；咬合关系（尖牙、磨
牙）：尖牙远中关系，磨牙远中关系；其他口内情
况：无特殊；软组织侧貌：下颌后缩貌。

治疗目标/治疗计划等

治疗目标

排齐牙列；打开深覆𬌗，形成正常覆𬌗；引导
下颌向前，达到磨牙、尖牙、切牙I类关系；改善面
型。

治疗计划

患者为II类2分类错𬌗畸形，这类患者如果使用
传统矫治器，最大的困难在于如何打开深覆𬌗，粘
接下颌托槽。一般来说，无法避免要使用平导，这
要求患者良好配合。即便如此，这种III度深覆𬌗，
大大增加了在咬合的过程中，损坏下颌托槽的可能
性，需要额外的急诊。另外，患者从头影测量数据
看，属于真性骨性II类，在上下颌牙列打开后，需
要导下颌向前，使治疗的复杂性大大增加。而隐适
美矫治器，不需要考虑咬合干扰下颌矫治器，可以
排齐整平与导下颌同步进行，复诊时间间隔长，几
乎没有急诊。经过沟通，患者家长欣然接受隐适美
矫治。

采取非拔牙方案，打开深覆𬌗，利用II类牵引，
引导下颌向前，形成I类咬合关系。

第一阶段治疗计划：共23副矫治器。唇倾和扩
弓排齐牙列，通过II类牵引，引导下颌前移，来协
调上下颌的咬合关系，这两个过程同步进行。在下
颌第一磨牙设置开窗，上颌尖牙设置牵引钩，以方
便II类牵引。牵引的橡皮圈规格是1/4、4.5oz。使用
4.5oz橡皮圈的力量是因为笔者希望这力量可以引导
下颌向前移动，同时又不影响上颌前牙的唇倾。矫
治器每10天一换，每天20～22小时，以使导下颌的
力量可以充分发挥。

精调阶段治疗计划：共18副矫治器。由于患者
第一阶段治疗矢状向目标和前牙垂直向目标基本实

现。主要存在的问题是后牙咬合密合度欠佳。因此将II类牵引的规格调整为1/4、3.5oz。

笔者的体会是后牙矫治器的存在可能会影响到后牙的建𬌗，因此要求患者每天佩戴14～16小时，每10天一换。

附件设计：

第一阶段：在附件上，采取了混合附件，既有优化附件，也有传统附件。传统附件增强固位，优化附件协助控根和扭转牙齿等。可以看到14、15、12、22、23、24、25、26、34、35、44、45为优化附件。优化附件有利于控根、扭转等移动。其他为传统矩形附件。

精调阶段：保留了大部附件，13、23附件因为牵引需要调整了位置。36、46增加了附件。

牙齿前后移动对比（图25-4）

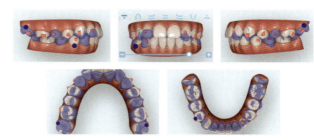

图25-4

拓展材料

如需浏览该病例的ClinCheck动画方案、牙齿移动量（图25-5）和牙齿移动分步（图25-6），可扫描二维码获取。

治疗过程

第一阶段治疗后照片（图25-7）

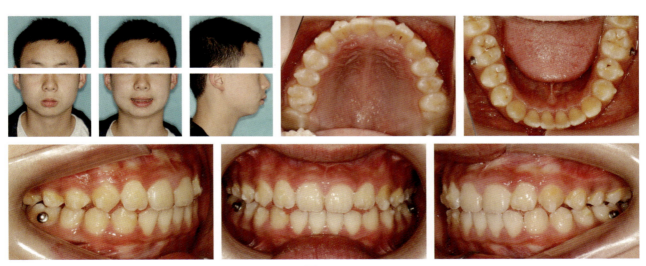

图25-7

精调阶段

精调的计划

进一步排齐牙列，密切后牙咬合。

精调牙齿移动前后对比（图25-8）

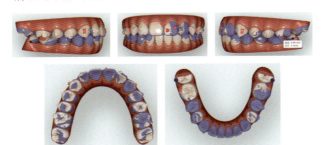

图25-8

拓展材料

如需浏览精调牙齿移动量（图25-9）和精调牙齿移动分步（图25-10），可扫描二维码（见P149）获取。

治疗后评估

治疗进程

治疗时长	14个月
矫治器更换频率	10天
复诊频率	3个月
重启/精调次数	1次
保持时长	24个月

治疗结果

牙列排列整齐。

磨牙、尖牙、切牙I类关系。

覆𬌗覆盖正常。

下颌前移，垂直向、矢状向更协调，面型改善。

治疗后照片（图25-11）

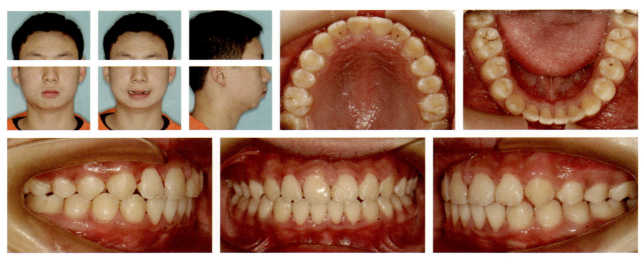

图25-11

治疗前后口外照片对比（图25-12）

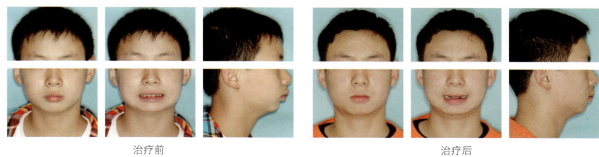

治疗前　　　　　　　　　　　　　　　　　　治疗后

图25-12

治疗前后口内照片对比（图25-13）

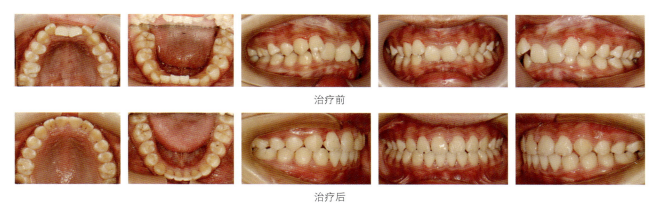

治疗前

治疗后

图25-13

治疗后影像学检查与分析

治疗后全景片（图25-14）　　　　　　　治疗后头影测量描记图（图25-15）

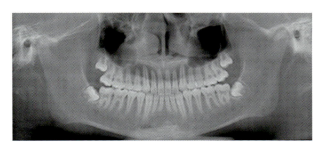

图25-14

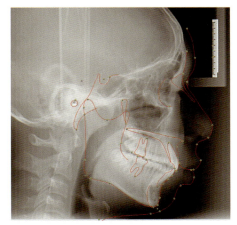

图25-15

头影重叠（图25-16）

　　治疗前：红色

　　治疗后：绿色

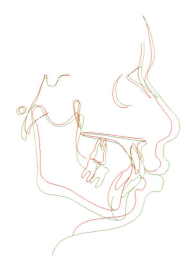

图25-16

治疗后头影测量分析

测量项目	治疗前	治疗后	标准值
SNA(°)	80.6	80.9	82.0±3.5
SNB(°)	74.5	75.8	79.0±3.0
ANB(°)	6.1	5.1	3.0±2.0
Wits(mm)	0.7	−1.4	−4.5±3.0
U1-SN(°)	85.9	100.4	102.0±5.0
L1-MP(°)	97.4	108.5	95.0±7.0
FMA(°)	23.4	21.2	26.0

总结

　　II类2分类患者是隐适美的良好适应证。其效率远高于传统固定矫治器。对青少年患者来说，利用"跳"比较容易获得I类咬合关系。这种"跳"有两层含义，一是下颌位置的改变，二是整个颌骨、牙列和关节有类似功能矫治的改变。本病例两种情况应该同时发挥了作用。

　　唇倾与扩弓排齐牙列及打开咬合的同时，通过II类牵引引导下颌向前，实现了患者的咬合关系从II类到I类的变化。为了发挥II类牵引引导下颌的作用，本病例患者使用了4.5oz的橡皮圈。

　　患者在治疗过程中，严格遵守医嘱，包括每天佩戴时间、橡皮圈的使用等。

　　在医生准确诊断、合理设计方案、患者良好配合下，取得了满意的效果。

26 安氏Ⅱ类伴牙弓狭窄后牙锁𬌗的矫治

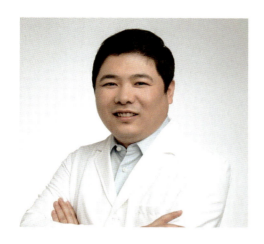

陈江浩

口腔医学博士，主治医师

西安交通大学医学院第一附属医院

中华口腔医学会口腔正畸专业委员会会员

陕西省口腔医学会口腔正畸专业委员会委员

中国Tweed中心教官

治疗前评估

患者基本资料

女，22岁；主诉：牙齿不齐，前突；病史：患者儿时有矫治史，无家族史；该患者主诉"牙齿前突不齐"，之前在外院进行检查，设计拔除4颗第一前磨牙进行固定矫治；后患者来我院咨询，拍片发现前牙牙根较短、有吸收，所以设计了拔除智齿，推磨牙远移，然后排齐内收前牙的方案，同时因患者对美观要求较高，因此选择隐适美矫治。

治疗前照片（图26-1）

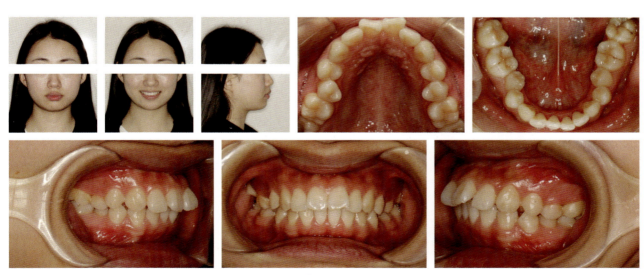

图26-1

治疗前影像学检查与分析

治疗前X线片（图26-2和图26-3）

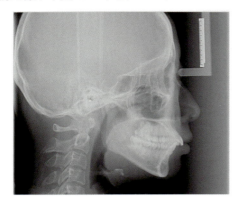

图26-2

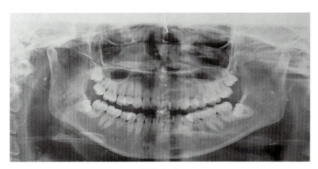

图26-3

治疗前头影测量描记图（图26-4）

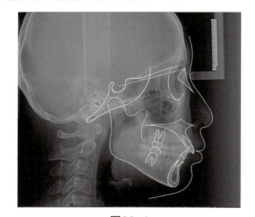

图26-4

治疗前头影测量分析

测量项目	治疗前	标准值
SNA(°)	81.2	83.77±2.80
SNB(°)	76.4	79.98±2.98
ANB(°)	4.8	3.79±1.88
SN-MP(°)	47.8	34.85±4.09
Y轴角(°)	76.1	65.03±3.89
S-Go/N-Me(%)	54.1	67.02±3.97
ANS-Me/N-Me(%)	52.4	53.05±1.83
U1-L1(°)	113.6	120.62±9.12
U1-SN(°)	107.0	107.46±5.89
L1-MP(°)	91.6	94.42±4.69
UL-EP(mm)	5.0	1.75±1.87
LL-EP(mm)	7.0	2.74±2.21
Z角(°)	68.6	69.46±4.84

诊断

牙性：安氏Ⅱ类；深覆盖、深覆𬌗；牙弓狭窄，17正锁𬌗；前牙牙根吸收；骨性：骨性Ⅱ类。

问题列表

拥挤度/间隙：上颌4mm，下颌2.5mm；覆盖：5mm；覆𬌗：40%，Spee曲线2mm；中线：一致；咬合关系（尖牙、磨牙）：远中关系；其他口内情况：17正锁𬌗；软组织侧貌：微凸面型。

治疗目标/治疗计划等

治疗目标

矢状向：安氏Ⅰ类，覆盖1.5m；垂直向：覆𬌗1mm；水平向：上下颌牙弓宽度正常匹配，解除后牙锁𬌗；中线：上下一致。

治疗计划

拔除4颗智齿，上颌推磨牙远移+扩弓+前牙邻面去釉，排齐牙列，内收前牙；下颌扩弓+前牙邻面去釉，排齐牙列，压低前牙。

间隙分析

上颌前牙内收3.5mm，需要7mm间隙，拥挤度4mm，共11mm；下颌前牙内收1.5°，需要1.2mm间隙，拥挤度2.5mm，Spee曲线整平1mm，需要2mm间隙，共5.7mm。

达成方式

　　矢状向：维持下颌磨牙矢状向位置，上颌磨牙远移至中性；垂直向：压低下颌前牙至覆𬌗1mm；水平向：上下颌牙弓扩弓至宽度正常匹配，解除后牙锁𬌗；中线：维持。

拓展材料

　　如需浏览该病例的ClinCheck动画方案、牙齿移动量（图26-6）和牙齿移动分步（图26-7），可扫描二维码获取。

牙齿前后移动对比（图26-5）

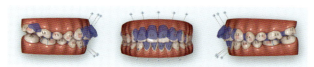

图26-5

治疗过程

第一阶段治疗

20副（图26-8）

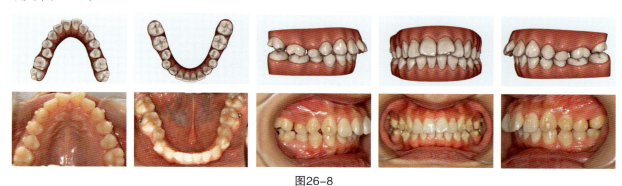

图26-8

36副（图26-9）

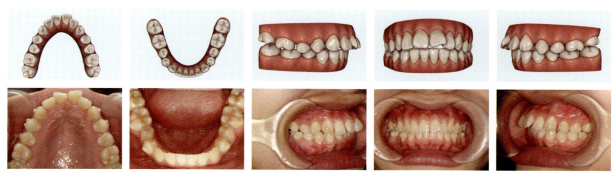

图26-9

精调

58副（图26-10）

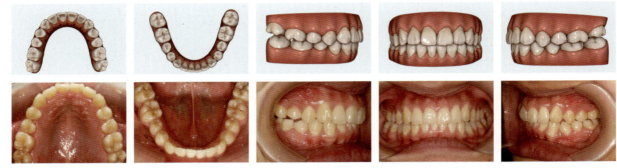

图26-10

治疗后评估

治疗进程

治疗时长	26个月
矫治器更换频率	10天
复诊频率	8副
重启/精调次数	2次
保持时长	24个月

临床技巧分享

本病例设计磨牙远移方案。从牙齿移动分步来看并不是标准的V-pattern，而是紧凑型的分步远移，对支抗要求更高，所以从起始阶段就配合Ⅱ类牵引（3/16、3.5oz、兔子皮筋）。

考虑到上颌前牙唇倾但是牙根有吸收，在尖牙做牵引钩挂牵引的同时，在治疗早期上颌2-2没有移动的情况下，把11和21矫治器舌侧剪开，使前牙较少受力。

患者上下颌牙弓狭窄，通过隐适美矫治器可以较好地进行扩弓。17/47是正锁𬌗，解除锁𬌗需要涉及牙齿三维方向移动，为了更好地控制牙齿移动和避免脱套，在当时还没有出现后牙优化附件设计时，给17添加了长矩形附件进行固位，在整个治疗过程中，17没有出现脱套，锁𬌗矫治顺利。

治疗后照片（图26-11）

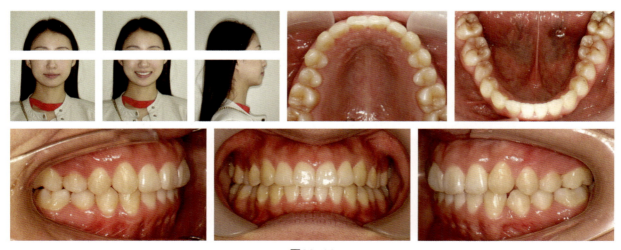

图26-11

治疗后影像学检查与分析

治疗后X线片（图26-12和图26-13）

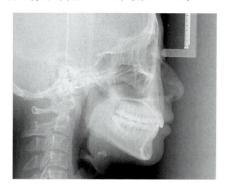

图26-12

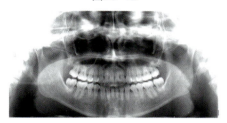

图26-13

治疗后头影测量描记图（图26-14）

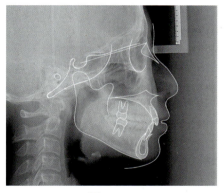

图26-14

头影重叠（图26-15）

　　治疗前：黑色
　　治疗后：红色

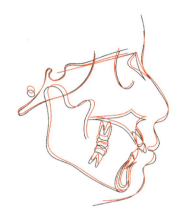

图26-15

治疗后头影测量分析

测量项目	治疗前	治疗后	标准值
SNA(°)	81.2	80.1	83.77 ± 2.80
SNB(°)	76.4	76.1	79.98 ± 2.98
ANB(°)	4.8	4.0	3.79 ± 1.88
SN-MP(°)	47.8	43.8	34.85 ± 4.09
Y轴角(°)	76.1	72.8	65.03 ± 3.89
S-Go/N-Me(%)	54.1	59.2	67.02 ± 3.97
ANS-Me/N-Me(%)	52.4	52.9	53.05 ± 1.83
U1-L1(°)	113.6	137.5	120.62 ± 9.12
U1-SN(°)	107.0	95.4	107.46 ± 5.89
L1-MP(°)	91.6	87.3	94.42 ± 4.69
UL-EP(mm)	5.0	1.5	1.75 ± 1.87
LL-EP(mm)	7.0	2.6	2.74 ± 2.21
Z角(°)	68.6	75.3	69.46 ± 4.84

总结

　　本病例是一个Ⅱ类深覆𬌗、深覆盖病例，伴有前牙牙根吸收、牙弓狭窄和后牙锁𬌗，对于这样的情况，选择拔除前磨牙矫治需要慎重，避免牙根吸收加重。本病例设计推磨牙向后纠正Ⅱ类关系，通过扩弓纠正牙弓狭窄，在治疗中都得到了非常好的效果，说明隐适美在磨牙远移和扩弓的实现率非常高，这和国内外文献报道的结果是一致的。在第一阶段治疗结束时，由于前牙内收的"钟摆"效应，前牙覆𬌗加深，因此在精调时需要压低前牙，但因牙根较短，所以在轻度压低后牙同时后牙进行垂直牵引伸长。最终患者的咬合和前牙突度以及面型都得到了改善。

27 安氏 II 类1分类再治疗

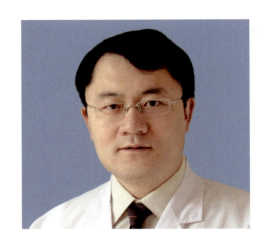

杨苹

云南大学附属医院口腔医学中心正畸科主治医师

中华口腔医学会口腔正畸专业委员会会员

云南省口腔医学会口腔正畸专业委员会委员

世界正畸医师联盟（WFO）会员

治疗前评估

患者基本资料

女，24岁；主诉：牙齿突，有间隙，咬合不好；病史：在外院行固定矫治1年余。

治疗前照片（图27-1）

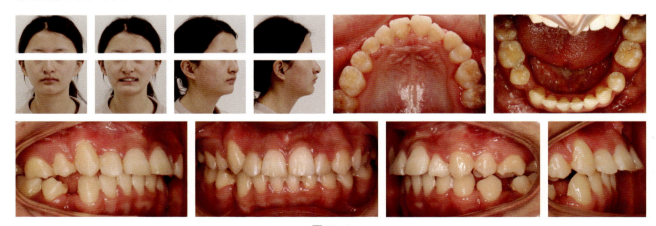

图27-1

治疗前影像学检查与分析

治疗前X线片（图27-2和图27-3）

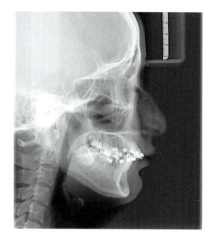

图27-2

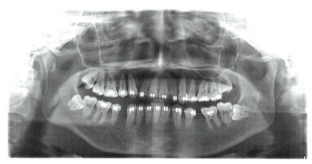

图27-3

治疗前头影测量分析

测量项目	治疗前	标准值
SNA(°)	80.33	82.0±3.5
SNB(°)	74.70	79.0±3.0
ANB(°)	5.63	3.0±2.0
Wits(mm)	2.89	-4.5±3.0
U1-SN(°)	106.85	102.0±5.0
L1-MP(°)	89.65	95.0±7.0
FMA(°)	27.12	26.0

诊断

安氏Ⅱ类；骨性Ⅱ类，直面型；下颌牙列间隙；14、24、35、44缺失。

问题列表

上颌固定矫治中后牙支抗丧失，磨牙前移；双侧咬合Ⅱ类关系；前牙Ⅱ度深覆𬌗、Ⅲ度深覆盖；14、24、35、44缺失，下颌牙列双侧各存约4mm拔牙间隙。

治疗目标/治疗计划等

治疗计划

上颌通过远移双侧后牙获取间隙，排齐整平上颌牙列，同时内收上颌前牙，改善前牙深覆盖；下颌通过双侧后牙前移关闭剩余拔牙间隙；改善双侧后牙咬合关系，恢复至Ⅰ类咬合关系；压低上下颌前牙以整平Spee曲线，改善前牙深覆𬌗。

牙齿前后移动对比（图27-4）

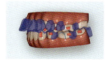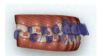

图27-4

拓展材料

如需浏览该病例的ClinCheck动画方案、牙齿移动量（图27-5）和牙齿移动分步（图27-6），可扫描二维码获取。

治疗后评估

治疗进程

治疗时长	36个月
矫治器更换频率	12天
复诊频率	3~6个月
重启/精调次数	2次
保持时长	8个月

临床技巧分享

上颌磨牙远移，分步移动，尖牙常规设计矩形附件，保证矫治器良好固位。

下颌磨牙近中移动，防止磨牙前倾，设计分步前移，颊舌侧设计水平矩形附件。尽量减少矫治器的缩短，避免出现"过山车"效应。

II类牵引的应用。

治疗后照片（图27-7）

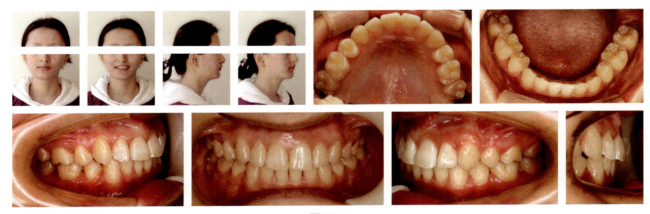

图27-7

治疗后影像学检查与分析

治疗后X线片（图27-8和图27-9）

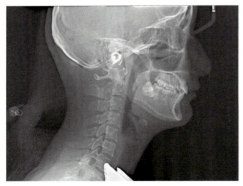

图27-8

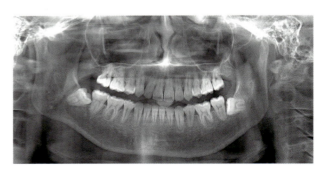

图27-9

头影重叠（图27-10）

　治疗前：蓝色

　治疗后：红色

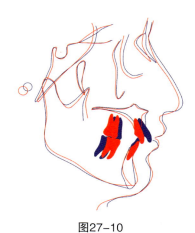

图27-10

治疗后头影测量分析

测量项目	治疗前	治疗后	标准值
SNA(°)	80.33	79.0	82.0±3.5
SNB(°)	74.70	75.45	79.0±3.0
ANB(°)	5.63	3.55	3.0±2.0
Wits(mm)	2.89	1.87	-4.5±3.0
U1-SN(°)	106.85	97.78	102.0±5.0
L1-MP(°)	89.65	96.86	95.0±7.0
FMA(°)	27.12	28.45	26.0

总结

　　此患者是固定矫治失败病例，已经减数4颗前磨牙，上颌磨牙前移，支抗丧失，下颌存在间隙，深覆𬌗，深覆盖；上颌利用隐形矫治器优势远移磨牙，内收上颌前牙；下颌合理设计磨牙近中移动，尽量避免隐形矫治器近中移动磨牙的劣势，扬长避短。

28 Ⅱ类拥挤再治疗病例一例

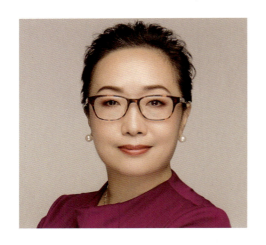

赖文莉

医学博士，日本新潟大学博士后，博士生导师

四川大学华西口腔医学院正畸学系主任

中华口腔医学会口腔正畸专业委员会常务委员

治疗前评估

患者基本资料

女，26岁；主诉：牙不齐，中线偏；病史：曾做过拔牙正畸治疗。

治疗前照片（图28-1）

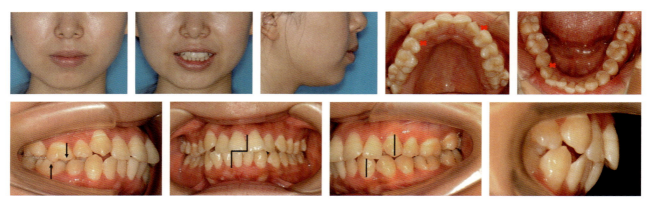

图28-1

治疗前影像学检查与分析

治疗前X线片（图28-2和图28-3）

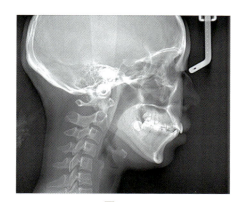

图28-2

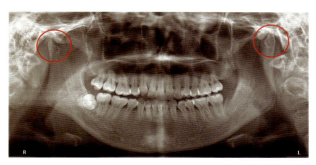

图28-3

治疗前头影测量分析

测量项目	治疗前	标准值	标准差
SNA(°)	85.7	83.0	4.0
SNB(°)	75.3	80.0	4.0
ANB(°)	10.3	3.0	2.0
FMA(MP-FH)(°)	40.3	26.0	4.0
MP-SN(°)	41.4	30.0	6.0
U1-L1(°)	115.6	127.0	9.0
U1-SN(°)	103.0	106.0	6.0
U1-NA(°)	17.3	21.0	6.0
U1-NA(mm)	0.2	4.0	2.0
L1-NB(°)	36.7	28.0	6.0
L1-NB(mm)	11.8	6.0	2.0
L1-MP(°)	100.0	95.0	7.0
UL-EP(mm)	3.0	2.0	2.0
LL-EP(mm)	3.0	3.0	2.0

诊断

安氏Ⅱ类1分类（左侧远中、右侧完全远中）；骨性Ⅱ类（下颌后缩、高角）；牙列拥挤中度；14、23、44已拔除；上颌中线左偏2mm；下颌中线右偏5mm。

问题列表

拥挤度：上颌3mm，下颌5mm；覆盖：3mm；覆𬌗：2mm；中线：上颌中线左偏2mm，下颌中线右偏5mm；咬合关系（尖牙、磨牙）：右侧尖牙、磨牙完全远中，左侧尖牙、磨牙远中偏中性；软组织侧貌：略突。

治疗目标/治疗计划等

治疗目标

尖牙中性关系（24、33），磨牙中性关系，覆𬌗覆盖1mm，后牙重接触。

治疗计划

上颌：推磨牙向后，右侧多一些，左侧少一些，获得间隙，上颌中线右移2mm，排齐牙列，稍内收前牙，Bolton比不调，允许上颌邻面去釉；下颌：拔除34，下颌中线左移5mm，排齐牙列，稍内收前牙，右下后牙最后设计近中移动，达到双侧磨牙关系中性。

牙齿前后移动对比（图28-4）

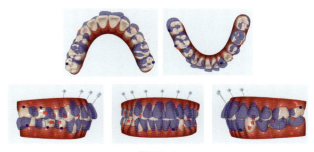

图28-4

拓展材料

如需浏览该病例的ClinCheck动画方案、牙齿移动量（图28-5）和牙齿移动分步（图28-6），可扫描二维码获取。

治疗过程

治疗中照片

6个月（图28-7）

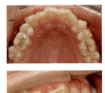
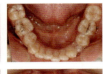
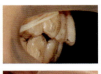
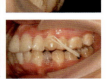

图28-7

23个月（图28-9）

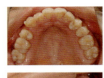
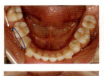

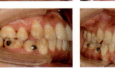
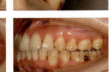

图28-9

13个月（图28-8）

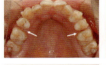
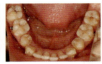
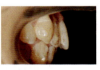
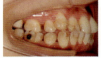
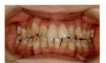
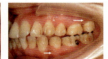

图28-8

30个月（图28-10）

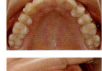

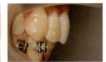
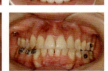

图28-10

治疗后评估

治疗进程

治疗时长	55（52+3）副，32个月
矫治器更换频率	14天或以上
复诊频率	2~3个月
重启/精调次数	无
保持时长	14个月

治疗后照片（图28-11）

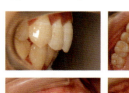
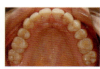
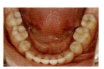
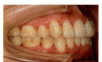
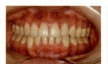
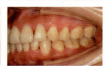

图28-11

治疗前后对比（图28-12～图28-14）

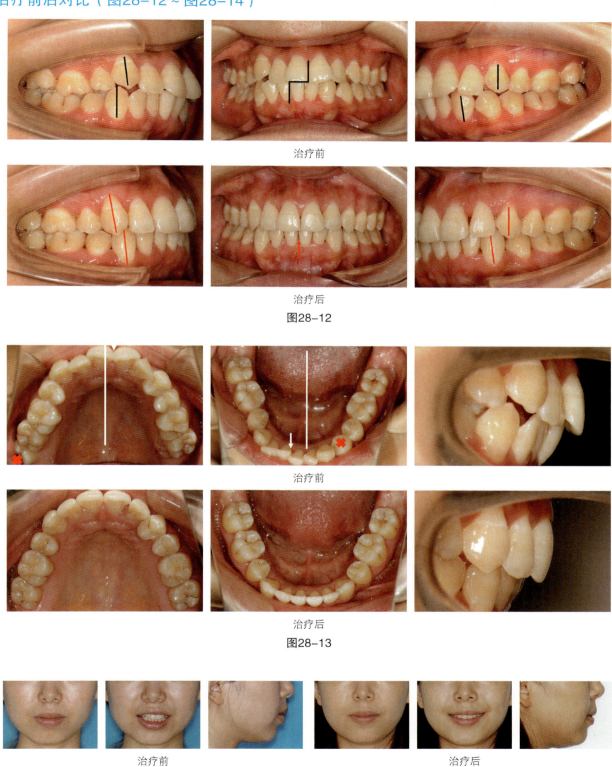

治疗前

治疗后

图28-12

治疗前

治疗后

图28-13

治疗前

治疗后

图28-14

治疗后影像学检查与分析

治疗前后X线片对比（图28-15和图28-16）

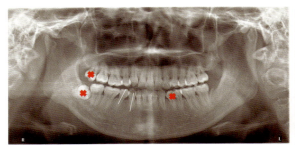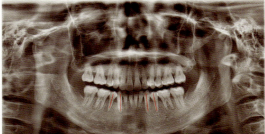

治疗前　　　　　　　　　　　　治疗后

图28-15

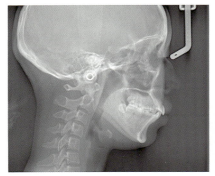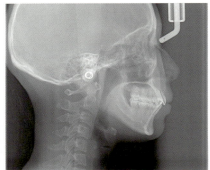

治疗前　　　　　　　　　　　　治疗后

图28-16

治疗后头影测量分析

测量项目	治疗前	治疗后	标准值	标准差
SNA(°)	85.7	85.1	83.0	4.0
SNB(°)	75.3	75.3	80.0	4.0
ANB(°)	10.3	9.8	3.0	2.0
FMA(MP-FH)(°)	40.3	39.7	26.0	4.0
MP-SN(°)	41.4	40.8	30.0	6.0
U1-L1(°)	115.6	120.5	127.0	9.0
U1-SN(°)	103.0	98.8	106.0	6.0
U1-NA(°)	17.3	13.7	21.0	6.0
U1-NA(mm)	0.2	2.1	4.0	2.0
L1-NB(°)	36.7	36.0	28.0	6.0
L1-NB(mm)	11.8	9.2	6.0	2.0
L1-MP(°)	100.0	97.0	95.0	7.0
UL-EP(mm)	3.0	2.0	2.0	2.0
LL-EP(mm)	3.0	2.0	3.0	2.0

头影重叠（图28-17）

治疗前：黑色

治疗后：红色

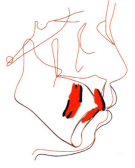

图28-17

总结

本病例非常困难，可选择余地很小。

34拔牙间隙的分配

整个牙弓左下移动，改下颌中线右偏5mm。右侧磨牙完全远中关系改为中性关系：大范围上颌磨牙向后移动（4.6mm），少量下颌磨牙近中移动（2.5mm）；左侧磨牙远中关系的改正：左上后牙远中移动1.9mm。

附件的设计

45有旋转及牙根Tip向移动，使用优化控根附件或者垂直矩形附件比优化旋转附件更好。

橡皮圈

牵引帮助右下磨牙近中移动，对抗推磨牙向后的反作用力。

一次完成未做重启，短期节段弓。

29 6次复诊完成的隐适美青少年 G6拔牙矫治

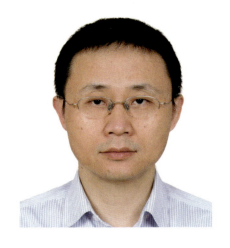

舒广

北京大学口腔医院正畸临床硕士，主任医师

中华口腔医学会口腔正畸专业委员会第五届至第七届委员

《中华口腔正畸学杂志》编委

治疗前评估

患者基本资料

女，12岁；主诉：牙齿前突；病史：无特殊；患者2015年5月就诊，准备8月底出国留学，每年圣诞假期和暑假可以回国，要求解决嘴突，经朋友推荐来诊，要求隐形矫治。

治疗前照片（图29-1）

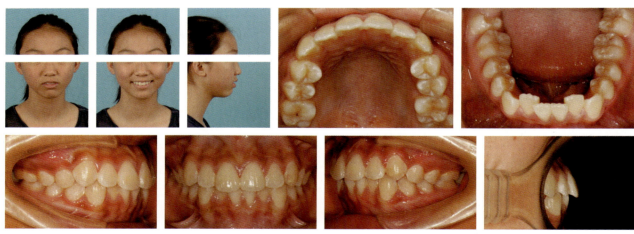

图29-1

治疗前影像学检查与分析

治疗前X线片（图29-2和图29-3）

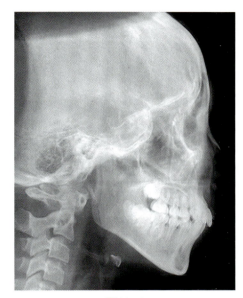

图29-2

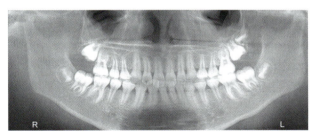

图29-3

治疗前头影测量分析

测量项目	治疗前	标准值
SNA(°)	82.3	82.0±3.5
SNB(°)	78.7	79.0±3.0
ANB(°)	3.6	3.0±2.0
Wits(mm)	1.2	−4.5±3.0
U1−SN(°)	107.6	102.0±5.0
L1−MP(°)	89.9	95.0±7.0
FMA(°)	31.9	26.0

诊断

牙性：安氏II类1分类，毛氏II类2分类+I类1分类；骨性：I类，高角。

问题列表

上颌轻度拥挤，下颌中度拥挤；磨牙关系偏远中；深覆盖；下颌中线左偏1mm；凸面型；面部不对称，颏部左偏。

治疗目标/治疗计划等

治疗目标

略内收前牙改善侧貌突度；解除上下颌拥挤；建立正常覆𬌗覆盖；建立磨牙中性关系；调整中线。

治疗计划

隐适美矫治；拔除14、24、34、44；内收前牙改善面型；考虑青少年磨牙易近中移动的特性，上下颌都设计强支抗，采用G6系统，必要时配合II类牵引。

牙齿前后移动对比（图29-4）

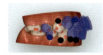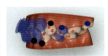
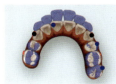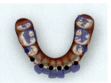

图29-4

拓展材料

如需浏览该病例的ClinCheck动画方案、牙齿移动量（图29-5）和牙齿移动分步（图29-6），可扫描二维码获取。

治疗过程

第一阶段治疗后照片

第46步（疗程22个月）（图29-7）

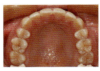
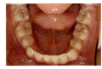
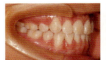

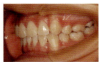

图29-7

治疗后评估

治疗进程

治疗时长	60（46+14）副，27个月
矫治器更换频率	7～14天
复诊频率	约6个月
重启/精调次数	1次
保持时长	24个月

精调方案

问题

　　下颌中线左偏1mm；左侧后牙关系偏远中（36舌侧扣脱落，停止牵引半年）；后牙尖窝关系欠佳；前牙转矩与倾角欠协调。

设计

　　II类牵引进一步改善磨牙关系；后牙重新咬合设计改善尖窝关系；上颌前牙加根舌向转矩并压低改善覆𬌗覆盖；主动矫治共14步。

临床技巧分享

　　考虑青少年磨牙易近中移动的特点，上下颌都设计强支抗，采用G6系统，必要时配合II类牵引。

　　矢状向关系的调整：方案设计时考虑到青少年患者下颌仍有较多的生长潜力，其生长也有利于矫治，故设计下颌2mm左右的近中咬合跳跃；全程配合轻力II类牵引。

治疗后照片（图29-8）

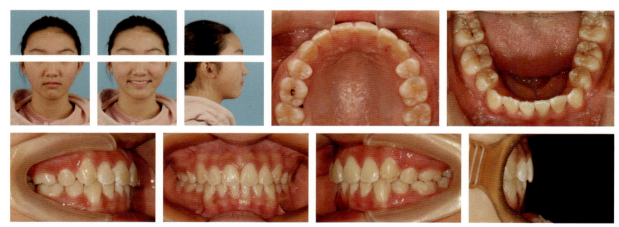

图29-8

治疗前中后对比（共60步，疗程27个月）（图29-9和图29-10）

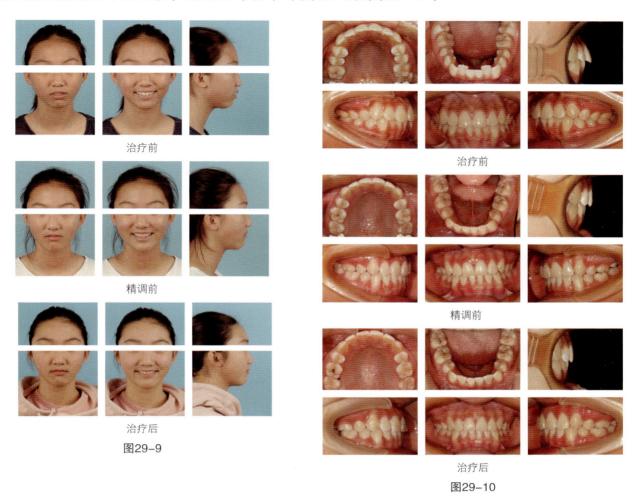

治疗前

精调前

治疗后

图29-9

治疗前

精调前

治疗后

图29-10

治疗后影像学检查与分析

治疗后X线片（图29-11和图29-12）

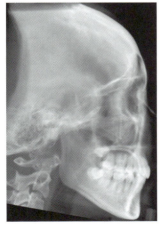

图29-11

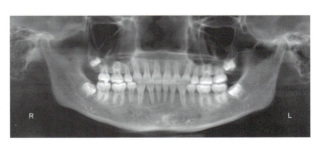

图29-12

治疗前后全景片对比（共60步，疗程27个月）（图29-13）

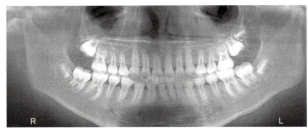

治疗前

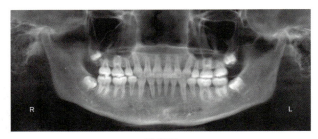

治疗后

图29-13

治疗前后头颅侧位片对比（共60步，疗程27个月）
（图29-14）

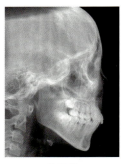 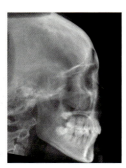

治疗前　　　　　治疗后

图29-14

治疗后头影测量分析

测量项目	治疗前	治疗后	标准值
SNA(°)	82.3	81.6	82.0±3.5
SNB(°)	78.7	79.8	79.0±3.0
ANB(°)	3.6	1.8	3.0±2.0
Wits(mm)	1.2	−1.9	−4.5±3.0
U1-SN(°)	107.6	95.2	102.0±5.0
L1-MP(°)	89.9	82.9	95.0±7.0
FMA(°)	31.9	33.0	26.0

总结

治疗结果

第一阶段主动矫治46步，疗程22个月；精调阶段主动矫治14步，疗程5个月；总疗程共60步、27个月。初戴后包括精调粘附件共复诊6次完成治疗，对患者学习、生活影响小。

矫治顺利，牙齿咬合排列好，中线正，面型改善明显。

治疗过程中没有出现釉质白斑、牙龈萎缩、牙龈红肿，隐形矫治在青少年口腔卫生控制上存在一定的优势。

该拔牙矫治包括初期和精调阶段6次复诊结束治疗，显示了隐形矫治器较好的性能。

临床讨论

支抗潜力、支抗要求、支抗设计、支抗管理是决定拔牙矫治支抗效果的4个要素。G6系统是一种强支抗设计，也有利于控根，虽然本病例严格意义上并不需要强支抗效果，但考虑到青少年后牙的支抗潜力不足，并存在着磨牙近中生长和旋转的倾向，故应该采用强支抗设计。医生不仅仅要根据支抗要求来进行支抗设计，更多地要根据支抗潜力来设计支抗。对上述4个要素前3个充分理解后，医生就可能在临床监控时眼明手快进行支抗管理。

青少年牙齿移动所需最适矫治力低，适合隐形矫治系统加载，拔牙矫治时后牙所受近中旋转的力矩也相对较小，因而控根容易实现，其覆殆、转矩控制容易实现，但要密切观察磨牙的近中移动量，避免过多的磨牙近中移动影响前牙回收效果，必要时应该考虑使用颌间牵引、种植支抗来进行支抗管理。

隐形矫治需要患者认真配合，良好的配合是成功矫治的基础，也是大大减少复诊次数的前提。

小结

对于需要拔牙矫治的青少年病例，如果患者配合好，采用隐形矫治，不仅效果好，而且口腔卫生易维护、复诊次数少、基本无疼感、不影响咀嚼，对青少年生活学习影响小。

30 青少年 II 类深覆𬌗病例拔牙矫治的三维控制

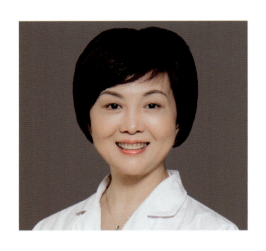

艾虹

主任医师，教授，博士生导师

中山大学附属第三医院口腔医学部主任、正畸科主任

中华口腔医学会口腔正畸专业委员会常务委员

广东省口腔医学会口腔正畸专业委员会副主任委员

广东省口腔医学会常务理事

世界正畸医师联盟（WFO）会员

治疗前评估

患者基本资料

男，12岁；主诉：牙列不齐，嘴突；病史：无特殊；患者上下颌牙列中度拥挤，上下颌前唇倾，深覆𬌗，深覆盖，磨牙远中关系，上颌前突，下颌后缩；与患者沟通后，医患双方达成共识，同意拔除上4下5，排齐牙列，最大限度内收前牙，改善嘴突。

治疗前照片（图30-1）

2017年8月21日，初诊：上颌前突，下颌后缩，下唇外翻，颏唇沟深；上下颌牙列中重度拥挤：10mm；牙弓尖圆形；尖牙、磨牙远中关系；深覆𬌗III度，深覆盖9mm。

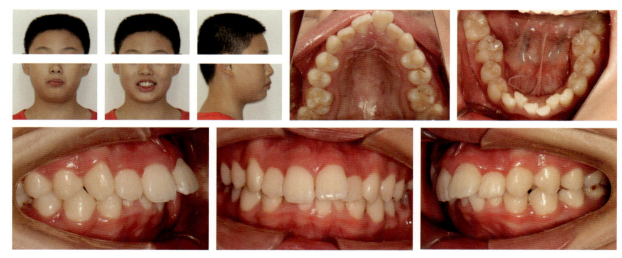

图30-1

治疗前影像学检查与分析

治疗前X线片（图30-2和图30-3）

双侧髁突形态不对称，升支高度不一致，皮质骨连续；上下颌前牙唇倾；颏部稍后缩；均角偏高。

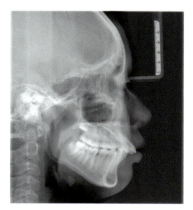

图30-2

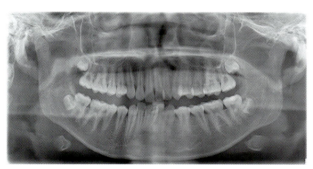

图30-3

治疗前头影测量分析

测量项目	治疗前	标准值
SNA(°)	86.1	82.2±4.0
SNB(°)	80.2	80.1±3.9
ANB(°)	5.9	2.7±2.0
Wits(mm)	5.6	0.0±2.0
U1-SN(°)	120.9	105.7±6.3
L1-MP(°)	100.8	92.6±7.0
FMA(°)	25.8	26.0±4.0

诊断

牙性：安氏II类；骨性：骨性II类，双颌前突，偏高角。

问题列表

拥挤度/间隙：上颌拥挤4mm，下颌拥挤6mm；覆盖：9mm；覆𬌗：III度深覆𬌗；中线：基本对齐；咬合关系（尖牙、磨牙）：尖牙、磨牙远中关系；其他口内情况：上下颌前牙唇倾；软组织侧貌：上唇前突，颏部稍后缩，下唇外翻，颏唇沟较深。

治疗目标/治疗设计等

治疗目标

拔除14、24、35、45；强支抗控制，控根内收前牙，改善侧貌（适当设计上颌前牙根舌向转矩）；加强矢状向及垂直向控制；建立正常前牙覆𬌗覆盖。

治疗设计（图30-4）

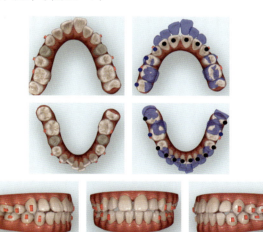
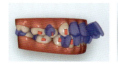

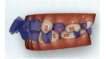

图30-4

牙齿前后移动对比（图30-5）

图30-5

拓展材料

如需浏览该病例的ClinCheck动画方案、牙齿移动量（图30-6）和牙齿移动分步（图30-7），可扫描二维码获取。

治疗过程

治疗中照片

第26步（2018年7月14日）（图30-8）

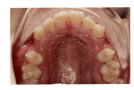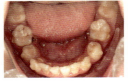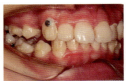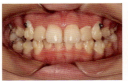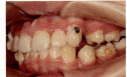

图30-8

第32步（2018年8月25日）（图30-9）

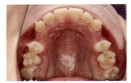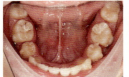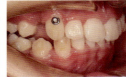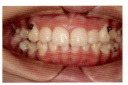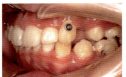

图30-9

第51步（2019年1月19日）（图30-10）

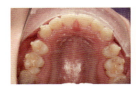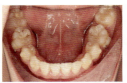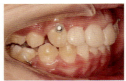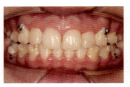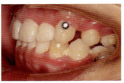

图30-10

治疗后评估

治疗进程

治疗时长	（61+23）副，22个月（16+6）
矫治器更换频率	7天
复诊频率	3~4个月
重启/精调次数	2次
保持时长	3个月

临床技巧分享

1. 矢状向：本病例根据间隙分析要求在方案设计上达到上颌强支抗内收、下颌中支抗调整磨牙关系。所以本病例设计拔除上4下5，下颌优先第一前磨牙和第一磨牙移动，尽早建立磨牙中性咬合关系。注意，下颌后牙在移动过程中为防止磨牙前倾，需要加大根近中过矫治。

2. 水平向：本病例上下颌牙弓稍狭窄（16、26、36、46舌向错位），所以在矫治设计中优先解除宽度不调。

在内收过程中，如果牙弓宽度变窄，则容易导致支抗丢失、磨牙前倾、咬合难以打开等问题，所以优先设计4颗第一磨牙竖直且颊向移动，排齐后牙。

　　3. 垂直向：本病例高角伴深覆𬌗、深覆盖，为防止下颌顺时针旋转增加面高，在矫治设计中需要注意防止后牙伸长，同时通过压低下颌后牙及上下颌前牙，实现下颌骨逆时针旋转，使面型改善更加理想。

治疗后照片

精调第22步（2020年4月25日，口内）与精调第23步（口外）（图30-11）

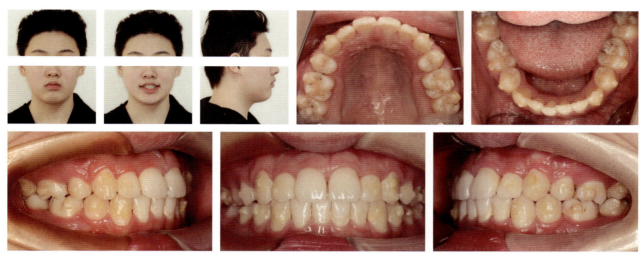

图30-11

第二次精调14步（2021年8月22日）（图30-12）

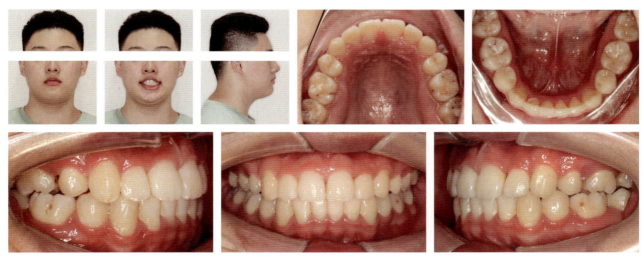

图30-12

治疗后影像学检查与分析

治疗后X线片（图30-13和图30-14）

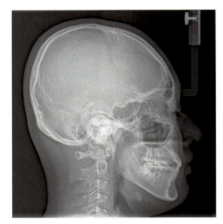

图30-13

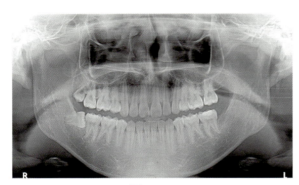

图30-14

治疗后头影测量分析

测量项目	治疗前	治疗后	标准值
SNA(°)	86.1	85.4	82.2 ± 4.0
SNB(°)	80.2	82.3	80.1 ± 3.9
ANB(°)	5.9	3.0	2.7 ± 2.0
Wits(mm)	5.6	−1.9	0.0 ± 2.0
U1−SN(°)	120.9	105.2	105.7 ± 6.3
L1−MP(°)	100.8	88.2	92.6 ± 7.0
FMA(°)	25.8	25.8	26.0 ± 4.0

头影重叠（图30-15）

治疗前：黑色
治疗后：红色

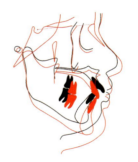

图30-15

治疗后对比方案目标位（图30-16～图30-18）

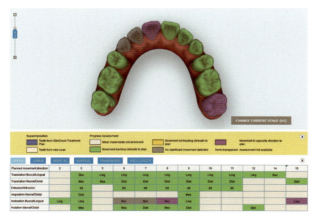

上颌

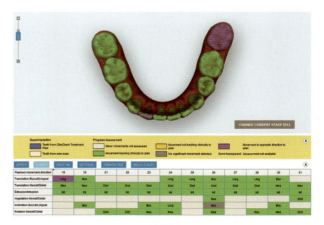

下颌

图30-16

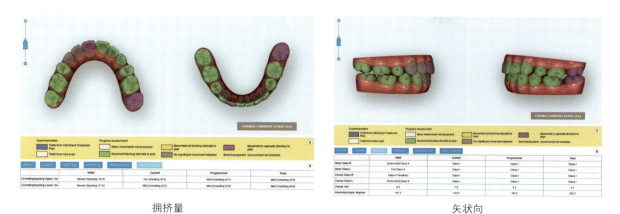

拥挤量　　　　　　　　　　　　　　　　矢状向

图30-17

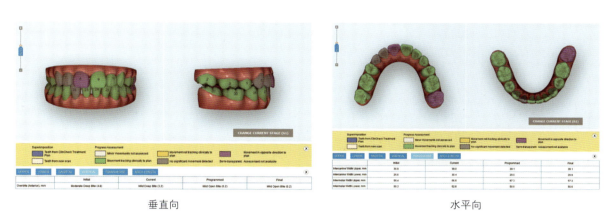

垂直向　　　　　　　　　　　　　　　　水平向

图30-18

总结

1. 本病例难点在于深覆𬌗、深覆盖+拔牙，对于隐形矫治来说，内收过程中发生"过山车"效应是非常常见的棘手问题，所以在前牙垂直向和过矫治设计，以及磨牙备抗、尖牙平行移动等的设计上应该加以充分考虑。

2. 尖牙的良好控制是打开前牙覆𬌗的保证，所以尖牙的附件及过矫治设计很重要。

3. 青少年患者依从性不佳，治疗中常常出现磨牙前倾、支抗丢失、覆𬌗加深等情况。可考虑使用Power Arm通过II类牵引重新直立磨牙，打开咬合。

31 拔牙矫治中的有利和不利因素的考虑与权衡

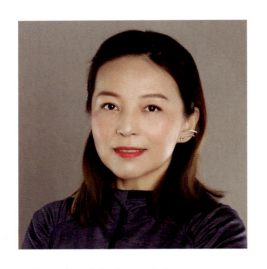

郭泾

口腔正畸学博士，主任医师，教授，临床博士生导师

宁波口腔医院集团总院长

中华口腔医学会口腔正畸专业委员会委员

世界正畸医师联盟（WFO）会员

美国正畸协会（AAO）会员

美国RWISO会员

治疗前评估

患者基本资料

女，29岁；主诉：牙列不齐，嘴突；病史：体健，否认既往病史。

该患者为29岁成年女性，对美观有较高的追求，其主诉为"牙列不齐"和"嘴突"，通过临床问诊和收集到的影像学、模型等资料，与患者细致分析其骨性和牙性存在的问题，同时向患者说明方法，并告知其预计的治疗效果。在患者能直接看到数据、照片和模型的情况下，医生给出适当的建议，尊重患者的意见，选择最佳方案。

治疗前照片（图31-1）

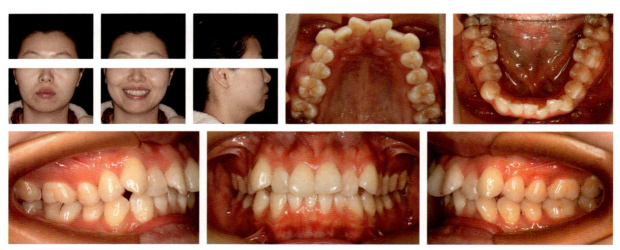

图31-1

治疗前模型（图31-2）

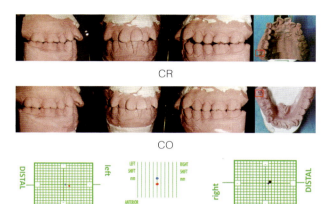

CR

CO

MCD

图31-2

治疗前影像学检查与分析

治疗前X线片（图31-3和图31-4）

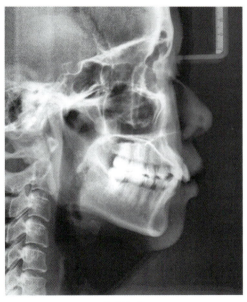

图31-3

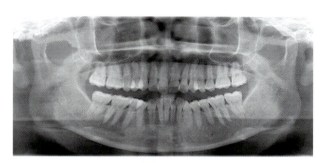

图31-4

治疗前头影测量描记图（图31-5）

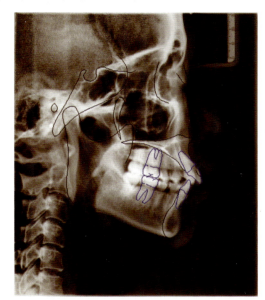

图31-5

治疗前头影测量分析

测量项目	治疗前	标准值
SNA(°)	87.7	82.0 ± 3.5
SNB(°)	83.8	79.0 ± 3.0
ANB(°)	3.9	3.0 ± 2.0
Wits(mm)	−0.8	−4.5 ± 3.0
U1−SN(°)	115.0	102.0 ± 5.0
L1−MP(°)	92.7	95.0 ± 7.0
FMA(°)	18.3	26.0

治疗前关节CBCT（图31-6）

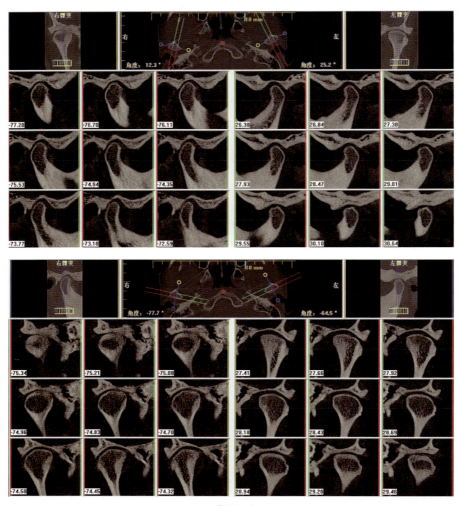

图31-6

治疗前牙弓宽度（图31-7）

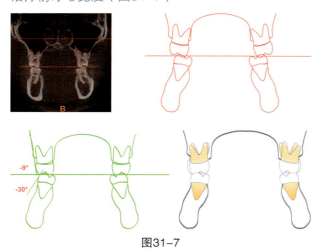

图31-7

治疗前宽度截图（图31-8）

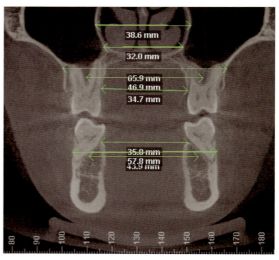

图31-8

治疗前气道分析（图31-9和图31-10）

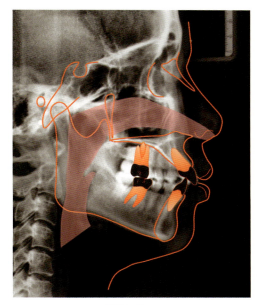

图31-9

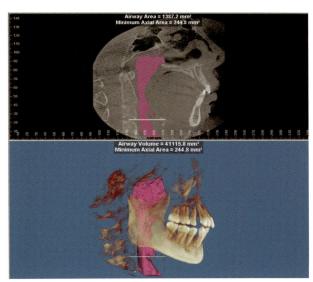

图31-10

诊断

牙性：安氏Ⅱ类；骨性：Ⅱ类。

问题列表

拥挤度/间隙：上颌7mm，下颌6.5mm；覆盖：4mm；覆𬌗：4mm；中线：上颌牙弓右偏1mm；咬合关系（尖牙、磨牙）：双侧尖牙近中关系，双侧磨牙近中关系；其他口内情况：薄扇形牙龈，口腔卫生一般；软组织侧貌：凸面型。

治疗目标/治疗计划等

治疗目标

满足Andrews六要素的健康牙列，建立良好的功能𬌗，改善侧貌突度。

治疗计划（图31-11和图31-12）

口腔卫生宣教；拔除14、24、34、44；排齐牙列，整平Spee曲线，协调上下颌牙弓宽度，上颌前牙内收7mm，下颌前牙维持原位置；精调；拆除矫治器，保持器保持。

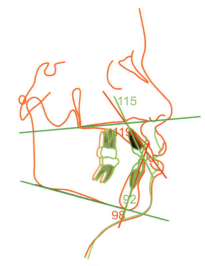

图31-11

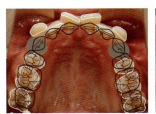 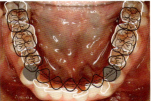

图31-12

2015年牙齿前后移动对比（图31-13）

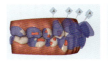 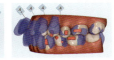

图31-13

拓展材料

如需浏览该病例的ClinCheck动画方案、牙齿移动量（图31-14）和牙齿移动分步（图31-15），可扫描二维码获取。

治疗过程

2016年第一次重启

牙齿前后移动对比（图31-16）

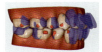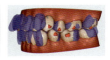

图31-16

拓展材料

如需浏览牙齿移动量（图31-17）和牙齿移动分步（图31-18），可扫描二维码获取。

2018年第二次重启

牙齿前后移动对比（图31-19）

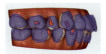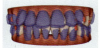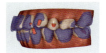

图31-19

拓展材料

如需浏览牙齿移动量（图31-20）和牙齿移动分步（图31-21），可扫描二维码获取。

治疗后评估

治疗进程

治疗时长	48个月
矫治器更换频率	10~14天
复诊频率	2个月
重启/精调次数	2次
保持时长	12个月

临床技巧分享

该患者为安氏II类、骨性II类，且上下颌牙弓形态不佳，拥挤主要集中于上下颌前牙区，因此设计了拔除4颗第一前磨牙，可以较快排齐牙列。该患者难点在于后牙区的支抗控制，前牙区尤其是上颌前牙区的转矩控制。对于支抗控制，笔者在上颌后牙区植入种植钉辅助后退上颌牙列，前牙加正转矩防止前牙转矩失控，配合合适方向和大小的颌内牵引，能够保护后牙支抗，帮助前牙内收。为防止治疗过程中尖牙的轴倾度表达不佳，需要预置尖牙的近中轴倾度。下颌后牙发现轻微支抗丧失，立即重新设计增加后牙备抗设计，防止下颌后牙进一步倾斜。在精调阶段，出现后牙开𬌗，通过去除部分矫治器加垂直牵引解决后牙开𬌗。

治疗后照片（图31-22）

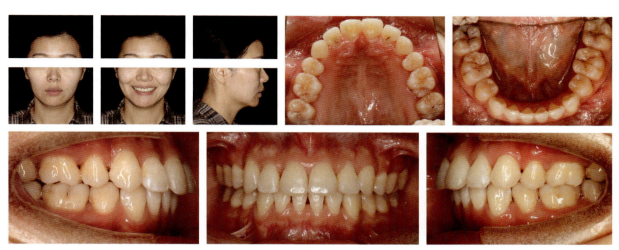

图31-22

治疗后影像学检查与分析

治疗后全景片（图31-23）

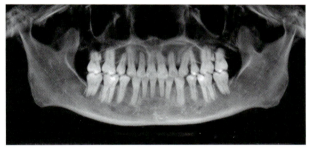

图31-23

治疗前后头颅侧位片对比（图31-24）

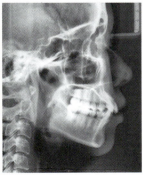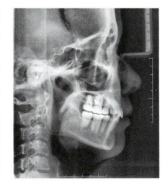

治疗前　　　　　　　治疗后

图31-24

治疗后头影测量分析

测量项目	治疗前	治疗后	标准值
SNA(°)	87.7	83.2	82.0 ± 3.5
SNB(°)	83.8	81.3	79.0 ± 3.0
ANB(°)	3.9	1.9	3.0 ± 2.0
Wits(mm)	−0.8	−2.9	−4.5 ± 3.0
U1−SN(°)	115.0	108.7	102.0 ± 5.0
L1−MP(°)	92.7	99.8	95.0 ± 7.0
FMA(°)	18.3	21.8	26.0

头影重叠（图31-25）

治疗前：黑色

治疗后：绿色

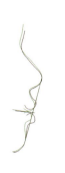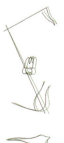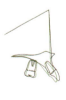

图31-25

总结

1. 正畸的治疗目标是健康、平衡、稳定和美观。

2. 排齐牙齿的同时也要关注关节、气道以及软组织的改善。

3. 关注患者矢状向问题的同时一定不能忽略垂直向控制和宽度的匹配。

4. 拔除上颌第一前磨牙，更利于拥挤前牙的排齐，但内收过程中更容易造成前牙的伸长和失转矩，因此在设计内收时要注意设计牙齿的压低和预置冠唇向转矩。拔除下颌第一前磨牙，如果为弱支抗设计，注意保护下颌前牙支抗，后牙前移过程中注意防止牙轴倾斜和牙齿的近中旋转。通过后牙近中移动，使得面轴关闭，颏部得以更好地表达。

32 青少年磨牙近移

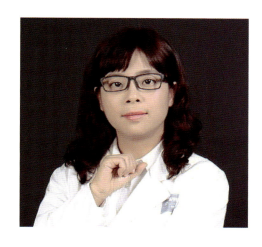

李煌

主任医师，教授，博士生导师

南京大学医学院附属口腔医院

中华口腔医学会口腔正畸专业委员会常务委员

江苏省口腔医学会理事

治疗前评估

患者基本资料

男，14岁；主诉：牙齿不齐求治；病史：唇腭裂病史，否认系统性疾病史，否认过敏史。

治疗前照片（图32-1）

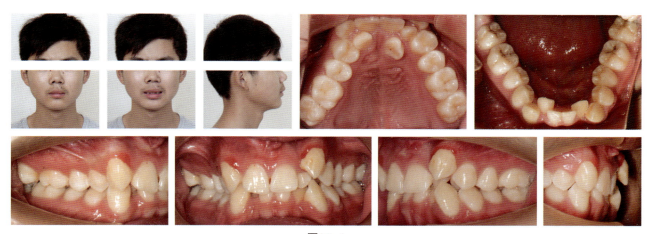

图32-1

治疗前模型（图32-2）

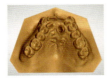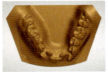
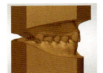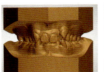

图32-2

治疗前影像学检查与分析

治疗前X线片（图32-3和图32-4）

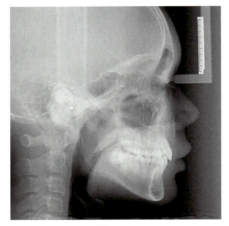

图32-3

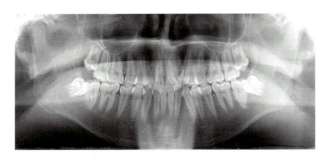

图32-4

治疗前头影测量分析

测量项目	治疗前	标准值
SNA(°)	82.2	81.9 ± 3.2
SNB(°)	81.1	78.2 ± 2.7
ANB(°)	1.2	3.7 ± 1.9
SN-MP(°)	30.5	34.6 ± 4.1
Y轴角(°)	67.6	63.0 ± 3.7
N-ANS(mm)	50.3	51.3 ± 3.2
ANS-Me(mm)	70.3	58.1 ± 3.8
S-Go(mm)	88.2	71.3 ± 4.3
S-Go/N-Me(%)	70.5	64.8 ± 3.6
ANS-Me/N-Me(%)	58.2	53.1 ± 2.3
Soft Tissue Profile(°)	167.4	165.5 ± 4.8
U1-L1(°)	143.7	121.4 ± 7.8
U1-SN(°)	103.2	106.7 ± 4.7
U1-NA(mm)	3.7	4.0 ± 1.9
U1-NA(°)	20.9	24.8 ± 4.8
L1-NB(mm)	1.3	6.0 ± 1.9
L1-NB(°)	14.2	30.1 ± 5.7
FMIA(L1-FH)(°)	72.6	54.3 ± 6.4
IMPA(L1-MP)(°)	82.6	93.9 ± 6.2
FMA(MP-FH)(°)	24.7	31.3 ± 5.0
Z角(°)	74.9	67.2 ± 4.3
FH-N'Pg'(°)	90.3	87.4 ± 2.3

诊断

牙性：下颌前牙舌倾；骨性：I类骨面型。

问题列表

拥挤度：上颌14.5mm，下颌10mm；覆𬌗：II度内倾型深覆𬌗；中线：上下颌中线居中；咬合关系（尖牙、磨牙）：左侧II类关系，右侧II类关系；其他口内情况：62滞留；软组织侧貌无明显异常。

治疗目标/治疗计划等

治疗计划

口腔卫生宣教，拔除12、22、62、34（35）、44（45）；上颌扩弓，唇倾12-22，打开咬合后矫治下颌，注意保护下颌前牙转矩；关闭拔牙间隙，适当配合邻面去釉，纠正磨牙关系，精调咬合关系，保持；简化治疗，13、23后期配合修复治疗。

牙齿前后移动对比（图32-5）

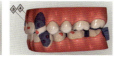

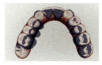

图32-5

拓展材料

如需浏览该病例的ClinCheck动画方案、牙齿移动量（图32-6）和牙齿移动分步（图32-7），可扫描二维码获取。

治疗过程

治疗中照片

第28副（图32-8）

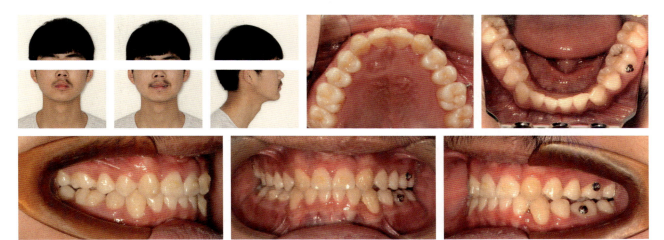

图32-8

治疗后评估

治疗进程

治疗时长	28个月
矫治器更换频率	10天
复诊频率	2个月
重启/精调次数	1次
保持时长	24个月

治疗后照片（图32-9）

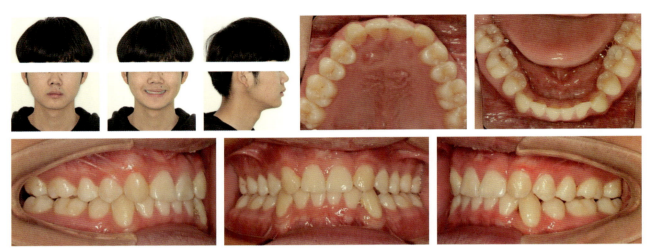

图32-9

治疗后模型（图32-10）

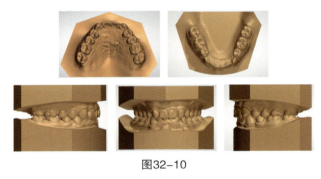

图32-10

治疗后影像学检查与分析

治疗后X线片（图32-11和图32-12）

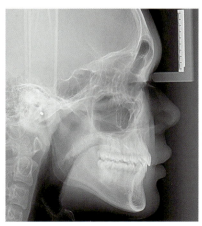

图32-11

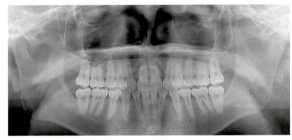

图32-12

治疗后头影测量分析

测量项目	治疗前	治疗后	标准值
SNA(°)	82.2	82.3	81.9±3.2
SNB(°)	81.1	82.2	78.2±2.7
ANB(°)	1.2	0.2	3.7±1.9
SN-MP(°)	30.5	29.4	34.6±4.1
Y轴角(°)	67.6	66.3	63.0±3.7
N-ANS(mm)	50.3	53.3	51.3±3.2
ANS-Me(mm)	70.3	73.2	58.1±3.8
S-Go(mm)	88.2	90.3	71.3±4.3
S-Go/N-Me(%)	70.5	71.4	64.8±3.6
ANS-Me/N-Me(%)	58.2	57.8	53.1±2.3
Soft Tissue Profile(°)	167.4	166.2	165.5±4.8
U1-L1(°)	143.7	135.8	121.4±7.8
U1-SN(°)	103.2	104.6	106.7±4.7
U1-NA(mm)	3.7	5.3	4.0±1.9
U1-NA(°)	20.9	22.2	24.8±4.8
L1-NB(mm)	1.3	2.1	6.0±1.9
L1-NB(°)	14.2	21.8	30.1±5.7
FMIA(L1-FH)(°)	72.6	66.9	54.3±6.4
IMPA(L1-MP)(°)	82.6	90.2	93.9±6.2
FMA(MP-FH)(°)	24.7	22.9	31.3±5.0
Z角(°)	74.9	78.6	67.2±4.3
FH-N'Pg'(°)	90.3	93.8	87.4±2.3

头影重叠（图32-13）

治疗前：黑色

治疗后：红色

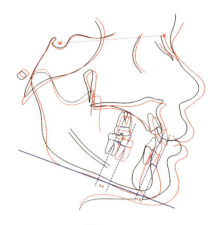

图32-13

总结

该患者并未采用II类牵引，咬合跳跃的实现是否有赖于前牙正转矩的施加？实际治疗过程中未发现覆盖增大的现象（图32-14）。

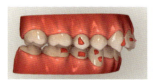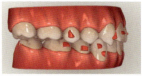

图32-14

左右磨牙附件的不同，是否是导致磨牙关系不一致和磨牙前倾的关键之处（图32-15）？

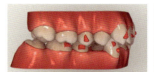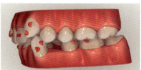

图32-15

对于青少年拔牙病例，由于改建能力更强，矫治器更换的时间是10天一副。

33 内倾型深覆𬌗拔牙矫治

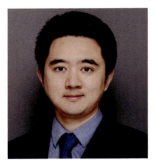

李宇

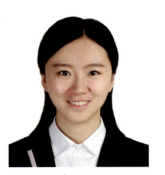

李涵识

李宇

四川大学博士，美国约翰霍普金斯大学博士后，教授，博士生导师

四川大学华西口腔医学院口腔生物力学教研室主任

四川大学华西口腔医学院正畸学系副主任

中华口腔医学会口腔正畸专业委员会委员

李涵识

口腔医学硕士

四川大学华西口腔医院

中华口腔医学会口腔正畸专业委员会会员

中华口腔医学会会员

治疗前评估

患者基本资料

女，19岁；主诉：牙齿不整齐；病史：无特殊；该患者因牙齿不齐来诊，由于其牙齿拥挤度较大且面型较好，利用隐适美的模拟功能，最终确定了单颌拔牙方案，在既不破坏患者面型的情况下实现拥挤的解除。

治疗前照片（图33-1）

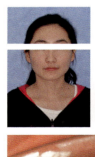
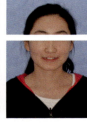
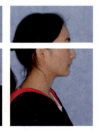
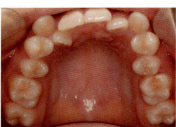
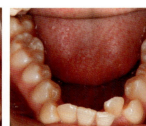
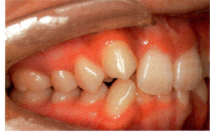
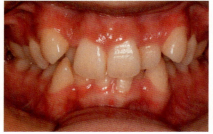
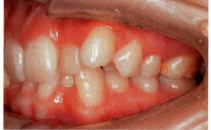

图33-1

治疗前影像学检查与分析

治疗前X线片（图33-2和图33-3）

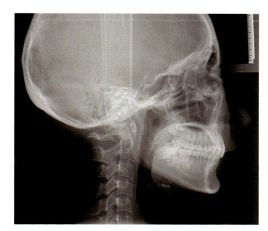

图33-2

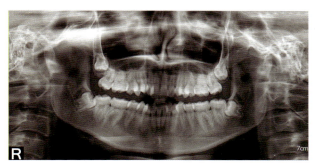

图33-3

治疗前头影测量分析

测量项目	治疗前	标准值
SNA(°)	78.0	82.0±3.5
SNB(°)	75.5	79.0±3.0
ANB(°)	2.6	3.0±2.0
Wits(mm)	−2.7	−4.5±3.0
U1−SN(°)	95.5	102.0±5.0
L1−MP(°)	97.3	95.0±7.0
FMA(°)	25.8	26.0

诊断

安氏II类2分类，内倾型深覆𬌗，上颌重度拥挤，下颌中度拥挤；骨性I类，均角垂直生长型。

问题列表

拥挤度/间隙：上颌重度拥挤，下颌中度拥挤；覆盖：2mm；覆𬌗：III度深覆𬌗；中线：上颌中线右偏2mm，下颌中线左偏1mm；咬合关系（尖牙、磨牙）：远中关系；其他口内情况：无特殊；正貌均面型、侧貌直面型。

治疗目标/治疗计划等

治疗计划

拔除15、25，下颌配合邻面去釉；排齐整平上下颌牙列，改善深覆𬌗，以磨牙完全远中关系，2mm覆𬌗覆盖结束；上颌中切牙舌侧Bite Ramp打开咬合，改善深覆𬌗；一期治疗未配合牵引，二期治疗配合II类牵引协调咬合关系，密实咬合。

牙齿前后移动对比（图33-4）

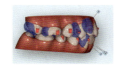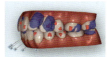

图33-4

拓展材料

如需浏览该病例的ClinCheck动画方案、牙齿移动量（图33-5）和牙齿移动分步（图33-6），可扫描二维码获取。

治疗过程

复诊照片

2个月（图33-7）

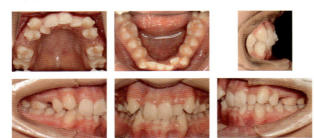

图33-7

6个月（图33-8）

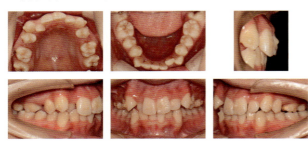

图33-8

10个月（图33-9）

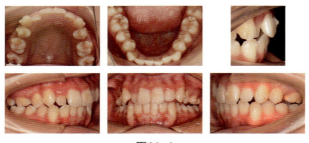

图33-9

精调

精调问题及解决策略

经过一期治疗，基本达到治疗目标，磨牙达到完全远中关系，但仍存在如下问题：上下颌中线稍不齐；后牙咬合稍不密实；上下颌尖牙根型明显。

对此，精调做出如下设计：

1. 通过不对称牵引Ⅱ类牵引配合牙移动纠正中

线。

2. 纠正后牙轴倾度，配合牵引，使咬合密实，鉴于右侧后牙覆盖较大，下颌钮扣粘接在46舌侧以改善覆盖。

3. 上下颌尖牙增加根舌向转矩，对于转矩改变较大的33，增加了舌侧附件辅助。

4. 在最后设计了少量咬合跳跃。

精调前照片（图33-10）

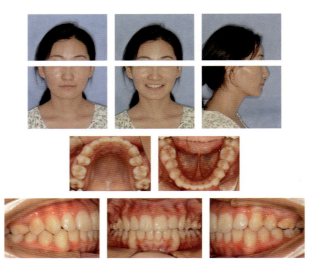

图33-10

精调前X线片（图33-11和图33-12）

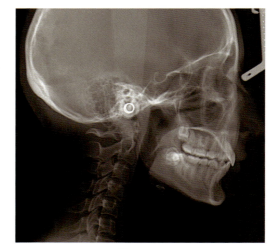

图33-11

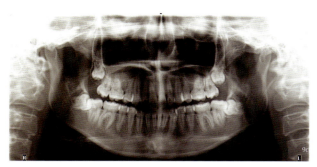

图33-12

牙齿前后移动对比（图33-13）

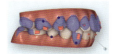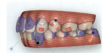

图33-13

拓展材料

　　如需浏览牙齿移动量（图33-14）和牙齿移动分步（图33-15），可扫描二维码（见P193）获取。

治疗后评估

治疗进程

治疗时长	30个月
矫治器更换频率	10天
复诊频率	2~3个月
重启/精调次数	1次
保持时长	24个月

临床技巧分享

　　1. 拔除上颌第二前磨牙，磨牙垂直矩形附件分步近移，根平行度控制较好。

　　2. 前牙区Bite Ramp应注意不要在覆盖较大的情况下使用，咬合的打开有赖于患者下颌前牙正确地咬在Bite Ramp上。

　　3. 前牙个别牙反𬌗的改正应选择体积较大的附件，若矫治途中出现咬合干扰，可嘱患者戴矫治器吃饭。

治疗后照片（图33-16）

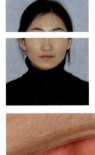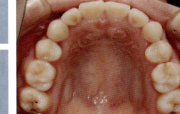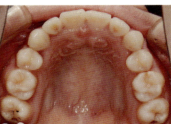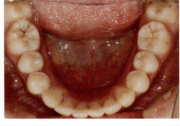

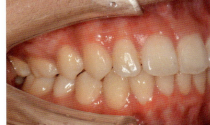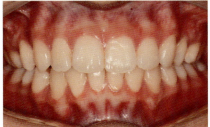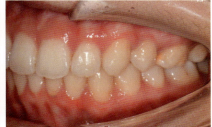

图33-16

治疗前后对比（图33-17）

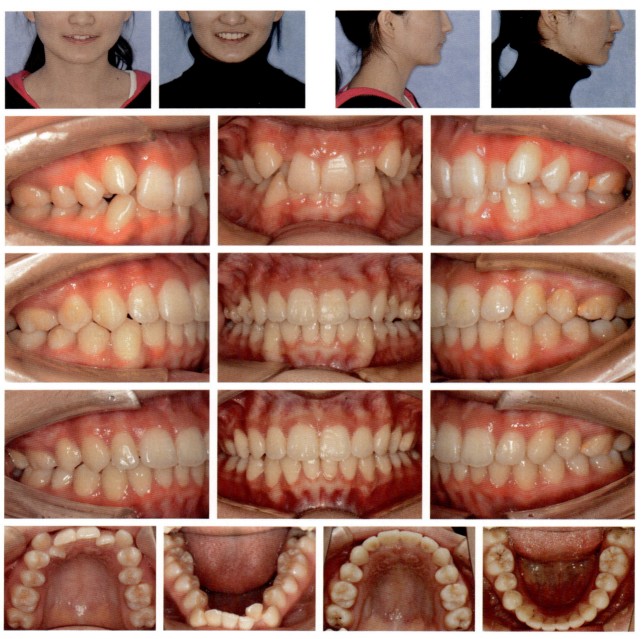

图33-17

治疗后影像学检查与分析

治疗后X线片（图33-18和图33-19）

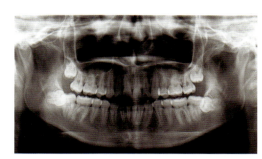

图33-19

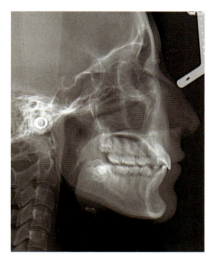

图33-18

治疗后头影测量分析

测量项目	治疗前	治疗后	标准值
SNA(°)	78.0	83.0	82.0±3.5
SNB(°)	75.5	80.0	79.0±3.0
ANB(°)	2.6	3.0	3.0±2.0
Wits(mm)	-2.7	0.0	-4.5±3.0
U1-SN(°)	95.5	106.0	102.0±5.0
L1-MP(°)	97.3	97.1	95.0±7.0
FMA(°)	25.8	26.0	26.0

总结

1. 根据"IMSAS攻略"，首先确定切牙、磨牙定位，对方案的制订至关重要。选择了最佳方案，才能获得最好的疗效和最高的效率。

2. 上颌拔除第二前磨牙，磨牙前移量较大，通过传统附件和分步近移，牙根平行度控制较好。

3. 深覆𬌗得到了很好的改善。

4. 良好的设计，第一阶段治疗没有使用颌间牵引或其他任何辅助手段。

5. 精调时下颌尖牙转矩得到改正。

6. 最优的方案、良好的ClinCheck设计是成功的关键。

本病例为一例骨性I类内倾型深覆𬌗的病例，患者上下颌有较大程度的拥挤，在固定正畸中往往需要拔除上下颌4颗前磨牙来解决拥挤，利用隐适美系统的模拟功能，下颌添加1.8mm邻面去釉，配合下颌前牙适当唇倾来改善下颌拥挤，CBCT+隐适美模拟功能实现了下颌前牙的精确移动，保证其在较薄的骨质中实现安全、精准的移动。

治疗方案考虑上颌拔除第二前磨牙而非拔除第一前磨牙，是由于后牙的近移在隐形矫治中相对较难控制，拔除第二前磨牙后减少了近移的后牙数，在一定程度上简化治疗的难度，对于磨牙近移的附件选择，建议选用接触面积较大的矩形附件，以利于控根移动。

推磨牙向后也是此类病例一种常见矫治方案，但由于本病例拥挤主要集中在切牙段，推磨牙向后需要后移的牙数较多、移动量较大、步数较多、治疗时间大大延长，故选择拔牙矫治，提高矫治效率。

内倾型深覆𬌗的患者，大多有比较良好的面型，对于此类型患者，治疗目标制订中对于切牙的定位至关重要，即"IMSAS攻略"中放在首位的切牙（I）定位，在治疗模拟时，结合侧位片定位切牙治疗后位置，在解除拥挤后11、12分别向唇侧移动了2.7mm、1.4mm，使患者获得了饱满的侧貌。而患者形成深覆𬌗的病因主要是由于下颌Spee曲线未能有效整平，Bite Ramp的有效使用很好地打开了咬合，需要注意的是，对于覆盖较大的患者，Bite Ramp应谨慎使用，避免因下颌前牙未有效咬在其上而造成适得其反的效果。

34 润物无声，小女初成——骨性Ⅱ类青少年患者隐形拔牙矫治一例

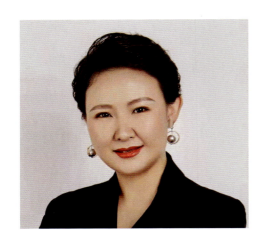

贾莹

主任医师，教授，硕士生导师

贵州省人民医院口腔正畸科

中华口腔医学会口腔正畸专业委员会会员

贵州省口腔医学会口腔正畸专业委员会副主任委员

世界正畸医师联盟（WFO）会员

治疗前评估

患者基本资料

女，12岁；主诉：牙齿不齐，嘴突；病史：无正畸治疗史，无乳牙迟脱或早失，无吐舌、吮指、咬唇、口呼吸等不良习惯。既往体健，否认全身系统性疾病史，无牙齿及颌骨外伤史，家族中无类似错殆畸形。颞下颌关节：双侧关节基本对称，无压痛、绞索、弹响，开口型、开口度正常。

治疗前照片（图34-1和图34-2）

正面观：面部左右基本对称，面高基本协调，无开唇露齿，颏部居中；侧面观：凸面型，上颌前突，下颌后缩，颏肌紧张，上下唇位于E线前。

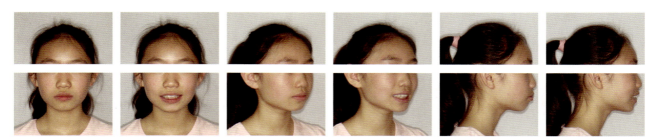

图34-1

牙弓形态：上颌牙弓卵圆形，下颌牙弓尖圆形；前牙覆𬌗覆盖：Ⅱ度深覆𬌗，覆盖约4mm；尖牙关系：双侧均为中性；磨牙关系：左侧中性，右侧远中；中线：上颌中线与面中线对齐，下颌中线右偏2mm；系带、软腭、扁桃体：未见异常；口腔卫生状态：一般。

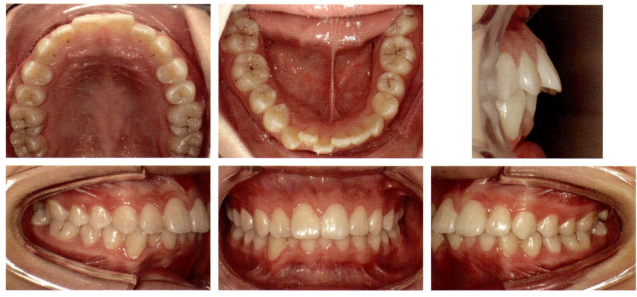

图34-2

模型测量

Bolton比：前牙75.92%（78.8%±1.72%），全牙91.06%（91.5%±1.51%）；拥挤度：上颌1.5mm，下颌3.5mm；Spee曲线：左2mm，右2.5mm。

全景片示：18、28、38、48牙胚存在，牙根发育基本完成，牙槽骨未见明显吸收，未见明显颌骨病理征，髁突形态及位置未见异常，余无特殊。

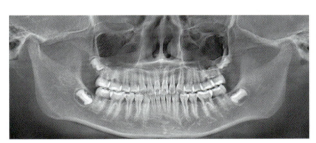

图34-4

治疗前影像学检查与分析

治疗前X线片（图34-3和图34-4）

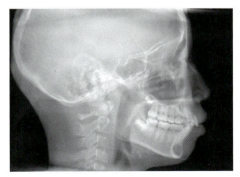

图34-3

治疗前头影测量分析

测量项目	治疗前	标准值
SNA (°)	79.8	82.0 ± 3.5
SNB(°)	74.7	79.0 ± 3.0
ANB(°)	5.1	3.0 ± 2.0
Wits(mm)	2.7	−4.5 ± 3.0
FMA (°)	24.0	26.0
ANS-Me/Na-Me (%)	51.1	55.0 ± 3.0
Y轴角(°)	73.0	64.0 ± 2.0
Ptm-A(mm)	48.0	45.0 ± 3.0
Co-Go(mm)	50.5	59.0 ± 3.0
Go-Po(mm)	68.3	73.0 ± 4.0
N-ANS(mm)	50.0	53.0 ± 3.0
ANS-Me(mm)	57.0	61.0 ± 3.0
S-Go(mm)	70.0	75.0 ± 5.0
S-Go/N-Me(%)	65.42	66.0 ± 4.0
ANS-Me/N-Me(%)	52.27	53.0 ± 2.0
Ar-Go′-Me(°)	119.0	130.0 ± 7.0
U1-SN (°)	107.9	102.0 ± 5.0
U1-PP(mm)	27.0	28.0 ± 2.0
U1-APo(mm)	10.1	7.0 ± 2.0
L1-MP(°)	107.2	95.0 ± 7.0
L1-APo(mm)	4.8	1.0 ± 2.0
L1-MP(mm)	37.7	42.0 ± 4.0
U6-PP(mm)	19.9	22.0 ± 3.0
L6-MP(mm)	30.3	34.0 ± 2.0
OP-FH (°)	10.7	15.0 ± 4.0
PP-OP(°)	10.2	8.0 ± 3.0
UL-EP(mm)	2.7	−1.0 ± 1.0
LL-EP(mm)	7.0	1.0 ± 2.0
Z角(°)	49.9	77.0 ± 5.0
N′-Sn-Pg′(°)	161.3	168.0 ± 4.0

诊断

安氏Ⅱ类1分类，亚类；骨性Ⅱ类（下颌后缩）；均角骨面型；上下颌前牙唇倾；上下颌牙列轻度拥挤。

问题列表

软组织：上下唇前突；矢状向：上下颌前牙唇倾，Ⅰ度深覆盖，下颌后缩；垂直向：前牙Ⅱ度深覆𬌗；水平向及其他：上下颌牙弓形态不匹配，下颌中线右偏2mm，上下颌牙列轻度拥挤，前牙Bolton比偏小。

治疗目标/治疗计划等

治疗目标

内收前牙，改善突面型；排齐整平牙列，匹配上下弓形，改善咬合关系，建立I类尖牙、磨牙关系及正常覆𬌗覆盖；前牙邻面去釉，协调前牙Bolton比。

治疗计划

拔牙矫治：拔除14、24、34、44；支抗设计：强支抗；矫治器和矫治技术：Invisalign，隐形矫治；保持。

治疗设计（图34-5）

支抗：采用G6方案设计，后牙强支抗。

附件设计：后牙：设计G6优化支抗附加增加后牙支抗；尖牙：优化内收附件，利于协助尖牙整体远移。

分步邻面去釉：获得更多空间压低前牙；利于下颌中线的调整；协调前牙Bolton比。

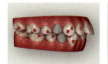 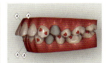

图34-5

牙齿前后移动对比（图34-6）

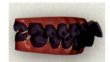 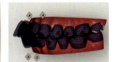

图34-6

拓展材料

如需浏览该病例的ClinCheck动画方案、牙齿移动量（图34-7）和牙齿移动分步（图34-8），可扫描二维码获取。

治疗过程

第一阶段照片

后牙备抗，前后牙分步移动（图34-9）

上下颌戴至第15副矫治器，右侧后牙关系已调整至中性咬合，双侧磨牙I类咬合；上下颌尖牙远移中，前牙开始逐渐排齐内收。

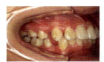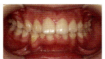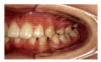

图34-9

解除拥挤、内收前牙（图34-10～图34-12）

利用拔牙隙下颌前牙逐渐排齐、内收、压低上下颌前牙，整平Spee曲线。

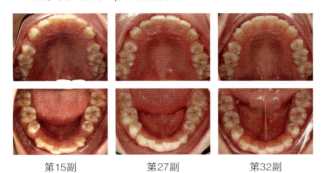

第15副　　　　　第27副　　　　　第32副

图34-10

随着前牙的逐渐内收压低，上下颌前牙唇倾度、覆盖逐渐减小，覆𬌗未见明显加深。

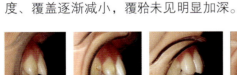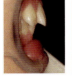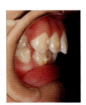

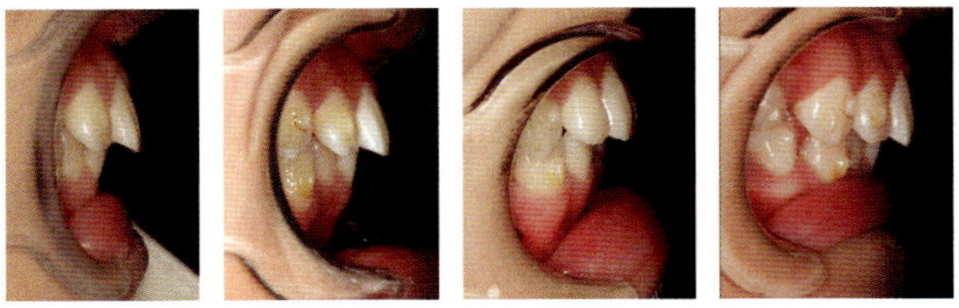

第15副　　　第21副　　　第27副　　　第32副

图34-11

支抗控制：间隙关闭过程中，邻隙两侧尖牙、磨牙未见明显倾斜，双侧尖牙、磨牙维持I类咬合，前牙未见明显早接触，软组织侧貌改善，继续压低内收前牙。

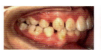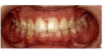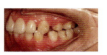

治疗第11个月（第27副）

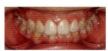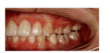

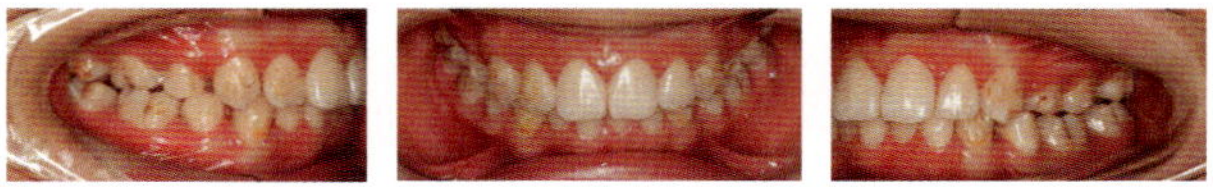

治疗第13个月（第32副）

图34-12

治疗13个月后，治疗前后口外照片对比（图34-13）

上下唇突度减小，颏肌较前松弛，颏部外形改善。

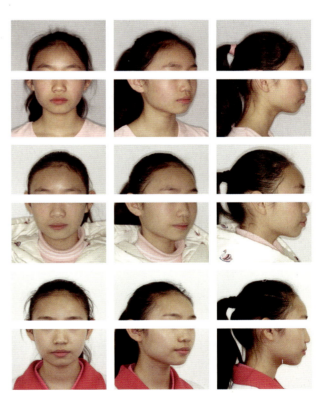

图34-13

精调阶段照片

精调前照片（图34-14～图34-16）

治疗20个月，上下颌间隙基本关闭，解除拥挤，上颌主动矫治完成，继续打开前牙咬合。

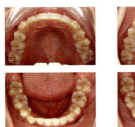

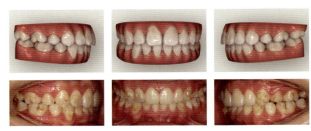

图34-17

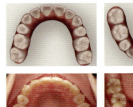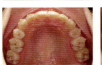

图34-18

20个月（第45副）　　22个月（第53副）

图34-14

22个月矫治器佩戴完成，上下颌中线基本对齐，前牙唇倾度明显减小，覆盖基本正常，覆𬌗稍深，尖牙、磨牙达I类咬合，上下颌前牙根舌向转矩欠佳，全口牙周情况尚可。

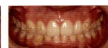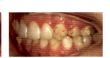

治疗20个月

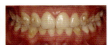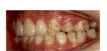

治疗22个月

图34-15

上下唇突度明显减小，上下唇位于E线上，颏部外形明显改善。

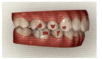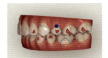

精调前口内咬合

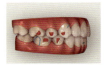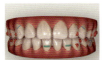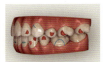

精调三维方案终末位

图34-19

拓展材料

如需浏览第一次精调牙齿移动量（图34-20），可扫描二维码（见P200）获取。

精调治疗目标

1. 维持上颌切牙切缘位置，增加上下颌前牙根舌向转矩。

2. 压低上下颌前牙，建立前牙正常覆𬌗，维持尖牙、磨牙I类咬合。

3. 排齐上下颌牙列，匹配上下弓形。

精调后照片（图34-21～图34-23）

精调后口内咬合及前牙转矩对比。

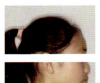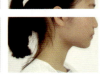

治疗前　　　治疗22个月

图34-16

实际口内咬合与三维方案终末位比较（图34-17～图34-19）

矫治完成	矫治后未解决
前牙唇倾度减小，软组织侧貌改善	矢状向：上下颌前牙根舌向转矩表达不足
上下颌牙列基本排齐	垂直向：前牙覆𬌗稍深
前牙覆盖基本正常，双侧尖牙、磨牙达I类咬合	其他：上下弓形未完全匹配
上下颌中线与面中线对齐	左侧后牙紧密性欠佳

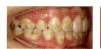

精调前

 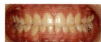

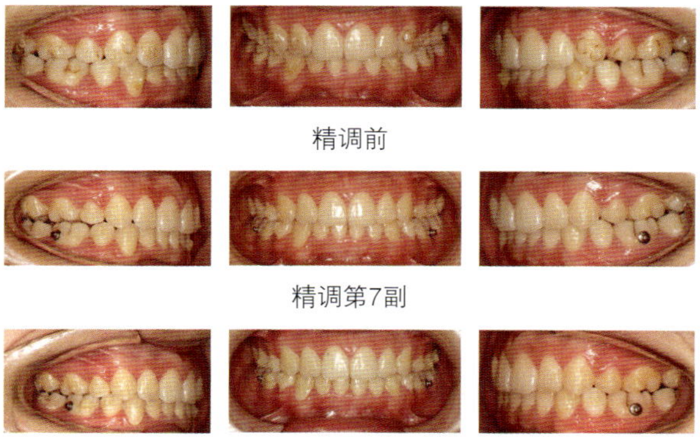

精调第7副

 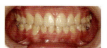 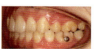

精调第13副

图34-21

上下弓形逐渐协调匹配。

 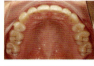

 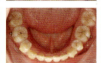

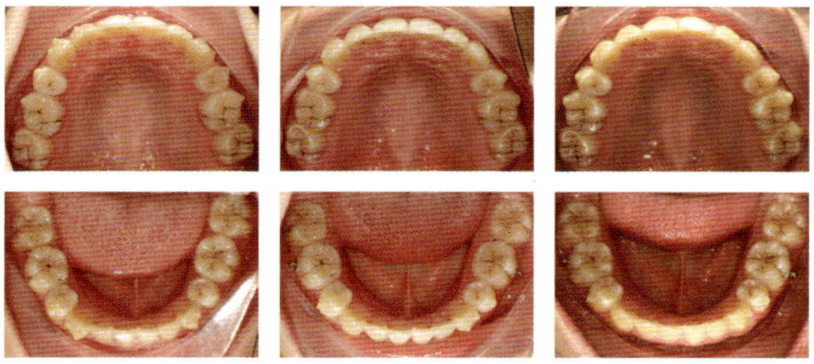

精调前　　　　精调第7副　　　　精调第13副

图34-22

前牙深覆𬌗逐渐减小。

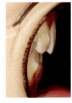 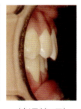 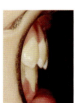

精调前　　　精调第7副　　　精调第13副

图34-23

治疗26个月后切牙及第一磨牙垂直向及矢状向变化（图34-24）

测量项目(mm)	治疗前	治疗26个月后
U1-PP	27.0	26.4
U1-Ptv	52.3	46.2
U6-PP	19.9	20.6
U6-Ptv	25.5	29.5
L1-MP	37.7	34.8
L1-Ptv	47.9	44.0
L6-MP	30.3	30.7
L6-Ptv	27.0	31.2

备注：Ptv为通过Pt点作腭平面的垂线

上下颌前牙内收压低；上下颌磨牙近移>2mm，未见明显伸长。

精调前：黑色

精调后：绿色

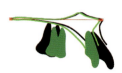

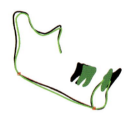

图34-24

治疗26个月咬合平面及下颌平面变化（图34-25）

测量项目	治疗前	治疗26个月后
FH-MP(°)	24.0	20.6
SN-MP(°)	32.6	31.4
FH-OP(°)	10.7	9.5
Y轴角(°)	73.0	70.4
Co-A(mm)	81.0	74.4

下颌平面逆时针旋转，咬合平面竖直。

精调前：黑色

精调后：绿色

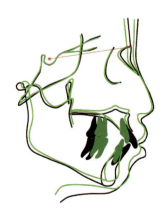

图34-25

第一次精调后口内咬合与三维方案终末位比较（图34-26）

上下颌前牙根舌向转矩及前牙覆𬌗表达稍不足。

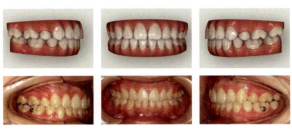

图34-26

第二次精调（2020年11月12日）（图34-27）

第二次精调原因：矢状向：继续增加上颌前牙根舌向转矩；垂直向：继续打开覆𬌗。

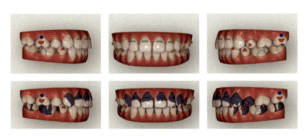

图34-27

拓展材料

如需浏览第二次精调牙齿移动量（图34-28），可扫描二维码（见P200）获取。

两次精调后头影重叠（图34-29）

精调前：绿色

精调后：红色

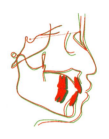

图34-29

治疗后评估

治疗进程

治疗时长	30个月
矫治器更换频率	7~10天
复诊频率	3~4个月
精调次数	2次
保持时长	6个月余

治疗后照片（图34-30和图34-31）

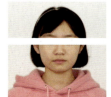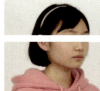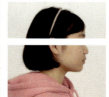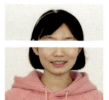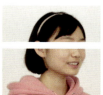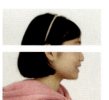

图34-30

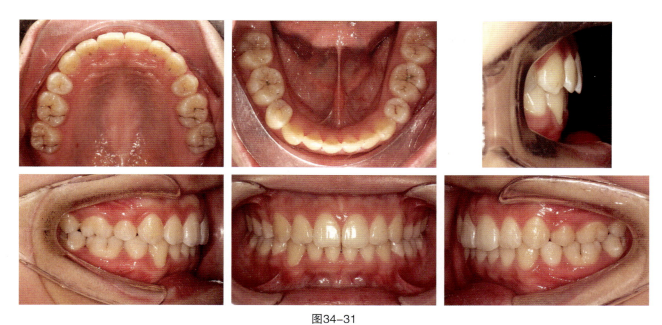

图34-31

治疗前后对比（图34-32）

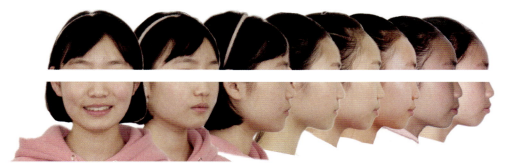

图34-32

治疗后影像学检查与分析

治疗后X线片（图34-33和图34-34）

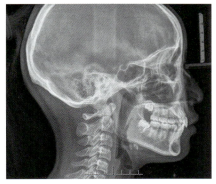

图34-33

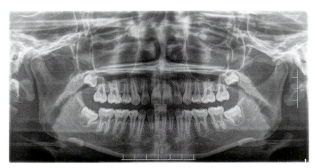

图34-34

头影重叠（图34-35）

　　治疗前：黑色

　　精调中：绿色

　　治疗后：红色

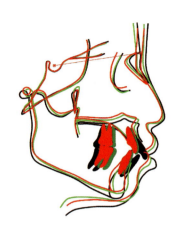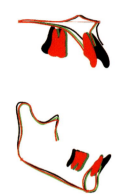

图34-35

总结

　　1. 本病例为G6设计的拔牙矫治病例，支抗控制有较好表现。

　　但支抗的绝对控制仍然达不到强支抗要求。

　　提示：临床确实要求强支抗的患者，需仔细观察G6表达情况，酌情调整对其依赖程度。

　　2. 前牙内收与压低同步完成，总体表达不错。

　　3. 前牙内收的转矩控制可以考虑过矫治设计。

35 II类前突患者的上颌拔牙、下颌推磨牙向后矫治

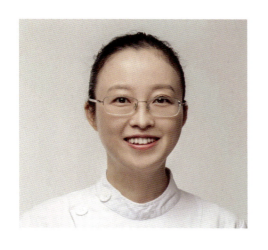

卢燕勤

口腔正畸学博士，博士生导师

中南大学湘雅口腔医院正畸科主任

中南大学湘雅口腔医学院正畸教研室主任

中华口腔医学会口腔正畸专业委员会常务委员

中华口腔医学会口腔医学计算机专业委员会常务委员

治疗前评估

患者基本资料

女，28岁；主诉：牙齿前突，影响美观；既往史、家族史无特殊；口颌面部检查：凸面型，牙性安氏II类错𬌗，骨性II类，低角，上颌前突，深覆𬌗、深覆盖。

考虑到患者突度以及II类骨面型深覆盖的调整需要，设计了减数14、24的拔牙方案；上颌强支抗内收，下颌排齐整平牙列，推磨牙向后，实现正常覆𬌗，建立磨牙完全远中关系。整个治疗共40副矫治器，历时43个月。

治疗前照片（图35-1）

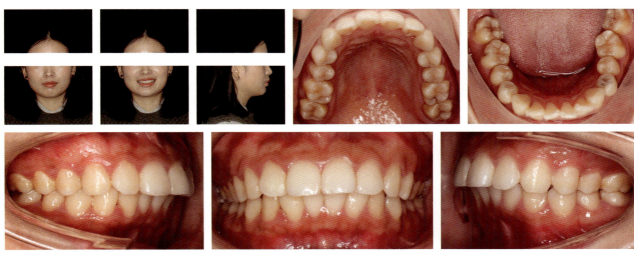

图35-1

口外情况

矢状向：上颌前突；垂直向：低角；水平向：面部左右轻度不对称（颏部左偏）；软组织特征：上下唇厚；微笑：上颌前牙暴露量适中、笑弧不美观；放松状态及微笑时口角高低情况：口角左高右低。

口内情况

拥挤度/间隙：上颌2mm，下颌4mm；切牙关系：深覆𬌗、深覆盖；前牙覆盖：8mm；前牙覆𬌗：4mm；后牙覆盖：正常；后牙覆𬌗：正常；中线：上颌中线与面中线对齐，下颌中线左偏1mm；咬合关系（尖牙、磨牙）：左侧磨牙Ⅱ类、左侧尖牙Ⅰ类，右侧磨牙Ⅱ类、右侧尖牙Ⅰ类；Bolton比：81.1%（3-3）；91.8%（6-6）；牙齿情况：无特殊；𬌗平面：无倾斜。

治疗前影像学检查与分析

骨性检查：双侧关节形态正常，下颌升支、体部不对称；牙齿：无缺失及多生牙，牙根无异常；TMJ：无特殊；其他影像学发现无特殊。

治疗前X线片（图35-2和图35-3）

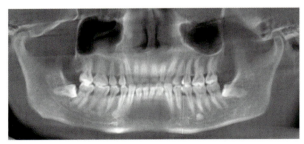

图35-2

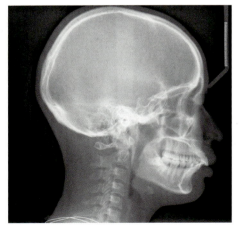

图35-3

治疗前关节CBCT（图35-4）

关节形态不佳，前后斜面均有磨损。但是表面皮质骨连续，间隙分布正常。

临床检查没有明显弹响、疼痛等关节症状。

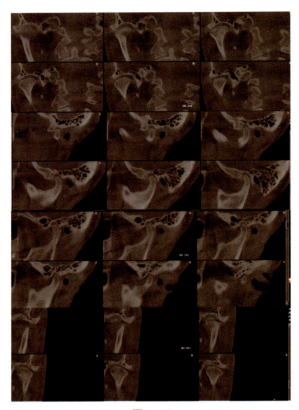

图35-4

治疗前牙根CBCT（图35-5和图35-6）

上颌前牙唇倾，牙根贴近唇侧皮质骨；下颌前牙唇倾，唇侧骨量少，35、36、44根尖下方可见高密度影。提示：拔牙治疗风险，需要严格控制前牙转矩。

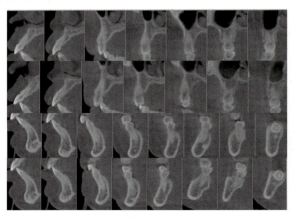

图35-5

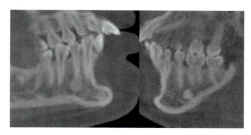

图35-6

治疗前头影测量描记图（图35-7）

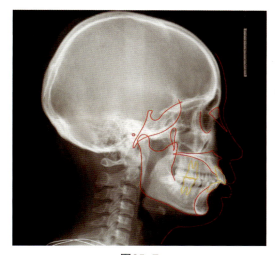

图35-7

治疗前头影测量分析

上颌骨相对颅骨位置正常，下颌骨相对颅骨位置偏小，ANB角度及Wits值偏大，为骨性Ⅱ类；L1-NB距离增大，上下颌前牙唇倾，牙性前突。MP-FH角度偏小，为低角骨面型。

测量项目	治疗前	标准值
SNA(°)	81.2	82.8 ± 4.0
SNB(°)	75.1	80.1 ± 3.9
ANB(°)	6.0	2.7 ± 2.0
U1-NA(mm)	7.0	5.1 ± 1.4
U1-NA(°)	27.1	22.8 ± 5.7
L1-NB(mm)	3.0	6.7 ± 2.1
L1-NB(°)	40.8	30.3 ± 5.8
Po-NB(mm)	−1.2	1.0 ± 1.5
U1-L1(°)	106.8	124.23 ± 8.2
L1-MP(°)	116.4	93.1 ± 6.2
Y轴角(°)	65.8	66.3 ± 7.1
Wits(mm)	4.0	−1.2 ± 1.5
MP-FH(°)	21.5	31.1 ± 5.6

诊断

骨性Ⅱ类低角；安氏Ⅱ类；上颌前突；牙列轻度拥挤。

问题列表

骨性Ⅱ类；安氏Ⅱ类；牙性前突；侧貌突；牙列轻度拥挤；深覆𬌗、深覆盖。

治疗目标/治疗计划等

治疗计划

矫治器：隐适美（Invisalign）；拔牙牙位：14、24；支抗选择：强支抗内收上颌前牙，减小上颌突度，改善侧貌；治疗设计：水平向考虑，基本维持后牙宽度。

治疗设计

矢状向考虑：建立双侧磨牙完全远中关系，双侧尖牙中性关系。

垂直向上颌切牙位置、转矩考虑：上颌前牙加根舌向转矩，直到出现Power Ridge，内收上颌前牙关闭间隙。

垂直向下颌切牙位置、转矩考虑：维持下颌切牙位置和转矩，避免唇倾下颌切牙。

其他设计要点：患者需要配合唇肌训练；保持：Vivera。

拓展材料

如需浏览该病例的ClinCheck动画方案、牙齿移动量（图35-8）和牙齿移动分步（图35-9），可扫二维码获取。

治疗过程

第一阶段治疗

第27步口内照片（图35-10）

　　本病例为安氏Ⅱ类、骨性Ⅱ类、上颌前突、下颌后缩的患者，需要进行上颌强支抗内收前牙。但是由于ClinCheck无法预先设计出上颌双侧强支抗内收前牙的方案，所以我们设计在27步之前，前牙先内收，磨牙不移动，等临床上后牙呈现完全远中关系后再进行重启。

　　在第一阶段27步复诊时，患者的双侧磨牙已经呈现完全远中关系，这是因为尽管此时在ClinCheck上设计了上颌磨牙不移动，但上颌磨牙仍存在天然支抗的丢失，加之下颌顺时针旋转覆盖加深。与预估的情况一致，在前牙移动到位的情况下，此时进行第一次重启。

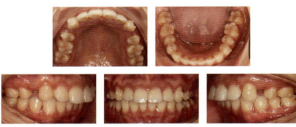

图35-10

第一次重启治疗

第一次重启时的侧面照片对比（图35-11）

　　前突改善不明显。

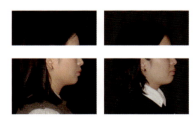

图35-11

第一次重启设计（图35-12）

　　重新设计上颌后牙强支抗方案，维持后牙现有关系，种植钉辅助上颌强支抗内收前牙关闭间隙。

下颌前牙压低，进一步整平下颌Spee曲线。共25步，7天一副矫治器。

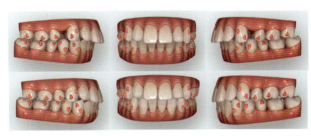

图35-12

第一次重启治疗中照片（图35-13）

　　上颌第5步，下颌第10步，矫治器贴合，15、25远中种植钉。

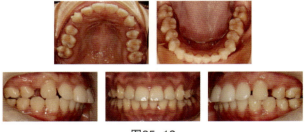

图35-13

第一次重启治疗结束后的侧面照片对比（图35-14）

　　前突略改善。

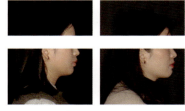

图35-14

第二次重启治疗

第二次重启设计（精调咬合，图35-15）

　　患者第一次重启治疗结束时，上颌前牙内收过程中出现"钟摆"效应，导致覆𬌗加深。加之上颌后牙近中倾斜，故磨牙区呈现局部小开𬌗。进一步精调，设计前牙压低对抗伸长，并调整其转矩，通过垂直向的咬合跳跃以及直立近中倾斜的磨牙来关闭局部小开𬌗。

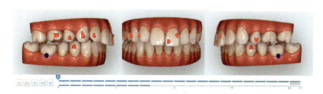

图35-15

拓展材料

如需浏览牙齿移动量（图35-16）和牙齿移动分步（图35-17），可扫二维码（见P209）获取。

第二次重启时口内照片（图35-18）

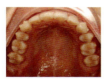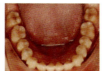
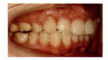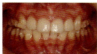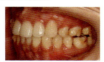

图35-18

第二次重启治疗结束后的侧面照片对比（图35-19）

面型改善。

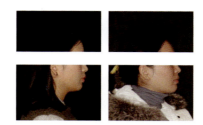

图35-19

第三次重启治疗

第三次重启设计（精调咬合，图35-20）

继续压低上下颌前牙以改善覆𬌗，同时调整尖牙、磨牙的轴倾度。

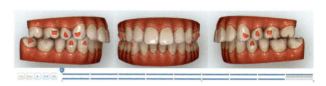

图35-20

拓展材料

如需浏览牙齿移动量（图35-21）和牙齿移动分步（图35-22），可扫二维码（见P209）获取。

第三次重启时口内照片（图35-23）

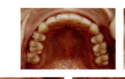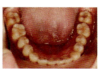
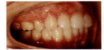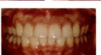

图35-23

治疗后评估

治疗进程

治疗时长	43个月
矫治器更换频率/复诊频率	10天
重启/精调次数	3次
保持时长	目前保持

治疗前后照片对比（图35-24和图35-25）

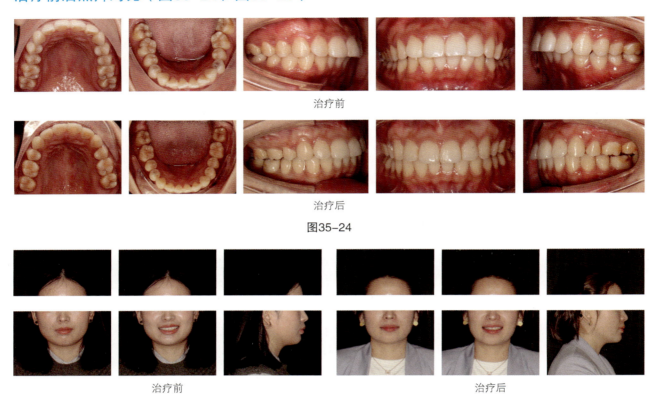

治疗前

治疗后

图35-24

治疗前　　　　　　　　　　治疗后

图35-25

治疗后影像学检查与分析

治疗后关节CBCT（图35-26）　　　　治疗后牙齿CBCT（图35-27）

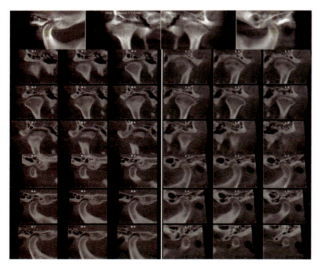

图35-26

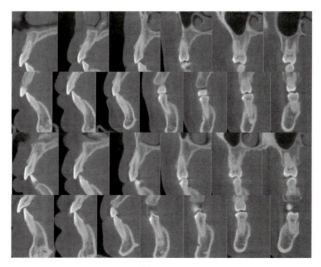

图35-27

治疗后头影测量描记图（图35-28）

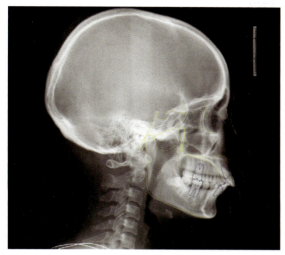

图35-28

治疗后头影测量分析

测量项目	治疗前	治疗后	标准值
SNA(°)	81.2	80.3	82.8±4.0
SNB(°)	75.1	74.6	80.1±3.9
ANB(°)	6.0	6.0	2.7±2.0
U1-NA(mm)	7.0	5.3	5.1±1.4
U1-NA(°)	27.1	25.2	22.8±5.7
L1-NB(mm)	3.0	3.5	6.7±2.1
L1-NB(°)	40.8	41.0	30.3±5.8
Po-NB(°)	-1.2	-1.4	1.0±1.5
U1-L1(°)	106.8	118.2	124.23±8.2
L1-MP(°)	116.4	108.5	93.1±6.2
Y轴角(°)	65.8	60.2	66.3±7.1
Wits(mm)	4.0	2.7	-1.2±1.5
MP-FH(°)	21.5	22.6	31.1±5.6

头影测量数据显示治疗后保持骨性Ⅱ类，因患者为成年患者，无生长发育潜能，故SNA、SNB几乎无变化。下颌平面稍增大。上颌前牙唇倾角减小，从治疗前的27.1°减小为25.2°，上下颌前牙夹角从治疗前的106.8°增大为治疗后的118.2°，改变为正常的角度，提示上下颌前牙按照设计倾斜内收。

头影重叠（图35-29）

治疗前：黑色
治疗后：绿色

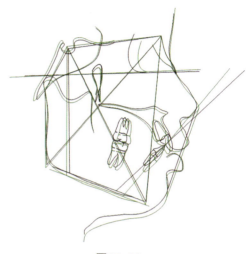

图35-29

1. 上颌前牙内收，鼻唇角增大，上唇内收，软组织面型改善。

2. 上颌重叠提示上颌前牙倾斜内收，上颌后牙平行近移。

3. 下颌前牙内收，下颌后牙直立。

4. 下颌平面角增大。

总结

方案设计思考

本病例为典型的"齐突"病例，安氏Ⅱ类，骨性Ⅱ类，上颌前突，下颌后缩。上下颌前牙直立，骨性前突因素显著，上下颌前牙牙根与皮质骨紧邻。上下颌牙列的拥挤度几乎为0，拔牙方案内收上颌前牙时转矩控制是关键。

ClinCheck方案设计

对于前牙较直立的拔牙病例，方案设计可以为前牙分步内收，尖牙先远移，方便矫治器对前牙的包裹后再前牙内收。后牙先设计不移动；上颌前牙内收时边内收边压低，防止前牙覆𬌗加深以及咬合干扰。

注意移动量表中，前牙牙冠的变化数值为舌向，牙根的移动方向也应为舌向。

矫治过程中出现的问题及对策

问题

患者在第一阶段佩戴第27步时磨牙呈现完全远中关系。

本病例需要进行上颌强支抗内收前牙。但是由于ClinCheck无法预先设计出上颌双侧强支抗内收前牙的方案，如果设计磨牙不动、前牙大量内收的结果是前牙反𬌗，所以初次方案中，我们设计在27步之前，前牙先内收，磨牙不移动，等临床上后牙呈现完全远中关系后再进行重启，进一步用强支抗内收上颌前牙。

在第一阶段27步复诊时，患者的双侧磨牙果然已经呈现完全远中关系，这与预估的情况一致，可能的原因有：上颌磨牙存在天然支抗的丢失；下颌顺时针旋转导致下颌后退、前牙覆盖加深；为了排齐整平下颌牙列，设计了下颌磨牙的轻度远移。

对策

在前牙移动到位的情况下，此时进行第一次重启。再次设计上颌后牙强支抗，同时配合种植支抗，内收上颌前牙。

进展评估结果对方案设计的启示

本病例中，对患者前牙转矩控制良好；磨牙矢状向位置控制在初次设计时已事先预见并采取了相应对策，在第一次重启后加强支抗设计，辅助以种植钉，最终矫治效果较好。

启示

在拔牙病例中后牙支抗设计应巧妙，制订ClinCheck方案时，医生不能忽视对后牙支抗丧失、颌位变化的预估。

总结

需要设计后牙强支抗的拔牙病例，应该将磨牙支抗天然丢失、颌位变化等因素对磨牙关系的影响考虑在内。必要时，及时辅助种植支抗来帮助实现矫治效果。

临床上，我们会遇到很多以"突"为主诉的正畸患者，这类患者往往需要拔牙矫治。其实，正畸患者拔牙主要考虑以下因素：牙齿拥挤度、牙弓突度、Spee曲线深度、支抗磨牙的移动以及垂直骨面型。在确定拔牙时，医生不仅需要考虑患者牙齿及软组织的突度，还应考虑磨牙前移占去的拔牙间隙。若安氏II类错𬌗畸形采用单纯上颌拔前磨牙矫治，则往往在拔牙后需要强支抗内收前牙，但是关闭间隙时支抗磨牙的前移是不可避免的。此时，医生需要知道磨牙关系将会受到多重因素的影响，例如：上颌磨牙存在天然支抗的丢失、下颌顺时针旋转导致前牙覆盖加深、下颌磨牙的远移等。

结合本病例，该成年女性为安氏II类，骨性II类，前牙III度深覆盖，上颌前突，下颌后缩。上下颌牙列的拥挤度轻度，拔牙方案为拔除上颌双侧第一前磨牙，强支抗内收上颌前牙，下颌磨牙轻度远中移动排齐整平下颌牙列。但是由于与技师沟通程序复杂，ClinCheck无法预先设计出上颌双侧强支抗内收前牙的方案。所以初次方案中，设计在27步之前，上颌前牙先内收，上颌磨牙不移动，等临床上后牙呈现完全远中关系后再进行重启。临床上要求患者按时复诊，密切监控发现在第一阶段27步复诊时，患者的双侧磨牙果然已经呈现完全远中关系，这与预估的情况一致，在前牙移动到位的情况下，此时进行第一次重启。在后续的ClinCheck中进行了上颌后牙强支抗设计，同时配合种植支抗，内收上颌前牙。

在使用无托槽隐形矫治技术强支抗关闭拔牙间隙时，尽管ClinCheck设计显示的三维方案是磨牙不移动，但在临床实践中，内收前牙的反作用力将会导致患者的磨牙前移、后牙支抗丢失，这也是本病例上颌磨牙天然支抗丢失的原因。在本病例中，除了上颌磨牙天然支抗丢失，还有下颌顺时针旋转、下颌磨牙的轻度远移等因素，导致第一阶段27步复诊时，患者的双侧磨牙果然已经呈现完全远中关系。该患者的前牙转矩控制良好，且磨牙矢状向位置控制在初次设计时已事先预见及时重启，并采取了种植支抗辅助的相应对策，最终正畸矫治效果较好。

所以，在临床上医生遇到以"突"为主诉的正畸患者时，在充分考虑到牙齿拥挤度、牙弓突度、Spee曲线深度、支抗磨牙的移动以及垂直骨面型等的前提下，应该设计好拔牙牙位、拔牙间隙分配等，做好正畸可视化治疗目标的确定。且对于隐适美病例，在拔牙方案中后牙支抗设计应巧妙，制订ClinCheck方案时，医生不能忽视对后牙支抗丧失、颌位变化对磨牙关系影响的预估。需要设计后牙强支抗的拔牙病例，应该将磨牙支抗天然丢失、颌位变化等因素对磨牙关系的影响考虑在内。同时要强调医患配合的重要性，要求患者积极配合、及时复诊，医生密切监控，若出现问题及时调整治疗方案，采取有效治疗策略，必要时辅助种植支抗来帮助实现正畸矫治效果。

参考文献

[1]安世英, 张继武, 马俐丽, 等. 无托槽隐形矫治技术内收上前牙的三维有限元分析[J]. 临床口腔医学杂志, 2020(10):583-586.

[2]Wolfram H, Antonia Z, Henning D, et al. Torquing an upper central incisor with aligners-acting forces and biomechanical principles[J]. Eur J Orthod, 2010, 32(6):607-613.

[3]Kumar Y, Janardan R, Larson B. Automatic virtual alignment of dental arches in Orthodontics[J]. Comp Aided Des Appl, 2013, 10(3):371-398.

[4]潘裕炯, 黄盛沛, 田杰. 双颌前突用无托槽隐形矫治器矫治1例[J]. 实用口腔医学杂志, 2012, 28(05):659-661.

[5]Li O, Zhou YH, Fu MK, et al. Extraction treatment of an adult patient with severe bimaxillary dentoalveolar protrusion using microscrew anchorage[J]. 中华医学杂志(英文版), 2007, 120(019):1732-1736.

[6]史真, 林升. 无托槽隐形矫治器拔牙矫治安氏II类成人患者1例[J]. 中华口腔正畸学杂志, 2014(03):172-174.

[7]李成龙, 任静, 青薇, 等. 无托槽隐形矫治技术联合种植支抗矫治安氏Ⅱ一分类错拾疗效探究[J]. 医药前沿, 2018, 8(016):32-33.

36 长距离前移磨牙矫治高角骨性Ⅱ类错殆

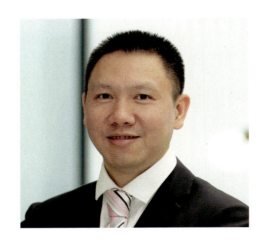

麦志辉

医学博士，副主任医师，硕士生导师

中山大学附属第三医院口腔医学部正畸科

治疗前评估

患者基本资料

女，16岁；主诉：牙列不齐，嘴突；病史：无特殊；患者于2年前因下颌后缩就诊，曾进行Twin-Block功能矫治，因矫治器体积太大而放弃矫治；现因牙列不齐，嘴突而再次就诊。

治疗前照片（图36-1）

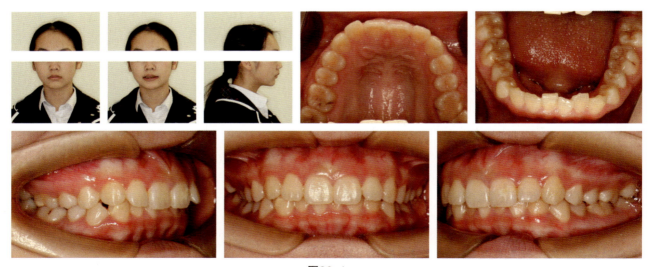

图36-1

治疗前影像学检查与分析

治疗前X线片（图36-2和图36-3）

SNA角82.0°，ANB角9.0°，下颌后缩；上颌前牙角度正常，下颌前牙唇倾；偏高角生长型。

治疗前头影测量分析

测量项目	治疗前	标准值	标准差
SNA(°)	82.0	82.0	4.0
SNB(°)	73.0	80.0	4.0
ANB(°)	9.0	3.0	2.0
U1-SN(°)	106.0	105.0	6.0
L1-MP(°)	98.0	92.5	7.0
U1-L1(°)	131.0	124.0	8.0
GoGn-SN(°)	38.0	32.0	5.0

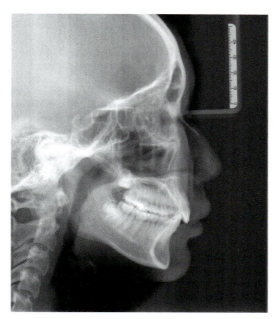

图36-2

诊断

牙性：安氏II类错𬌗；骨性：II类错𬌗。

问题列表

牙列拥挤：上颌3mm，下颌6mm；覆盖：5mm；覆𬌗：5mm；中线：下颌中线右偏2mm；咬合关系（尖牙、磨牙）：双侧远中关系；Spee曲线曲度：4mm；软组织侧貌：上唇稍突，颏唇沟深，颏部后缩。

双侧髁突形态基本对称，皮质骨连续，升支高度基本一致；4颗智齿存在，下颌Spee曲线陡峭。

治疗目标/治疗计划等

治疗目标

拔牙矫治，排齐整平牙列，内收上颌前牙，改善上颌前牙前突；压低上下颌前牙，改善前牙深覆𬌗；大量前移下颌磨牙，建立磨牙中性关系；引导下颌前移，改善下颌后缩；轻度扩大上颌牙弓宽度，有利于下颌前导。

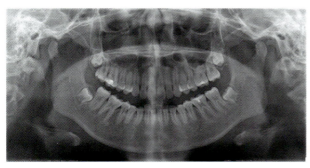

图36-3

牙齿前后移动对比（图36-4）

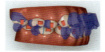 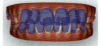 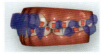

图36-4

拓展材料

如需浏览该病例的ClinCheck动画方案、牙齿移动量（图36-5）和牙齿移动分步（图36-6），可扫描二维码获取。

治疗过程

一期治疗

2016年8月24日（第12副）Ⅱ类牵引，3/16、3.5oz橡皮圈（图36-7）

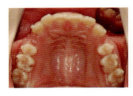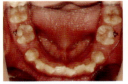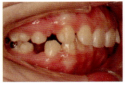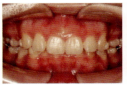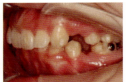

图36-7

2016年12月29日（第21副）（图36-8）

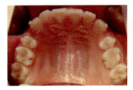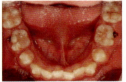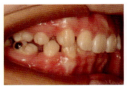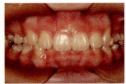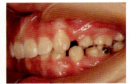

图36-8

2017年4月7日（第33副）（图36-9）

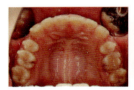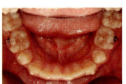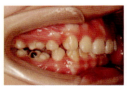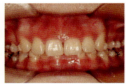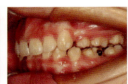

图36-9

2017年7月26日（第45副）36近中放置垂直牵引钩，纠正磨牙前倾（图36-10）

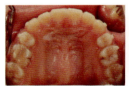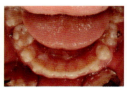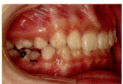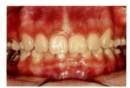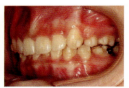

图36-10

2017年12月26日（一期结束）（图36-11）

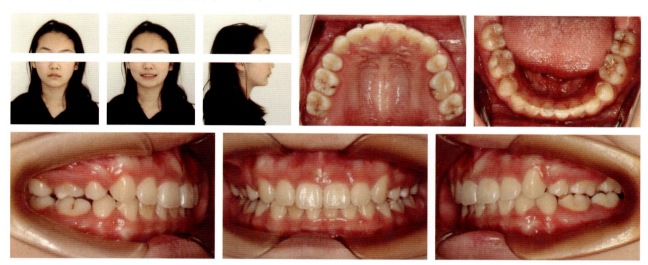

图36-11

二期治疗

二期治疗开始（图36-12）

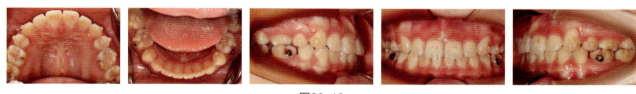

图36-12

二期治疗结束（图36-13）

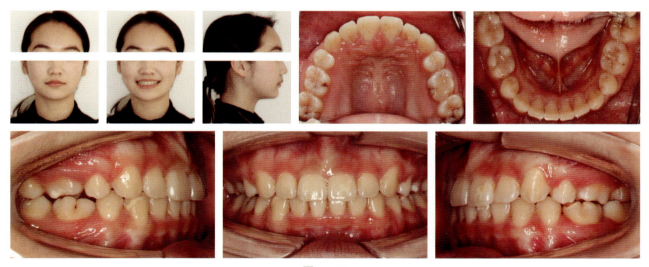

图36-13

治疗过程回顾（图36-14）

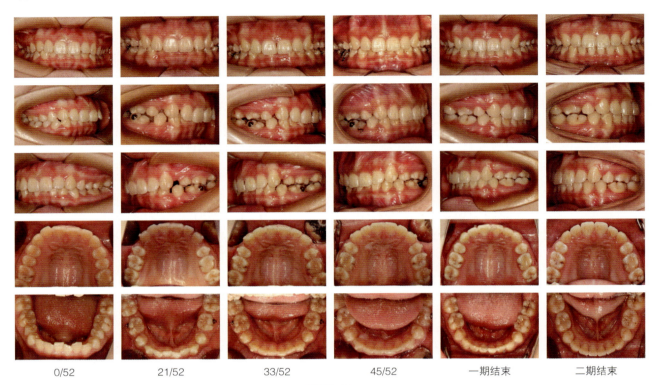

| 0/52 | 21/52 | 33/52 | 45/52 | 一期结束 | 二期结束 |

图36-14

治疗后评估

治疗进程

治疗时长	28个月
矫治器更换频率	10～14天
复诊频率	2个月
重启/精调次数	1次
保持时长	12个月

临床技巧分享

1．拔除14、24、35、45，上颌磨牙前移2mm，下颌磨牙前移4mm。

2．在上下颌前牙添加根舌向转矩，避免收间隙过程中出现"过山车"效应，同时，消耗磨牙支抗。

3．利用隐形矫治器的推力作用，分步前移磨牙，在下颌磨牙近中设计水平矩形附件，配合II类牵引大量前移下颌磨牙。

4．维持下颌磨牙牙弓宽度，添加冠根舌向转矩，避免磨牙舌向倾斜。

5．采取3循环分步压低下颌前牙，以下颌第一前磨牙为支抗压低前牙。

6．在垂直向上，压低前牙至覆𬌗0.5mm。

治疗后照片（追踪12个月）（图36-15）

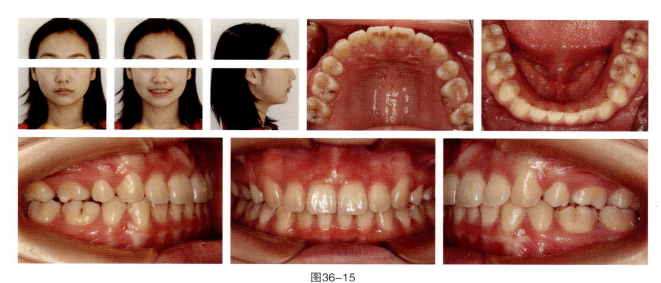

图36-15

治疗前后对比（图36-16）

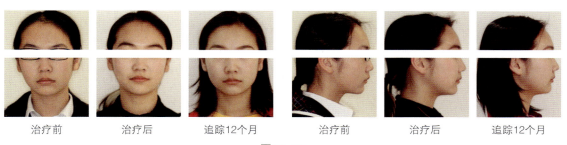

| 治疗前 | 治疗后 | 追踪12个月 | 治疗前 | 治疗后 | 追踪12个月 |

图36-16

治疗后影像学检查与分析

治疗后X线片（图36-17和图36-18）

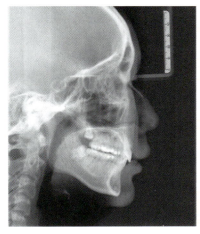

图36-17

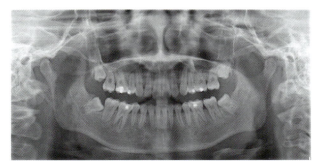

图36-18

治疗前后全景片对比（图36-19）

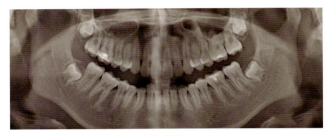
治疗前

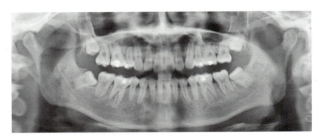
治疗后

图36-19

治疗前后头颅侧位片对比（图36-20）

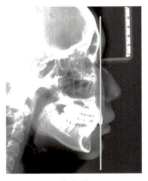
治疗前

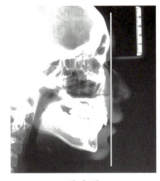
治疗后

图36-20

治疗后头影测量分析

测量项目	治疗前	治疗后	标准值	标准差
SNA(°)	82.0	82.0	82.0	4.0
SNB(°)	73.0	77.0	80.0	4.0
ANB(°) .	9.0	5.0	3.0	2.0
U1-SN(°)	106.0	100.0	105.0	6.0
L1-MP(°)	98.0	94.0	92.5	7.0
U1-L1(°)	131.0	130.0	124.0	8.0
GoGn-SN(°)	38.0	36.0	32.0	5.0

总结

1. 要实现大量磨牙前移，应充分利用隐形矫治器是推力矫治器的作用，设计分步前移，磨牙颊侧近中设计水平矩形附件，适量的磨牙后倾备抗，配合牵引可实现大量磨牙前移。

2. 控制磨牙间宽度，避免磨牙内倾，是实现磨牙前移的关键。

3. 内倾型深覆𬌗病例，可实现下颌向前跳跃。

4. 对于下颌既需拔牙，又需压低前牙的病例，拔除下颌第二前磨牙，以第一前磨牙为支抗，采用分步法可以取得较好的压低前牙的效果。

37 基于牙颌结构支抗设计的拔牙矫治

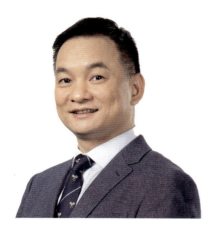

麦理想

中山大学口腔临床医学博士

海斯口腔门诊部首席顾问专家

广东省口腔医学会口腔正畸专业委员会常务委员

治疗前评估

患者基本资料

女，27岁；主诉：牙突；病史：无特殊。

治疗前照片（图37-1）

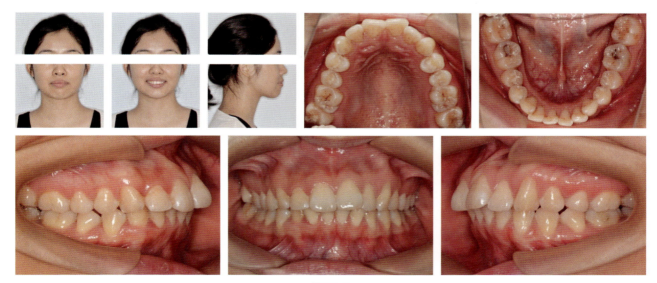

图37-1

治疗前影像学检查与分析

治疗前X线片（图37-2和图37-3）

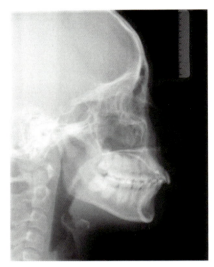

图37-2

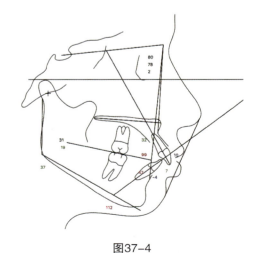

图37-3

治疗前头影测量描记图（图37-4）

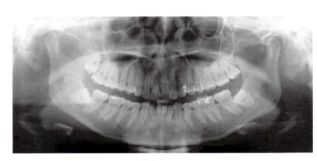

图37-4

治疗前头影测量分析

测量项目	治疗前	标准值
SNA(°)	80.3	82.0±3.5
SNB(°)	78.1	79.0±3.0
ANB(°)	2.2	3.0±2.0
Wits(mm)	−1.5	−4.5±3.0
U1−SN(°)	106.5	102.0±5.0
L1−MP(°)	112.0	95.0±7.0
FMA(°)	30.7	26.0

诊断

牙性：安氏Ⅱ类1分类；骨性：骨性Ⅱ类，均角；牙列不齐。

问题列表

拥挤度/间隙：上颌2mm，下颌4mm；覆盖：6mm；覆𬌗：2mm；中线：上颌中线左偏1mm；咬合关系（尖牙、磨牙）：尖牙为远中尖对尖，磨牙为开始远中关系；其他口内情况：36、46𬌗面有龋坏；软组织侧貌：侧貌突。

治疗目标/治疗计划等

治疗目标

改善侧貌，改善前牙覆盖；排齐内收上下颌前牙；调整尖牙、磨牙关系。

治疗计划

拔除14、24、34、44；应用隐适美矫治器。

ClinCheck设计时，上颌第一磨牙维持矢状向位置不变，水平向上加根颊向转矩；上颌前牙内收关闭间隙，上下颌前牙差异性内收，下颌先完成矫治。下颌前牙边内收边排齐。

牙齿前后移动对比（图37-5）

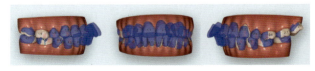

图37-5

拓展材料

如需浏览该病例的ClinCheck动画方案、牙齿移动量（图37-6）和牙齿移动分步（图37-7），可扫描二维码获取。

治疗过程

治疗过程回顾（图37-8～图37-11）

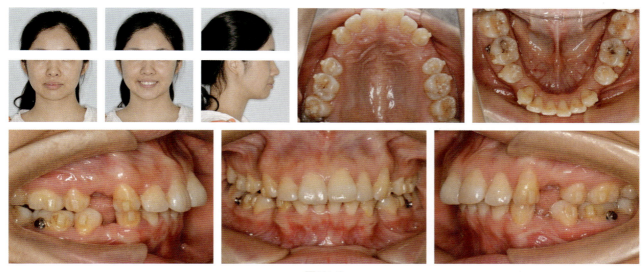

图37-8

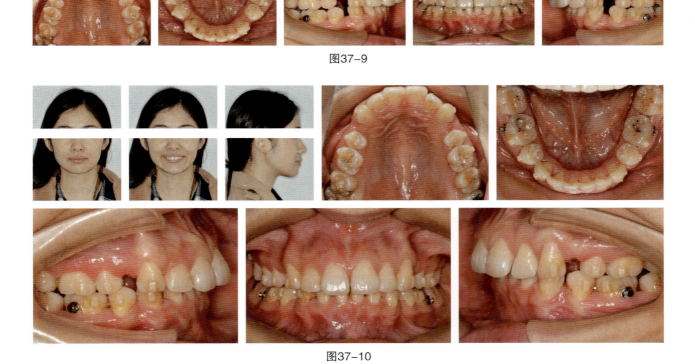

图37-9

图37-10

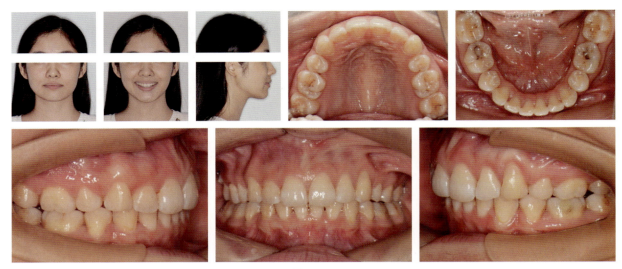

图37-11

治疗后评估

治疗进程

治疗时长	25个月
矫治器更换频率	7~10天
复诊频率	2个月
重启/精调次数	1次
保持时长	36个月

临床技巧分享

本病例成功的关键在于矢状向控制。矢状向控制具体表现在上颌第一磨牙设置根颊向转矩，让牙根稍向颊侧移动，从而在关闭间隙时，磨牙不容易前移而导致支抗丧失。对于下颌第一磨牙，则加了根舌向转矩，从而使磨牙易于前移。同时增加II类牵引，利用交互支抗的理念，保护上颌后牙支抗，消耗下颌后牙支抗，从而利于II类尖牙、磨牙关系的调整。

治疗后照片（图37-12）

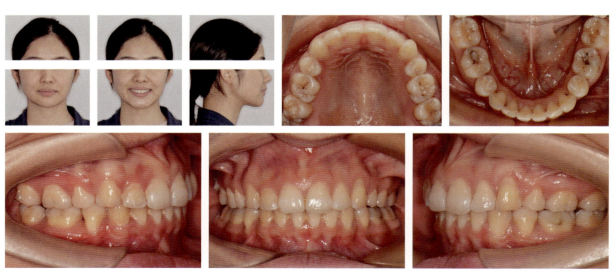

图37-12

治疗前后对比（图37-13）

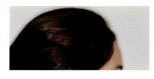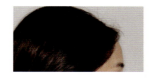

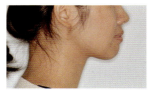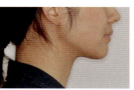

治疗前　　　　　　治疗后

图37-13

治疗后影像学检查与分析

治疗后X线片（图37-14和图37-15）

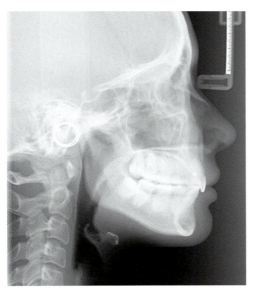

图37-14

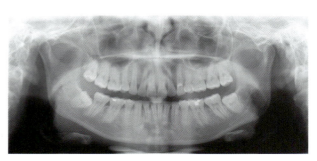

图37-15

治疗后头影测量分析

测量项目	治疗前	治疗后	标准值
SNA(°)	80.3	80.4	82.0±3.5
SNB(°)	78.1	78.2	79.0±3.0
ANB(°)	2.2	2.2	3.0±2.0
Wits(mm)	−1.5	3.1	−4.5±3.0
U1-SN(°)	106.5	96.1	102.0±5.0
L1-MP(°)	112.0	94.0	95.0±7.0
FMA(°)	30.7	28.6	26.0

头影重叠（图37-16）

　　治疗前：黑色

　　治疗后：蓝色

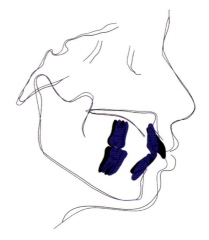

图37-16

总结

本病例上下颌前牙均唇倾，前牙可通过倾斜移动内收，为后牙中度支抗病例，不需要辅助种植钉即可达到明显的侧貌改善。但在第一次矫治时，前牙设置了冠舌向转矩，而隐适美矫治器本身容易让牙齿舌倾，在第一次矫治器戴完后，虽然侧貌得到明显改善，但前牙过于内倾，因此在精调时前牙加了大量根舌向、冠唇向转矩。隐适美矫治器在垂直

向控制上也非所见即所得，在第一次设计时，虽然设计为对刃，矫治后覆𬌗仍加深，在精调时前牙即设计为开𬌗。

通过这一病例的反思总结，之后的设计中，在转矩方面，前牙如果大量内收，会加根舌向冠唇向转矩，前牙覆𬌗一般会设置为开𬌗。但具体过矫治的量根据患者年龄、骨骼型、初始状态等不同。

38 拔牙病例中磨牙前倾的纠正

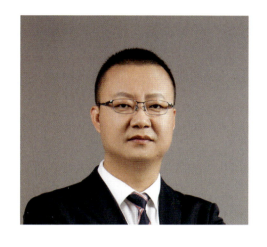

丁锐

硕士，副主任医师

锐珂口腔联合创始人

中华口腔医学会口腔正畸专业委员会第六届、第七届委员

中国整形美容协会牙颌颜面医疗美容分会委员

治疗前评估

患者基本资料

女，18岁；主诉：嘴突；病史：有正畸治疗史，没有拔牙。

患者小时候做过正畸治疗，没有拔牙，现在觉得牙齿和嘴都比较突出，希望重新做矫治来解决问题，并且不希望再像以前一样痛苦地戴"钢牙套"。而且1年后要离开新疆，去外地上大学，时间上也不允许做固定正畸。希望在新疆适应一段时间以后，后期在大学自己更换矫治器完成矫治，可以每年寒暑假回来复诊。

治疗前照片（图38-1）

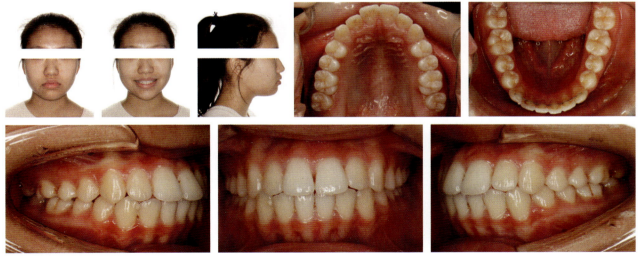

图38-1

治疗前影像学检查与分析

治疗前X线片（图38-2和图38-3）

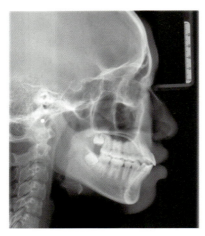

图38-2

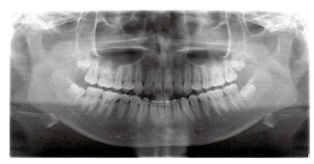

图38-3

治疗前头影测量分析（图38-4）

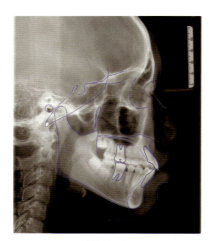

图38-4

治疗前头影测量分析

测量项目	治疗前	标准值	标准差
Na-S-Ar(Saddle/Sella Angle)(°)	134.1	123.0	5.0
S-N (Anterior Cranial Base) (mm)	64.8	71.0	3.0
S-Ar (Posterior Cranial Base) (mm)	34.3	32.0	3.0
Ar-Go'-Me (Gonial/Jaw Angle)(°)	118.9	130.0	7.0
Go'-Me (Mandibular Body Length) (mm)	72.3	71.0	5.0
Ar-Go'-N (Upper Gonial Angle)(°)	47.3	53.0	2.0
Na-Go'-Me (Lower Gonial Angle)(°)	69.1	72.0	2.0
Ar-Go'(Ramus Height) (mm)	45.4	44.0	5.0
SNA(°)	80.2	83.0	4.0
SNB(°)	78.4	80.0	4.0
ANB(°)	1.8	3.0	2.0
S-Ar-Go' (Articular Angle)(°)	141.9	143.0	6.0
Combined Variation(°)	394.9	396.0	6.0
Jarabak Anterior Ratio (%)	82.0	108.0	4.0
SN-MP(°)	33.6	30.0	6.0
N-Go'(mm)	116.6	95.0	4.0
Y轴长(mm)	117.4	86.0	6.0
SN-NPo (SN to Facial Plane)(°)	78.1	73.0	4.0
S-Go'(mm)	75.4	80.0	6.0
N-Me (Anterior Face Height) (mm)	116.2	112.0	7.0
FHI (Facial Height index) (%)	64.9	63.0	2.0
Y轴角(SGn-SN)(°)	71.6	64.0	2.0
IMPA (L1-MP)(°)	100.6	97.0	6.0
FMIA (L1-FH)(°)	55.9	55.0	2.0
L1-NPo (L1-Facial Plane)(mm)	8.6	4.0	2.0
U1-NPo (U1-Facial Plane)(mm)	10.8	5.0	2.0
U1-SN(°)	112.5	106.0	6.0
MP-OP(°)	15.7	11.0	5.0
U6-PP (mm)	22.6	22.0	3.0
U1-L1 (Interincisal Angle)(°)	113.3	124.0	8.0
LL-EP (mm)	2.5	1.0	2.0

诊断

牙性：前突；骨性：I类。

问题列表

拥挤度/间隙：无拥挤；覆盖：1mm；覆𬌗：正常；中线：正常；咬合关系（尖牙、磨牙）：中性；其他口内情况：上下颌切牙唇倾；软组织侧貌：上下唇前突。

治疗目标/治疗计划等

治疗计划

拔除4颗第一前磨牙，强支抗内收上下颌前牙，减小前牙唇倾度，改善突面型。

患者属二次矫治，牙冠高度比较理想，Spee曲线比较平直，下颌切牙不需要大量压低，因此设计G6，远程矫治，以期取得较好的疗效。

拓展材料

如需浏览该病例的ClinCheck动画方案、牙齿移动量（图38-6）和牙齿移动分步（图38-7），可扫描二维码获取。

牙齿前后移动对比（图38-5）

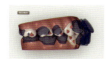 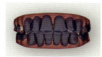 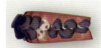

图38-5

治疗后评估

治疗进程

治疗时长	24个月
矫治器更换频率	1周
复诊频率	前期1~2个月，后期4个月
重启/精调次数	2次
保持时长	6个月

必然产生明显的"钟摆"效应，出现前牙早接触、后牙开𬌗的情况。这时仅仅采用图38-8中的垂直牵引是不能够防止磨牙近中倾斜的。因为力臂太短，因此牵引要考虑力的方向，如图38-9所示，才可以使磨牙直立。

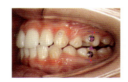 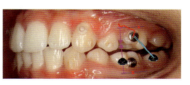

图38-8   图38-9

临床技巧分享

该患者在治疗过程中由于需要前牙大量内收，

治疗后照片（图38-10）

   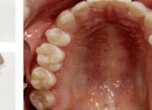 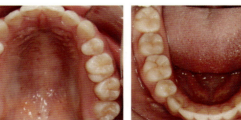

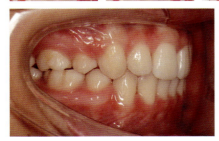 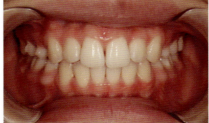 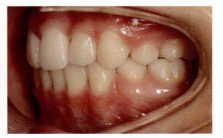

图38-10

治疗前后对比（图38-11）

磨牙近中倾斜的纠正。

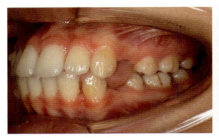 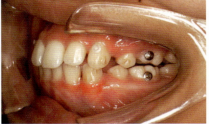 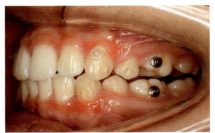

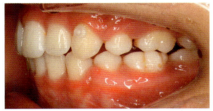 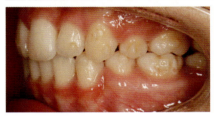

图38-11

治疗后影像学检查与分析

治疗后X线片（图38-12和图38-13）

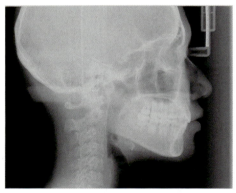 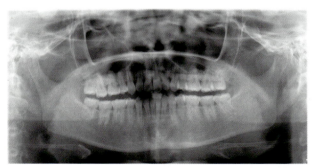

图38-12　　　　　　　　　　　　　　　图38-13

总结

该患者属于牙性前突，需要大量内收前牙改善面型，使用G6方案，拔除4颗第一前磨牙，强支抗内收上下颌前牙，减小前牙唇倾度，获得了比较理想的面型改善。

由于患者牙冠高度比较理想，Spee曲线比较平直，下颌切牙不需要大量压低，因此非常适合使用G6来进行治疗，也是获得良好效果的关键。如果该患者Spee曲线深，需要大量压低下颌前牙，G6可能不一定会表现那么好。

本病例治疗过程中出现了上颌后牙的近中倾斜，由于早期的牵引力的力线非常接近牙齿的阻抗中心，导致力臂过短，因此不能产生足够的力矩来对抗磨牙近中倾斜。所以出现问题以后，在牵引之前要明确力量的方向和力线的位置，对立直磨牙是至关重要的。

本病例还提示我们，同样内收前牙，下颌磨牙并没有发生明显近中倾斜；而是由于前牙早接触造成了上颌前牙支抗的加强以及后牙的咬合分离，从而失去垂直向限制，才更进一步加剧了上颌磨牙的前倾。因此矫治器的软硬并不能决定磨牙是否容易倾斜。

39 咬合跳跃在隐形矫治拔牙病例支抗控制中的应用

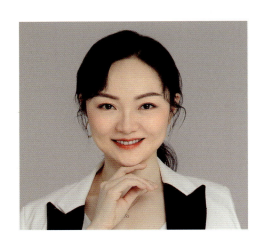

陈琳

博士，研究生导师

中山大学附属第三医院

中华口腔医学会口腔正畸专业委员会委员

中华口腔医学会会员

世界正畸医师联盟（WFO）会员

治疗前评估

患者基本资料

男，30岁；主诉：自觉龅牙影响美观；病史：身体健康，否认外伤史及不良习惯史，否认系统性疾病史、过敏史、遗传史等。

治疗前照片（图39-1）

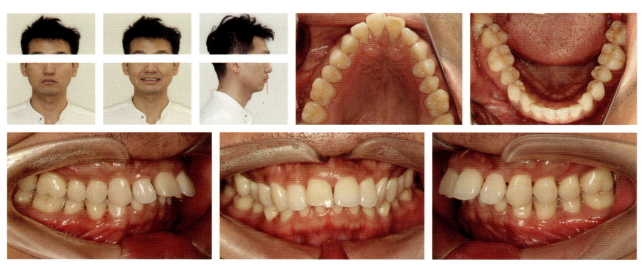

图39-1

本病例是一个成年男性，主诉为牙齿前突，检查所见患者正面观左右基本对称，侧面观凸面型，关节无异常。口内可见恒牙列，上下颌牙齿排列整齐，尖牙、磨牙关系远中，前牙深覆𬌗、深覆盖，Spee曲线深，上下颌牙弓尖圆形。全景片显示4颗智齿阻生，侧位片显示上下颌前牙倾斜度大。考虑到患者为成年人无生长发育，且下颌平面角低，Spee曲线异常陡，故设计拔除4颗智齿和上颌2颗第一前磨牙矫治，上颌用G6进行前牙的内收，下颌整体压低前牙整平Spee曲线，纠正深覆𬌗。

正面观：面型左右基本对称，放松时开唇露齿，闭唇时颏肌紧张；正面微笑观：上颌前牙暴露困难，微笑弧平；侧面观：上唇轻度前突，下唇轻度前突，颏部正常，鼻唇角锐角。

上颌牙列拥挤度2mm，下颌牙列无拥挤；上下颌牙弓尖圆形，双侧尖牙、磨牙远中关系；上下颌前牙覆盖9mm，下颌Spee曲线4mm；上下颌中线与面中线一致；11牙体变暗，牙冠远中切角缺损；48已萌出且水平阻生。

治疗前模型（图39-2）

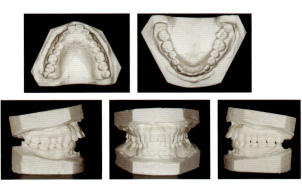

图39-2

治疗前影像学检查与分析

治疗前X线片（图39-3和图39-4）

骨性I类，低角；4颗智齿，其中下颌智齿水平向阻生。

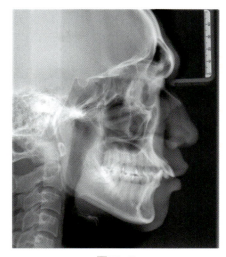

图39-3

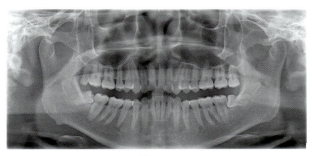

图39-4

治疗前头影测量描记图（图39-5）

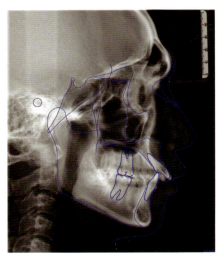

图39-5

治疗前头影测量分析

测量项目	治疗前	标准值
SNA(°)	87.0	80.0~84.0
SNB(°)	83.1	78.0~82.0
ANB(°)	3.9	1.0~5.0
U1-SN(°)	128.0	108.0~112.0
L1-MP(°)	93.3	87.0~92.0
U1-L1(°)	114.0	125.0~137.0
GoGn-SN(°)	23.0	28.0~36.0

诊断

牙性：安氏Ⅱ类Ⅰ分类；骨性：骨性Ⅰ类；深覆殆、深覆盖。

问题列表

拥挤度/间隙：上下颌牙弓尖圆形；上颌牙弓狭窄，上颌牙列拥挤2mm；下颌牙列拥挤2mm，Spee曲线4mm。覆盖：9mm；覆殆：中度深覆殆；中线：上下颌中线与面中线对齐；咬合关系（尖牙、磨牙）：远中尖对尖；其他口内情况：18、28已萌，38、48水平向阻生；软组织侧貌：上下唇突，上下唇均在E线前。

治疗目标/治疗计划等

治疗目标（图39-6和图39-7）

拔除18、28、38、48；拔除14、24；上颌最大支抗设计，内收上颌前牙，改善面型；下颌不拔牙，排齐牙列及整平Spee曲线。

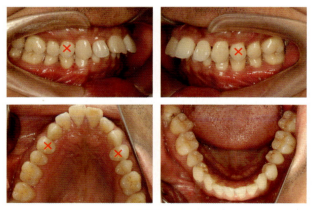

图39-6

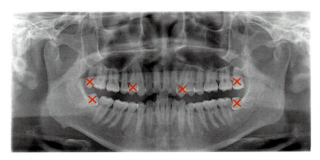

图39-7

治疗计划

拔牙设计：从患者的面型出发，结合上颌牙列的拥挤度以及上颌前牙的唇倾度，患者上颌前牙需要大量内收，拔除14和24，有利于上颌前牙唇倾度的纠正以及改善患者的面型；患者低角，水平生长型，如果拔除下颌前磨牙，下颌磨牙必定丧失支抗前移，导致患者下颌骨逆时针旋转，下颌平面角会变得更低，不利于患者的面型，所以下颌选择不拔牙。

下颌设计要点：下颌牙弓Spee曲线陡，整平Spee曲线采取一次性压低下颌6颗前牙，同时升高前磨牙的方式，而下颌前牙的压低设计绝对压低+相对压低，适当唇倾下颌前牙，加根舌向转矩控制下颌前牙牙根始终位于基骨中央，实现了Spee曲线的整平。

上颌设计要点：上颌需要最大限度内收前牙，故设计双侧上颌后牙矢状方向的不动，拔牙间隙完全用于前牙的内收，采用了G6的设计。

咬合跳跃的设计：矫治过程中并不是真的有颌位的变化。考虑到上颌用G6设计了磨牙的最大支抗，而实际在病例中由于力的作用力与反作用力，上颌磨牙并不能做到完全不动，故该患者设计下颌向后2mm，即上颌向前跳跃2mm，模拟了上颌磨牙2mm的支抗丧失，前移2mm同时实现上下颌磨牙的中性关系。

牵引的设计：36、46颊侧设计开窗，上颌尖牙处设计精密切割，以提供治疗过程中的Ⅱ类牵引。Ⅱ类牵引加强了上颌后牙的支抗，避免后牙过度前移、种植支抗的辅助。前10步上颌4颗前牙保持不动，仅移动尖牙向远中，故未使用Ⅱ类牵引，10步后开始使用轻力Ⅱ类牵引（1/4、3.5oz橡皮圈），到20步6颗前牙需要一起移动，改为3/16、3.5oz橡皮圈。橡皮圈对于支抗的保护很重要，需要患者的绝对配合。

附件设计：上颌全程采用G6的优化附件；下颌双侧后牙未有很大的位移变化，故未放置附件。34、43、44、45均采用优化附件，仅35因为咬合的原因在牙冠颊侧龈方放置的传统附件。

覆𬌗覆盖的设计：前牙未设计过多的过矫治，上下颌前牙常规设计1mm覆𬌗覆盖。

过矫治设计：下颌Spee曲线的整平未设计过多的过矫治；后牙设计重咬合，前牙设计轻轻接触，以防止前牙早接触而导致后牙开𬌗。

牙齿前后移动对比（图39-8）

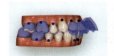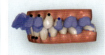

图39-8

Spee曲线的整平（图39-9）

下颌牙弓Spee曲线陡，整平Spee曲线采取一次性压低下颌6颗前牙，同时升高前磨牙的方式，而下颌前牙的压低设计为绝对压低+相对压低的方式，适当唇倾下颌前牙，加根舌向转矩控制下颌前牙牙根始终位于基骨中央。

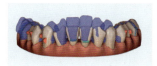

图39-9

拓展材料

如需浏览该病例的ClinCheck动画方案、牙齿移动量（图39-10）和牙齿移动分步（图39-11），可扫描二维码获取。

治疗后评估

治疗进程

治疗时长	（59+17+25）副，共24个月
矫治器更换频率	7天
复诊频率	3个月
重启/精调次数	2次
保持时长	10个月

临床技巧分享

1. 对于下颌平面角偏低的成年患者，为了纠正深覆𬌗、深覆盖，选择拔除上颌2颗前磨牙，下颌不拔牙矫治。

2. 维持下颌牙弓的宽度，保证下颌前牙根尖在基骨中央整体压低下颌前牙，整平Spee曲线。

3. 上颌拔除2颗第一前磨牙，设计最大支抗内收上颌前牙，采用Invisalign G6，内收前牙的过程中，维持原有的牙弓宽度。

4. 矫治过程中仅仅使用轻力的颌间牵引控制支抗。

5. 上颌设计最大支抗内收前牙，在未能使用种植支抗等绝对支抗的情况下，巧妙设计咬合跳跃，虚拟上颌磨牙近中前移2mm，成功实现矢状向的控制，达到磨牙完全远中关系。

治疗后照片（图39-12）

面部正面左右对称，上下唇闭合度好；微笑时笑弧与下唇弧度一致，上颌前牙可完全暴露；侧面可见上下唇内收，均在E线后，鼻唇角和颏唇沟正常。

上下颌牙列排列整齐，Spee曲线完全整平；双侧磨牙由远中尖对尖变为完全远中关系；双侧尖牙中性关系；后牙咬合紧密，前牙覆𬌗覆盖正常；上下颌前牙唇倾度正常；11已行根管治疗，拟贴面修复。

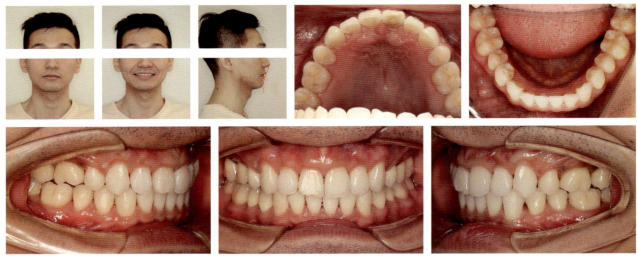

图39-12

治疗前后牙列对比（图39-13）

排齐牙齿，内收上颌前牙；排齐下颌牙列，整平Spee曲线；前牙建立正常覆𬌗覆盖；磨牙远中尖对尖关系变为完全远中关系；尖牙远中关系变为中性关系。

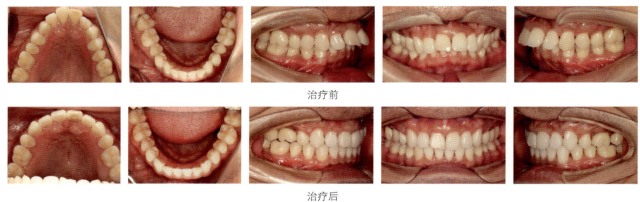

治疗前

治疗后

图39-13

治疗后模型（图39-14）

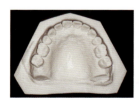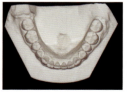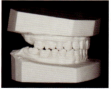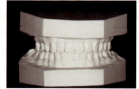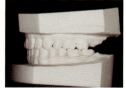

图39-14

治疗后影像学检查与分析

治疗后X线片（图39-15和图39-16）

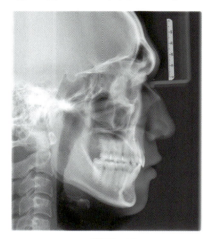

图39-15

全景片显示上下颌牙列根平行度好，下颌前牙牙周膜略增宽；11已行完善根管治疗，拟贴面修复；上下颌前牙正常覆𬌗覆盖。

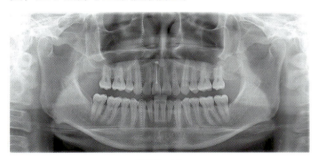

图39-16

治疗后头影测量描记图（图39-17）

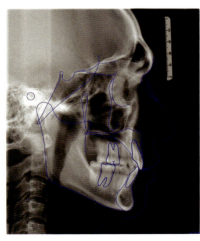

图39-17

治疗后头影测量分析

测量项目	治疗前	治疗后	标准值
SNA(°)	87.0	87.0	80.0~84.0
SNB(°)	83.1	83.7	78.0~82.0
ANB(°)	3.9	3.4	1.0~5.0
U1-SN(°)	128.0	103.0	108.0~112.0
L1-MP(°)	93.3	98.9	87.0~92.0
U1-L1(°)	114.0	136.0	125.0~137.0
GoGn-SN(°)	23.0	22.0	28.0~36.0

治疗前后X线片对比（图39-18和图39-19）

矫治过程中牙根移动位置良好；牙周骨质稳定；未见明显牙根吸收。

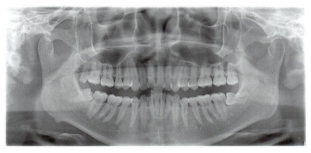

治疗前

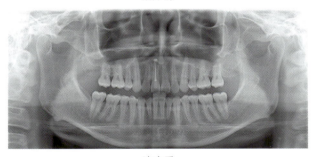

治疗后

图39-18

上颌前牙内收，关闭拔牙间隙；下颌前牙唇倾，整平Spee曲线；前牙变为正常覆𬌗覆盖。

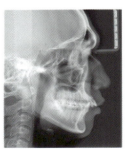 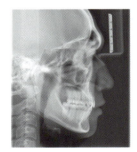

治疗前　　　　　　　　　治疗后

图39-19

头影重叠（图39-20）

治疗前：黑色

治疗后：红色

上颌前牙控根后移，上唇内收，面型改善；下颌前牙唇倾压低，整平Spee曲线；前牙变为正常覆𬌗覆盖；上颌磨牙2mm前移。

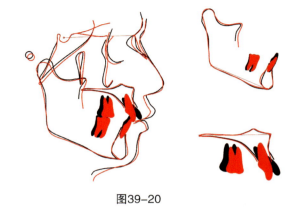

图39-20

总结

1. 对于下颌平面角偏低的成年患者，为了纠正深覆𬌗、深覆盖，选择拔除上颌2颗前磨牙，下颌不拔牙矫治。

2. 维持下颌牙弓的宽度，保证下颌前牙根尖在基骨中央整体压低下颌前牙，整平Spee曲线。

3. 上颌拔除2颗第一前磨牙，设计最大支抗内收上颌前牙，采用Invisalign G6，内收前牙的过程中，维持原有的牙弓宽度。

4. 矫治过程中仅仅使用轻力的颌间牵引控制支抗。

5. 上颌设计最大支抗内收前牙，在未能使用种植支抗等绝对支抗的情况下，巧妙设计咬合跳跃，虚拟上颌磨牙近中前移2mm，成功实现矢状向的控制，达到磨牙完全远中关系。

40 远程、短根、孕期患者的拔牙矫治一例

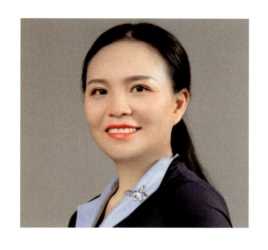

李娟

美国哥伦比亚大学牙学院博士后，教授，博士生导师

四川大学华西口腔医院正畸科

国际牙医师学院院士（ICD Fellow）

治疗前评估

患者基本资料

女，27岁；主诉：牙不齐，牙齿前突；病史：无正畸治疗史，前牙外伤史不详；其他病史：无。

治疗前照片（图40-1）

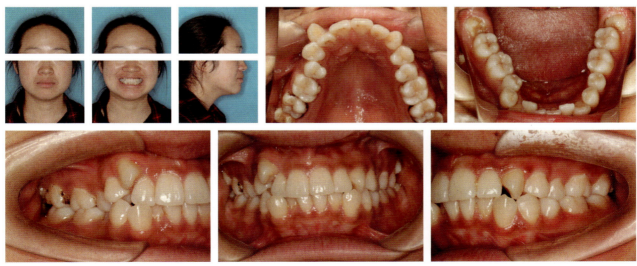

图40-1

软组织分析（图40-2和图40-3）

面部对称，面部比例基本协调，上下颌中线右偏，微笑曲线不调。

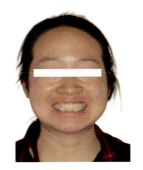

图40-2

侧貌可，稍前突，鼻唇角偏小，侧面比例协调。

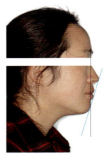

图40-3

咬合分析（图40-4～图40-6）

恒牙列，重度拥挤，牙弓狭窄，38、48阻生，13位于牙弓外。

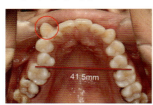
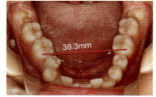

图40-4

磨牙Ⅱ类关系，12、43反𬌗，浅覆𬌗、浅覆盖。

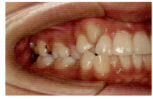
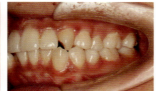

图40-5

12、43反𬌗，浅覆𬌗、浅覆盖；Bolton比不调：下颌3-3多：1.52mm；下颌6-6多：0.85mm。

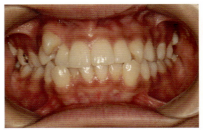
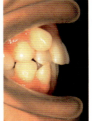

图40-6

治疗前模型（图40-7）

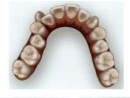
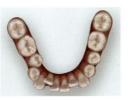
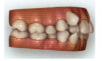

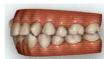

图40-7

治疗前影像学检查与分析

治疗前全景片与CBCT（图40-8和图40-9）

13牙根接近皮质骨，11、21牙根吸收明显。

髁突皮质骨连续，关节位置偏后，右侧上颌窦低密度影。

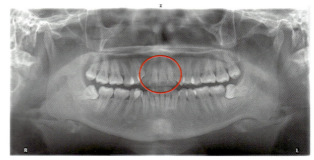

图40-8

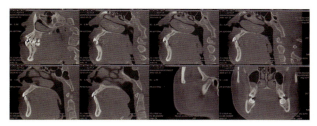

图40-9

治疗前头影测量描记图（图40-10）

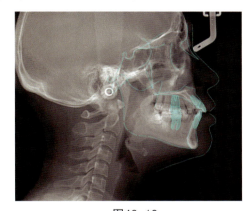

图40-10

治疗前头影测量分析

测量项目	治疗前	标准值	标准差
SNA(°)	83.9	83.0	4.0
SNB(°)	80.4	80.0	4.0
ANB(°)	3.5	3.0	2.0
FH-N`Pg`(S.T. Facial Angle)(°)	91.4	85.0	3.0
NA-APo(Convexity)(°)	7.0	6.0	4.0
U1-NA (mm)	6.3	5.0	2.0
U1-NA(°)	29.6	23.0	5.0
L1-NB (mm)	6.2	7.0	2.0
L1-NB(°)	23.8	30.0	6.0
U1-L1 (Interincisal Angle)(°)	123.0	124.0	8.0
U1-SN(°)	113.5	106.0	6.0
SN-MP(°)	25.4	30.0	6.0
IMPA (L1-MP)(°)	98.1	97.0	6.0
Y轴角 (SGn-FH)(°)	59.3	64.0	2.0
Po-NB (mm)	0.7	4.0	2.0

诊断

牙性：安氏II类，牙列拥挤、前突；骨性：I类；软组织：上下颌前突。

问题列表

拥挤度：8mm；覆盖：浅覆盖；覆𬌗：浅覆𬌗；中线：上下颌中线右偏1.5mm；咬合关系（尖牙、磨牙）：II类关系，Bolton比不调；其他口内情况：13位牙弓外；软组织侧貌：前突。

治疗目标/治疗计划等

治疗计划

拔除14、24、34、44；支抗选择：颌间牵引交互支抗；水平向：维持磨牙宽度，增加尖牙宽度；矢状向：中度支抗（上颌前牙骨开窗风险大，关节有吸收）；垂直向：基本维持；其他设计要点：尖牙位于牙弓外，需要牵引，必要时粘接托槽；由于关节及牙槽骨问题，前牙不能过度内收；透明保持器保持。

牙齿前后移动对比（图40-11）

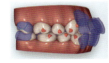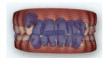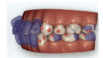

图40-11

拓展材料

如需浏览该病例的ClinCheck动画方案、牙齿移动量（图40-12）和牙齿移动分步（图40-13），可扫描二维码获取。

治疗过程

治疗中照片

初始照片（图40-14）

拔除14、24、34、44后。

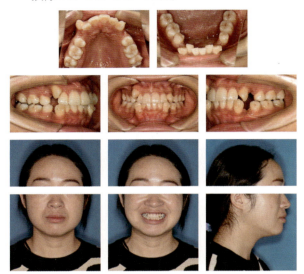

图40-14

3个月（图40-15）

I类牵引，先远中移动尖牙。由于患者备孕，拒绝种植支抗。

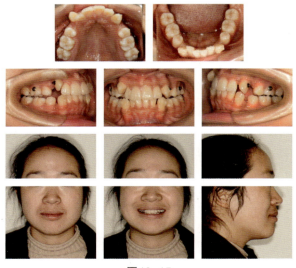

图40-15

5个月（图40-16）

颌内和颌间牵引远中移动尖牙，尖牙出现扭转。

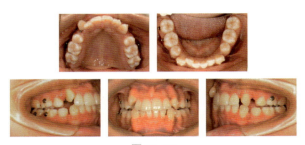

图40-16

7个月（图40-17）

患者怀孕。橡皮圈向下牵引13，同时为了防止牵引过程中远中旋转，2根皮筋改正其扭转。

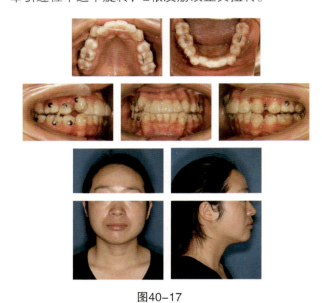

图40-17

32个月结束（图40-18和图40-19）

逐步调整并牵引尖牙到位。

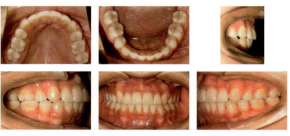

图40-18

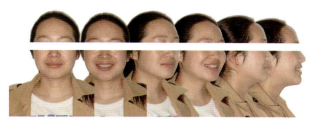

图40-19

治疗过程回顾（图40-20～图40-26）

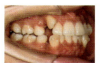 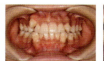

初始

图40-20

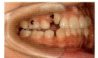 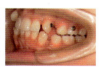

3个月

图40-21

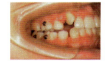 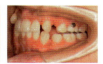

5个月

图40-22

 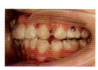

7个月

图40-23

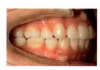

32个月

图40-24

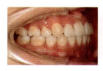

35个月

图40-25

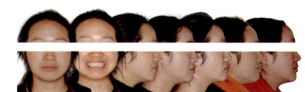

图40-26

治疗后评估

治疗进程

治疗时长	32个月
矫治器更换频率/复诊频率	10天
重启/精调次数	1次
保持时长	3个月

治疗后照片（图40-27）

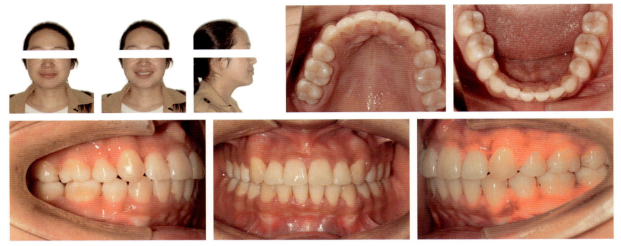

图40-27

保持期照片（图40-28）

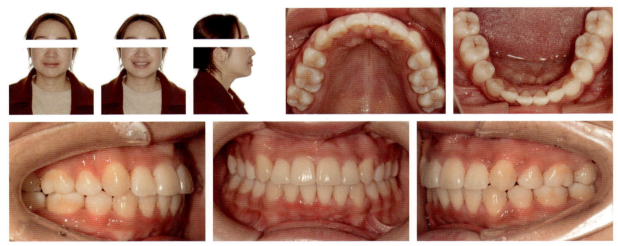

图40-28

治疗后影像学检查与分析

治疗后X线片（图40-29和图40-30）

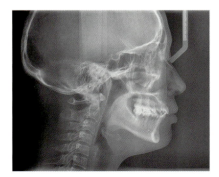

图40-29

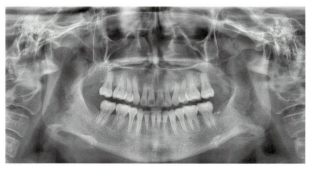

图40-30

治疗后头影测量描记图（图40-31）

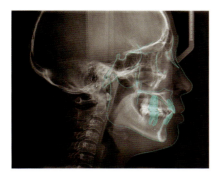

图40-31

治疗后头影测量分析

测量项目	治疗前	治疗后	标准值	标准差
SNA（°）	83.9	81.2	83.0	4.0
SNB（°）	80.4	79.1	80.0	4.0
ANB（°）	3.5	2.1	3.0	2.0
FH-N`Pg`(S.T. Facial Angle)（°）	91.4	90.3	85.0	3.0
NA-APo(Convexity)（°）	7.0	3.4	6.0	4.0
U1-NA (mm)	6.3	6.2	5.0	2.0
U1-NA（°）	29.6	31.0	23.0	5.0
L1-NB (mm)	6.2	5.7	7.0	2.0
L1-NB（°）	23.8	24.8	30.0	6.0
U1-L1 (Interincisal Angle)（°）	123.0	122.1	124.0	8.0
U1-SN（°）	113.5	112.2	106.0	6.0
SN-MP（°）	25.4	27.7	30.0	6.0
IMPA (L1-MP)（°）	98.1	97.9	97.0	6.0
Y轴角 (SGn-FH)（°）	59.3	60.1	64.0	2.0
Po-NB (mm)	0.7	1.0	4.0	2.0

头影重叠（图40-32）

　　治疗前：黑色
　　治疗后：红色

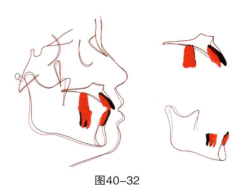

图40-32

治疗后模型（图40-33）

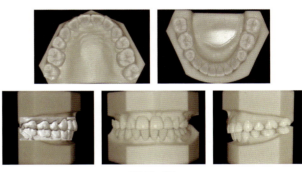

图40-33

总结

病例设计

　　1. 患者复诊不便，原准备采用隐形矫治减少复诊次数，经验不足导致矫治方案实施复杂。

　　2. 治疗过程中需要密切监控前牙及关节，而患者治疗开始后备孕、怀孕无法拍X线片，增加了矫治难度。

　　3. 13位于牙弓外，牙根接近皮质骨，需要在矫治过程中控制牵引力的方向，必要时固定矫治。

复诊监控体会

　　1. 支抗控制：不能植入种植支抗时需要采用牵引或TPA进行控制，否则难以达到疗效。

　　2. 疗程控制：过长疗程是成人正畸的"天敌"，不要"一条路走到黑"。

　　3. 精调：精调先看微笑，再拍片、拍照，然后着手调整。

41 安氏Ⅱ类青少年单颌拔牙病例

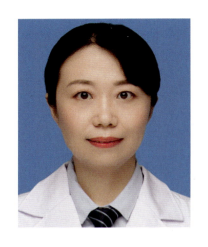

王悦

博士，主任医师，副教授，硕士生导师

天津医科大学口腔医院正畸科

中华口腔医学会口腔正畸专业委员会委员

天津市口腔医学会口腔正畸专业委员会常务委员

治疗前评估

患者基本资料

男，15岁；主诉：牙齿前突，牙列不齐；病史：12、22舌向位；13、23唇向位，位于牙弓之外；患者学习负担比较重，不能经常复诊，又追求治疗中的舒适性，自述能够良好地配合；患者和家长在了解了不同矫治器的介绍后，选择了隐适美矫治。

治疗前照片（图41-1）

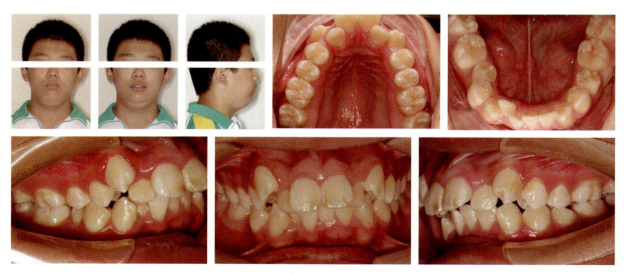

图41-1

治疗前影像学检查与分析

治疗前X线片（图41-2和图41-3）

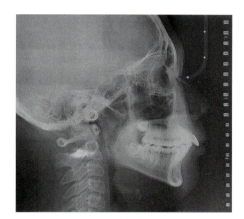

图41-2

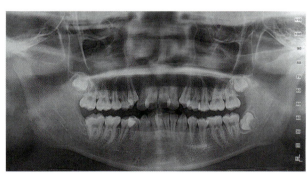

图41-3

治疗前头影测量描记图（图41-4）

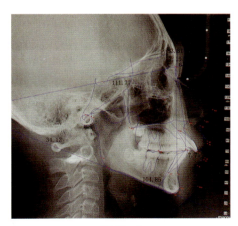

图41-4

治疗前头影测量分析

测量项目	治疗前	标准值
SNA(°)	83.81	82.0 ± 3.5
SNB(°)	77.15	79.0 ± 3.0
ANB(°)	6.66	3.0 ± 2.0
Wits(mm)	7.71	−4.5 ± 3.0
U1-SN(°)	117.77	102.0 ± 5.0
L1-MP(°)	104.85	95.0 ± 7.0
FMA(°)	34.12	26.0

诊断

牙性：安氏II类；骨性：II类。

问题列表

拥挤度：上颌8.5mm，下颌5mm；覆盖：5mm；覆𬌗：I度；中线：上颌中线右偏1mm，下颌中线右偏2.5mm；咬合关系（尖牙、磨牙）：均为远中尖对尖；其他口内情况：薄龈型，12、22舌向位，13、23唇向位，位于牙弓之外；软组织侧貌：侧面观下颌发育不佳，显后缩。

治疗目标/治疗计划等

治疗目标

排齐上下颌牙列，协调上下弓形，调整咬合，内收上颌前牙，调整覆𬌗覆盖。

治疗计划

拔除14、24，上颌强支抗；下颌牙唇倾加少量邻面去釉排齐；II类牵引调整咬合，最终磨牙II类关系，尖牙中性关系；内收上颌前牙改善切牙突度和覆盖；由于患者下颌牙过大（多2.43mm），而又不愿意邻面去釉，最终上颌尖牙远中残留少量间隙。

牙齿前后移动对比（图41-5）

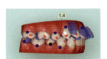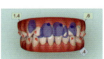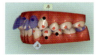

图41-5

拓展材料

　　如需浏览该病例的ClinCheck动画方案、牙齿移动量（图41-6）和牙齿移动分步（图41-7），可扫描二维码获取。

治疗后评估

治疗进程

治疗时长	20个月
矫治器更换频率	10天
复诊频率	2~3个月
重启/精调次数	无
保持时长	1.5年

临床技巧分享

　　治疗中辅助II类牵引，保护上颌支抗，为了13能更好排齐，贴扣牵引；下颌前磨牙区扭转，注意先用砂条获得少量松解，再开始移动，发现移动不佳，及时需要辅助牵引；由于需要利用左下扭转纠正后获得的间隙，所以下颌前牙稍后再开始移动；由于患者不爱吃零食，配合得很好，所以矫治器戴用效果不错。

治疗后照片（图41-8）

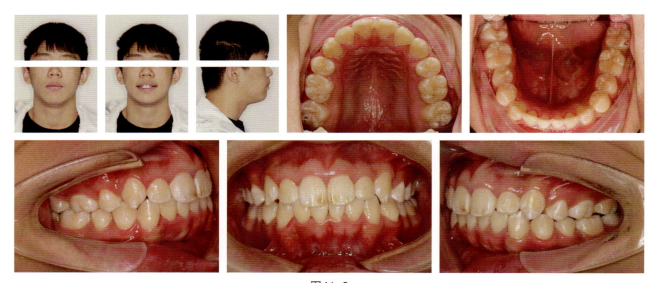

图41-8

治疗前后模型对比（图41-9）

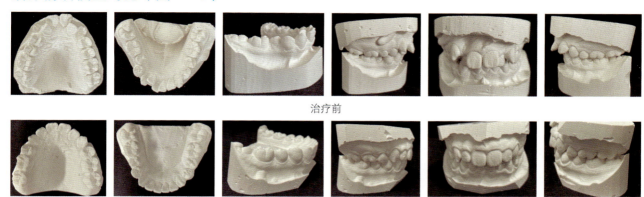

治疗前

治疗后

图41-9

治疗后影像学检查与分析

治疗后X线片（图41-10和图41-11）

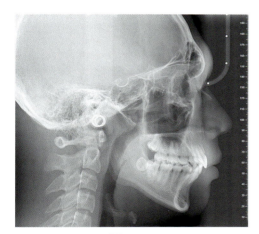

图41-10

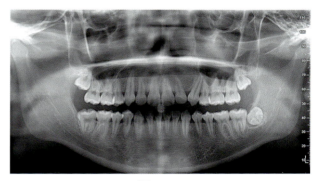

图41-11

治疗后头影测量分析

测量项目	治疗前	治疗后	标准值
SNA(°)	83.81	82.0	82.0±3.5
SNB(°)	77.15	78.73	79.0±3.0
ANB(°)	6.66	3.27	3.0±2.0
Wits(mm)	7.71	2.31	−4.5±3.0
U1−SN(°)	117.77	104.03	102.0±5.0
L1−MP(°)	104.85	96.36	95.0±7.0
FMA(°)	34.12	32.49	26.0

总结

　　由于Bolton比不调，可以通过邻面去釉协调，也是可以在13、23远中预留1mm左右的间隙，不影响美观和咬合；通过II类牵引，很好地保护上颌支抗，也没造成下颌前牙的唇倾；由于牙弓的协调，配合II类牵引，改善了下颌位置，气道宽度也得到改善，患者的面型得到纠正。

42 Ⅱ类1分类凸面畸形的拔牙隐形矫治

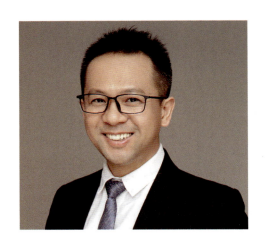

李琥

江苏省口腔医院正畸科主任医师

隐形矫治团队负责人

江苏省医疗美容主诊医师

中华口腔医学会口腔正畸专业委员会会员

世界正畸医师联盟（WFO）会员

治疗前评估

患者基本资料

女，15岁；主诉：牙不齐，前突；病史：无系统性疾病史。

治疗前照片（图42-1）

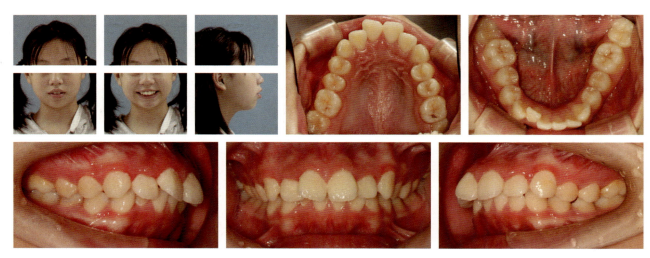

图42-1

治疗前影像学检查与分析

治疗前X线片（图42-2和图42-3）

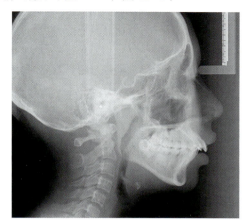

图42-2

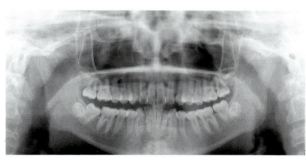

图42-3

治疗前头影测量描记图（图42-4）

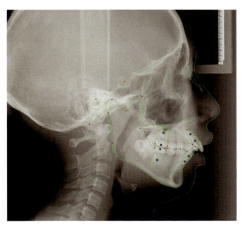

图42-4

治疗前头影测量分析

测量项目	治疗前	标准值
SNA(°)	75.3	82.0±3.5
SNB(°)	71.2	79.0±3.0
ANB(°)	4.2	3.0±2.0
Wits(mm)	4.1	−4.5±3.0
U1−SN(°)	109.0	102.0±5.0
L1−MP(°)	95.5	95.0±7.0
FMA(°)	30.1	26.0

诊断

牙性：Ⅱ类；骨性：Ⅱ类。

问题列表

拥挤度/间隙：上颌3mm，下颌2mm；覆盖：7mm；覆𬌗：Ⅲ度；中线：上下颌中线正；咬合关系（尖牙、磨牙）：左侧尖牙远中、磨牙中性偏远中，右侧尖牙远中、磨牙远中尖对尖；其他口内情况：上下颌牙弓狭窄，47近中倾斜；软组织侧貌：上下唇前突，颏部稍后缩。

治疗目标/治疗计划等

治疗计划

拔除14、24、34、44，隐适美矫治；排齐牙列，关闭拔牙间隙，内收前牙，改善上下颌牙弓前突，改善深覆盖；上颌强支抗，设计磨牙不前移，拔牙间隙都用于解除拥挤和内收前牙；下颌强支抗稍弱于上颌，允许磨牙前移量控制在2mm以内，以利于调整磨牙关系到Ⅰ类。剩余拔牙间隙用于内收前牙和整平Spee曲线；牙弓宽度基本不变，改建成标准弓形；解除深覆𬌗，达到浅覆𬌗；Ⅱ类牵引保护上颌后牙支抗，并实现少量的下颌前导，改善颏部后缩。

牙齿前后移动对比（图42-5）

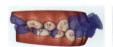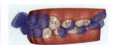

图42-5

拓展材料

　　如需浏览该病例的ClinCheck动画方案、牙齿移动量（图42-6）和牙齿移动分步（图42-7），可扫描二维码获取。

治疗后评估

治疗进程

治疗时长	16个月
矫治器更换频率	10天
复诊频率	2个月
重启/精调次数	无
保持时长	12个月

临床技巧分享

　　II类牵引的水平分力可以对上颌前牙进行有效的内收，保护上颌后牙支抗不丢失，挂在下颌磨牙近中的牵引垂直分力可以防止下颌磨牙向近中倾斜，保持在牙槽骨中直立前移并建立良好的I类磨牙关系。矫治器的后牙𬌗垫效应防止了牵引导致的磨牙伸长，实现了后牙良好的垂直向控制，确保𬌗平面不发生顺时针旋转。47近中倾斜轻度阻生，通过矫治器的萌出引导和后倾15°的设计，使其竖直并顺利萌出建𬌗。

治疗后照片（图42-8）

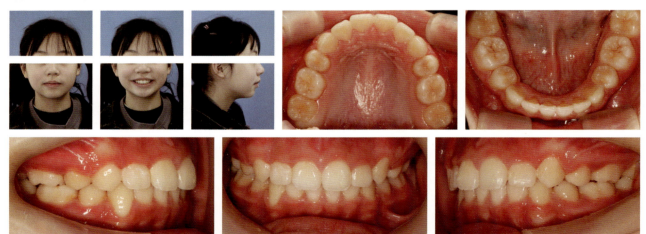

图42-8

治疗后影像学检查与分析

治疗后X线片（图42-9和图42-10）

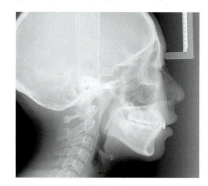

图42-9

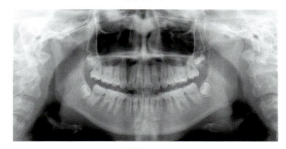

图42-10

治疗后头影测量描记图（图42-11）

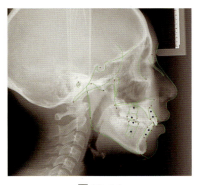

图42-11

治疗后头影测量分析

测量项目	治疗前	治疗后	标准值
SNA(°)	75.3	74.4	82.0±3.5
SNB(°)	71.2	71.6	79.0±3.0
ANB(°)	4.2	2.7	3.0±2.0
Wits(mm)	4.1	−9.8	−4.5±3.0
U1-SN(°)	109.0	95.2	102.0±5.0
L1-MP(°)	95.5	93.5	95.0±7.0
FMA(°)	30.1	30.4	26.0

头影重叠（图42-12）

治疗前：黑色

治疗后：红色

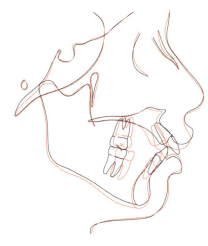

图42-12

总结

　　青少年II类1分类错𬌗，拔除4颗第一前磨牙，不使用种植支抗通过隐适美矫治器实现后牙强支抗，前牙大幅度内收，改善前突面型是效果明确可靠的。其中，矫治器设计需要加强对前牙转矩的控制，II类牵引保护上颌后牙支抗并可以少量前移下颌，改善颏部形态并达到尖牙、磨牙I类关系的稳定咬合。

　　反复的佩戴要求宣教和患者良好的配合是治疗成功的关键因素。确保了46步矫治器一气呵成戴完即实现矫治目标，没有重启，疗程不到1年半，效率不逊于固定矫治。

43 青少年骨性Ⅱ类单颌拔牙隐形矫治无重启病例

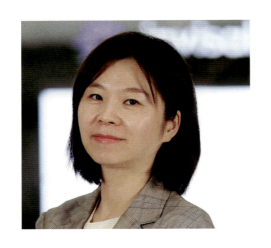

张凡

口腔医学博士，山东大学博士后，副教授，硕士生导师

山东大学口腔医院正畸科副主任

日本大学访问学者

中华口腔医学会口腔美学专业委员会委员

山东省口腔医学会口腔正畸专业委员会委员

治疗前评估

患者基本资料

男，15岁；主诉：嘴突，牙不齐，咬合不好；病史：患者自换牙后牙不齐，嘴突，自幼口呼吸，未行任何治疗，今来诊要求矫治；家族史：父亲有类似面型。

治疗前照片（图43-1）

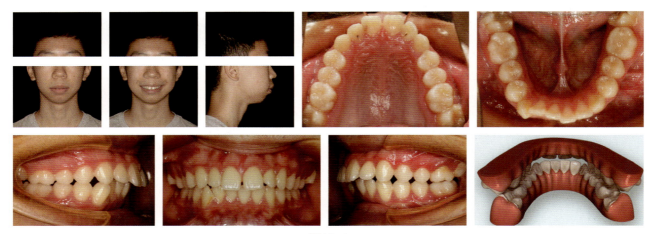

图43-1

治疗前影像学检查与分析

治疗前X线片（图43-2和图43-3）

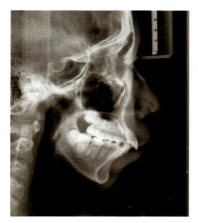

图43-2

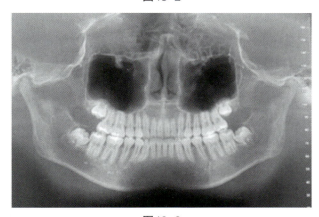

图43-3

治疗前头影测量描记图（图43-4）

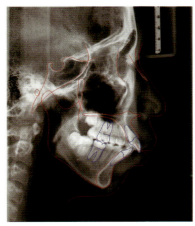

图43-4

治疗前头影测量分析

测量项目	治疗前	标准值
SNA(°)	75.3	82.0±3.5
SNB(°)	67.8	79.0±3.0
ANB(°)	7.5	3.0±2.0
Wits(mm)	3.0	−0.8±2.0
U1-SN(°)	105.3	105.0±5.0
L1-MP(°)	104.0	93.0±7.0
FMA(°)	37.0	26.0

诊断

凸面型，下颌后缩，颏后缩；骨性II类，高角；安氏II类，深覆盖、深覆𬌗；下颌中线右偏；前牙唇倾；下颌牙弓轻度拥挤；个别牙正锁𬌗。

问题列表

拥挤度：下颌牙弓拥挤3mm；覆盖：前牙覆盖8mm；覆𬌗：前牙I度深覆𬌗；中线：上颌中线正，下颌中线右偏2mm；咬合关系（尖牙、磨牙）：远中尖对尖关系；其他口内情况：17/47、27/37正锁𬌗；前牙Bolton比：81.3%；软组织侧貌：凸面型。

治疗目标/治疗计划等

治疗计划

计划1：（成年后）正畸-正颌联合治疗，最大限度改善凸面型：拔除15、25、34、44，上下颌去代偿后行双颌手术，以期最大限度改善侧貌，但存在手术风险大、费用高的问题。

计划2：拔除14、24、35、45，正畸代偿治疗：排齐整平上下颌牙列，前牙内收解决深覆盖，尖牙、磨牙纠正为I类中性关系，下颌中线居中，但凸面型改善有限。

计划3：拔除14、24、31，正畸代偿治疗：排齐整平上下颌牙列，上颌前牙内收解决深覆盖，尖牙I类，磨牙呈完全远中关系，下颌中线不居中，凸面型改善有限。

计划4：拔除14、24，下颌邻面去釉，正畸代偿治疗：排齐整平上下颌牙列，上颌前牙内收解决深覆盖，尖牙I类，磨牙呈完全远中关系，纠正下颌中线，凸面型改善小。

患者及家长拒绝手术方案，希望少拔牙，能接受邻面去釉，知情同意后选择计划4。

牙齿前后移动对比（图43-5）

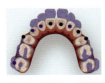

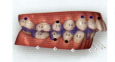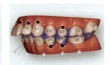

图43-5

拓展材料

如需浏览该病例的ClinCheck动画方案、牙齿移动量（图43-6）和牙齿移动分步（图43-7），可扫描二维码获取。

治疗过程

治疗中照片

第6步（图43-8）

上颌拔牙间隙关闭中，下颌牙齿排齐中。

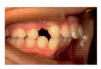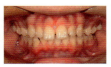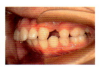

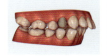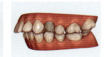

图43-8

第18步（图43-9）

拔牙间隙继续关闭，下颌牙基本排齐，下颌中线基本纠正，正锁𬌗即将纠正。拟行II类牵引。

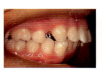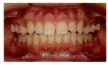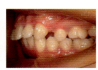

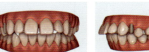

图43-9

第32步（图43-10）

拔牙间隙继续关闭，下颌主动矫治结束，患者依从性变差，36、46轻微脱套。

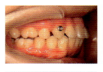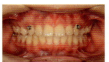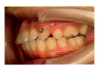

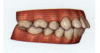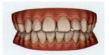

图43-10

第41步（图43-11）

主动矫治结束。

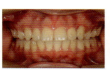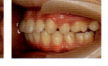

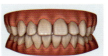

图43-11

保持5个月（图43-12）

主动矫治结束后患者拒绝再戴矫治器进行精调，故在保持期间，后牙进行垂直牵引。5个月后，拟拆除牵引舌侧扣，继续保持。

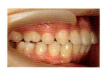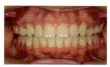

主动矫治结束

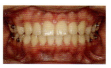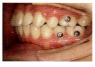

保持

图43-12

保持10个月（图43-13）

保持5个月后，拆除牵引舌侧扣，继续保持。

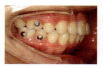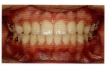

保持5个月

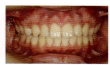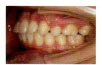

保持10个月

图43-13

治疗后评估

治疗进程

治疗时长	13个月
矫治器更换频率	10天
复诊频率	3~4个月
重启/精调次数	无
保持时长	24个月

临床技巧分享

拔牙设计

1. 支抗：上颌拔牙间隙的一部分用于上颌前牙内收（平均约5.8mm），另一部分用于上颌磨牙近中移动（16牙近移约1.4mm，26牙近移约2.2mm），因此设计中等-强支抗控制。患者拒绝微种植钉，而下颌磨牙的矢状位置不变，故我们设计颌间Ⅱ类牵引及闭唇训练加强上颌支抗。

2. 前牙内收预防"过山车"效应

（1）切牙转矩控制：设计Power Ridge（12和22的优化附件不能与Power Ridge并存，但增加了终末位置的过矫治来实现控制），终末位置增加冠唇向、根舌向角度。

（2）垂直向：患者垂直骨面型为高角类型，故设计下颌切牙压低，磨牙垂直向位置不变，终末位置为接近零覆𬌗的过矫治。

（3）尖牙轴倾度：13和23设计优化控根附件，在内收过程控制牙根平行度。

3. 后牙近移预防牙冠近中倾斜：后牙增加少量冠远中根近中轴倾度，16、26一个月增加2.5°~3°。

4. 移动步骤：因为患者双侧第二磨牙为正锁𬌗，需要通过17和27的舌向移动纠正正锁𬌗，所以从第一步开始设计上颌后牙近中移动，为17、27的舌向移动留出间隙。患者为青少年，拔牙间隙的关闭通过前后牙同时移动进行关闭，可减少牙移动步骤（上颌41步，下颌23步），缩短疗程。

患者为单颌拔牙，矫治后磨牙关系为完全远中关系。上颌前牙内收量中切牙较大，但侧切牙和尖牙内收量较小（4~5mm），后牙近移量较小（1.5~2mm），而且患者为青少年，所以过矫治的设计量不需要过多，在终末位置（实际为矫治器的形状）有轻度过矫治的表达即可。

17/47、27/37正锁𬌗纠正

该患者正锁𬌗的主要原因是17和27颊倾，所以需要首先设计上颌磨牙近中移动，为17和27的舌侧移动提供空间。37和47颊舌向位置相对正常，且萌

出高度不足，故没有设计矫治器切割进行颌间交互牵引。患者治疗前期依从性好，正锁𬌗的问题按照计划设计如期解决。

下颌设计

　　下颌设计邻面去釉4.2mm，用于解决牙列拥挤，整平Spee曲线。邻面去釉的设计分配在多个邻面，避免单个邻面的邻面去釉量过大；邻面去釉分步骤执行，有利于下颌中线调整和拥挤解决。患者为青少年，邻面去釉执行后进行牙面抛光和涂氟，预防龋齿发生。

治疗后期

　　治疗后期患者依从性变差，矫治器佩戴时间不足，出现了第一磨牙区咬合不紧密的问题。但患者拒绝再戴矫治器进行精调，故在保持期间，第一磨牙区进行垂直牵引。5个月后，拆除牵引舌侧扣，继续保持。

治疗后照片（图43-14）

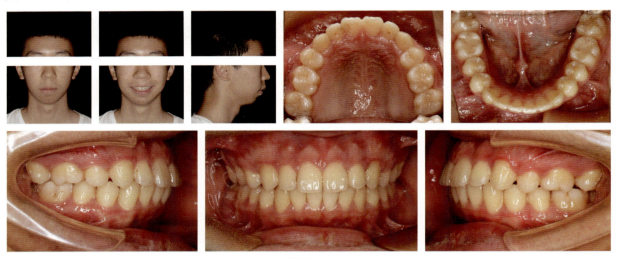

图43-14

治疗前后对比（图43-15）

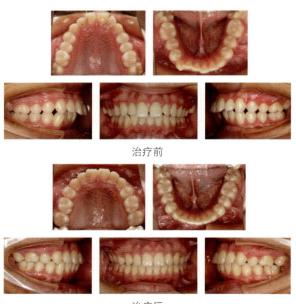

治疗前

治疗后

图43-15

治疗后影像学检查与分析

治疗后X线片（图43-16和图43-17）

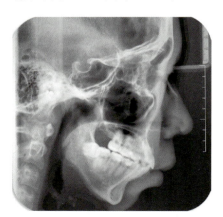

图43-16

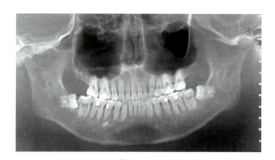

图43-17

治疗后头影测量描记图（图43-18）

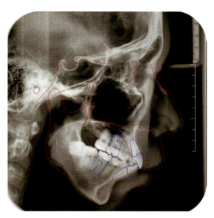

图43-18

治疗后头影测量分析

测量项目	治疗前	治疗后	标准值
SNA(°)	75.3	73.0	82.0±3.5
SNB(°)	67.8	67.5	79.0±3.0
ANB(°)	7.5	5.5	3.0±2.0
Wits(mm)	3.0	2.1	−0.8±2.0
U1-SN(°)	105.3	101.0	105.0±5.0
L1-MP(°)	104.0	103.0	93.0±7.0
FMA(°)	37.0	35.0	26.0

治疗前后全景片对比（图43-19和图43-20）

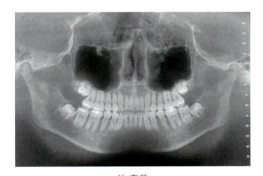

治疗前

图43-19

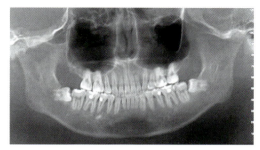

治疗后

图43-20

治疗前后头影测量描记图对比（图43-21）

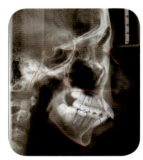 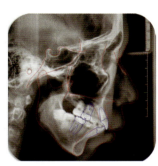

治疗前　　　　　　　　治疗后

图43-21

头影重叠（图43-22）

治疗前：黑色
治疗后：红色

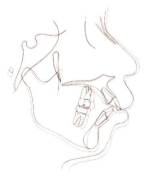 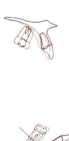

图43-22

总结

1. 患者矫治结束时，上下颌牙列排齐整平，上下颌中线对齐，尖牙达中性关系，磨牙达完全远中关系，前牙覆𬌗覆盖正常，患者上颌前牙突度得到改善，后牙锁𬌗纠正，牙根平行度良好。

2. 拔牙病例需考虑间隙关闭的支抗控制和预防"过山车"效应。患者不愿接受种植钉，我们通过颌间Ⅱ类牵引及闭唇训练提供上颌前牙内收的支抗，矫治结束时前牙覆盖正常，后牙达到完全远中的尖窝对应关系。预防"过山车"效应的措施包括附件、步骤和终末位置的过矫治设计。其中过矫治设计需综合考虑矫治器的性能、患者的年龄、初始前牙唇倾度、前牙内收量、牙周状况和牙根在牙槽骨内的位置来确定。患者为青少年，前牙内收量中等，笔者设计了少量的过矫治，并在复诊中监控表达情况。矫治过程中，随着拔牙间隙的关闭，前后牙轴倾度维持正常。矫治结束时，覆𬌗正常，前牙唇倾度和后牙轴倾度正常。

3. 患者的双侧第二磨牙为正锁𬌗，根据诊断设计17、27舌向移动进行纠正，在三维动画中没有设计矫治器开窗和交互牵引，17、27没有设计附件。在复诊时监控正锁𬌗纠正情况，如果出现脱套、脱轨问题，及时采取辅助措施，在17、27颊侧粘接舌侧扣进行交互牵引。因患者17、27牙冠高度足够，治疗前期依从性良好，正锁𬌗的问题如期顺利解决。

4. 36、46在治疗后期出现轻微脱套的问题。分析原因可能是：36、46没有设计附件，复诊时行颌间Ⅱ类牵引，矫治器开窗影响了其包裹性，加上治疗后期患者的依从性变差，佩戴矫治器时间不足。提示我们方案设计时尽量考虑周到，同时在矫治全程尤其中后期，加强复诊监控与指导，维持患者良好的依从性。

G6拔牙治疗骨性 II 类双突一例

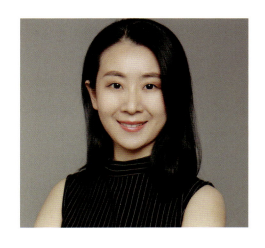

宋广瀛

北京大学口腔医学、口腔正畸学双博士，副主任医师

北京大学口腔医院正畸科

中华口腔医学会口腔正畸专业委员会会员

世界正畸医师联盟（WFO）会员

治疗前评估

患者基本资料

女，26岁；主诉：口唇前突；病史：1年前曾拔除3颗智齿，多年前曾有牙体充填史。

治疗前照片（图44-1）

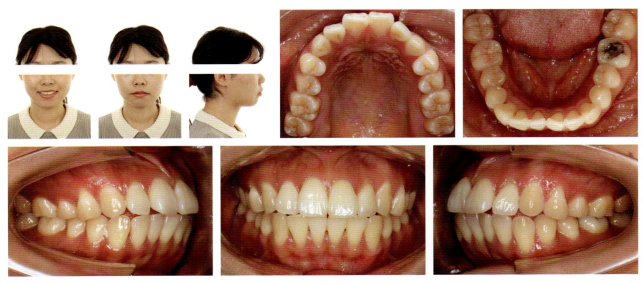

图44-1

治疗前影像学检查与分析

治疗前X线片（图44-2和图44-3）

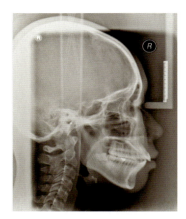

图44-2

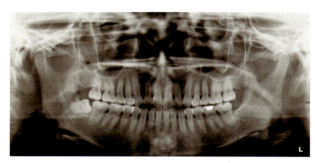

图44-3

治疗前头影测量分析

测量项目	治疗前	标准值	标准差
SNA(°)	90.2	82.8	4.0
SNB(°)	82.7	80.1	3.9
ANB(°)	7.5	2.7	2.0
FN-NP(°)	86.2	85.4	3.7
NA/PA(°)	17.6	6.0	4.4
U1-NA(mm)	4.6	3.5	6.5
U1-NA(°)	23.9	22.8	5.7
L1-NB(mm)	10.4	6.7	2.1
L1-NB(°)	41.6	30.5	5.8
U1-L1(°)	107.0	124.2	8.2
U1-SN(°)	114.1	105.7	6.3
MP-SN(°)	35.9	32.5	5.2
MP-FH(°)	31.2	31.1	5.6
L1-MP(°)	103.1	93.9	6.2
Y轴角(°)	64.0	66.3	7.1
Pg/NB(°)	2.3	1.0	1.5

诊断

牙性：安氏I类；毛氏II类5分类+I类1分类；骨性：II类，均角。

问题列表

拥挤度/间隙：上下颌牙列轻度拥挤；覆盖：2mm；覆𬌗：浅覆𬌗；中线：上下颌中线正；咬合关系（尖牙、磨牙）：右侧尖牙关系偏远中、左侧尖牙关系为中性，磨牙关系中性；其他口内情况：36大面积银汞充填体；软组织侧貌：凸面型。

治疗目标/治疗计划等

治疗目标

改善口唇突度，内收上下颌切牙，改善尖牙关系，维持磨牙中性关系，维持中线。

治疗计划

减数14、24、34、44、48，采用隐适美矫治器，必要时采用微螺钉种植体增强支抗。应用G6附件设计，采用蛙跳式内收。

牙齿前后移动对比（图44-4和图44-5）

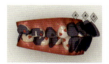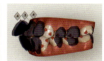

图44-4

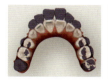

图44-5

拓展材料

如需浏览该病例的ClinCheck动画方案、牙齿移动量（图44-6）和牙齿移动分步（图44-7），可扫描二维码获取。

治疗后评估

治疗进程

治疗时长	30个月
矫治器更换频率	10~12天
复诊频率	6~8周
重启/精调次数	2次
保持时长	12个月

临床技巧分享

对于本病例，特点为双牙弓前突，患者口唇突度过大，为了实现突度的改善，应采用强支抗控制，尽量内收上下颌前牙。

G6对于此类病例比较适用，一方面对于增强双颌支抗的考虑，后牙成组附件的设计有利于维持后牙支抗单位的强度；另外，对于前牙内收过程的设计，本病例采用了蛙跳式，即先将尖牙远中移动2~3mm后，再整体内收3-3，这样增强了内收时前牙段矫治器的包裹，有利于控制切牙段转矩，预防脱轨。此外，设计时考虑了对于前牙覆𬌗和切牙转矩的过矫治。

治疗后照片（图44-8）

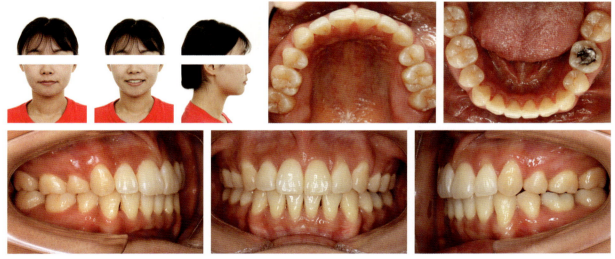

图44-8

治疗后影像学检查与分析

治疗后X线片（图44-9和图44-10）

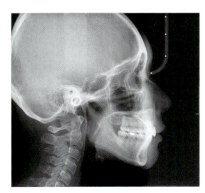

图44-9

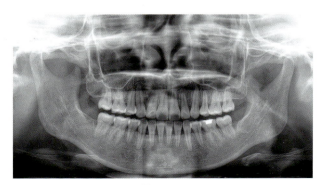

图44-10

头影重叠（图44-11）

治疗前：黑色
治疗后：红色

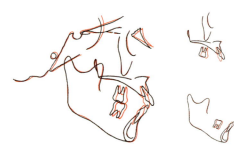

图44-11

治疗前后上颌数字化模型重叠图及测量结果（图44-12）

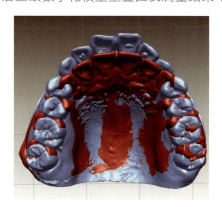

图44-12

牙位	近远中移动 (mm)	转矩变化 (°)	轴倾变化 (°)
上颌切牙	6.66	-10.73	
上颌尖牙	4.83	-4.75	
上颌磨牙	-1.96	1.57	0.33

牙位	宽度变化(mm)
上颌3-3	0.88
下颌3-3	-2.02
上颌6-6	-2.58
下颌6-6	-1.77

总结

隐形矫治方案设计过矫治的必要性

虽然本病例治疗前为前牙浅覆𬌗，但是考虑到减数回收过程中前牙覆𬌗深度一般大于数字化方案，因此方案设计中仍增加了前牙覆𬌗打开的程度，实际治疗效果刚好为正常覆𬌗。切牙回收中也设计了冠唇向转矩的过矫治，实际治疗效果达到了较为理想的切牙唇舌向倾斜度。

支抗控制

本病例实际治疗效果评价显示磨牙前移量不到2mm，在没有使用种植体支抗的情况下实现了方案设计的强支抗控制，且治疗全程未出现磨牙前倾支抗丢失的表现。支抗控制良好的原因分析如下：采用了G6附件设计，其力学分析原理有利于磨牙支抗控制，且间隙关闭中采用了蛙跳式，推测可能有利于节省支抗；II类牵引对上颌支抗的增强；患者磨牙体积较大，矫治器充分包裹自身即可发挥固位附件的作用。

45 骨性 II 类正畸-正颌联合治疗

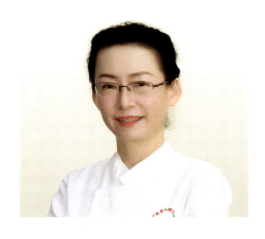

李琳

副主任医师

南方医科大学口腔医院

中华口腔医学会口腔正畸专业委员会会员

治疗前评估

患者基本资料

女，24岁；主诉："哨牙"；病史：无特殊。

治疗前照片（图45-1）

正面观：面部基本对称，嘴唇厚；侧面观：凸面型，上颌前突，下颌后缩，均角，颏部发育不足；水平向：上颌中线正常，下颌中线右偏2mm；矢状向：双侧尖牙、磨牙远中关系，前牙覆盖II度；垂直向：Spee曲较深，前牙覆𬌗I度；牙齿排列：32/41唇侧错位，31舌侧错位；牙弓形态：卵圆形；牙弓宽度：基本正常。

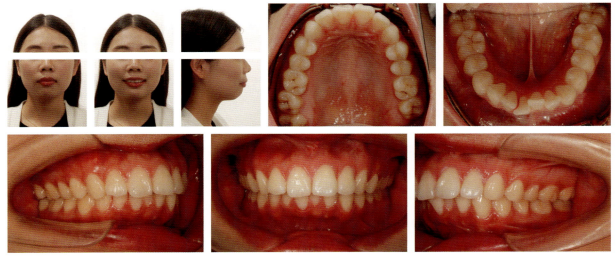

图45-1

治疗前影像学检查与分析

治疗前X线片（图45-2）

可见18智齿；双侧关节头有磨耗。

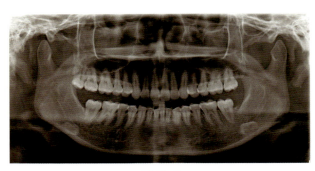

图45-2

治疗前头影测量描记图（图45-3）

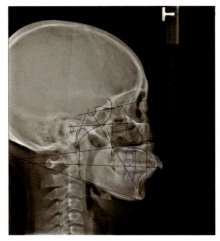

图45-3

治疗前头影测量分析

测量项目	治疗前	标准值
SNA(°)	85.4	82.0±3.5
SNB(°)	76.3	79.0±3.0
ANB(°)	9.1	3.0±2.0
Wits(mm)	8.0	−4.5±3.0
U1−SN(°)	108.3	102.0±5.0
L1−MP(°)	113.8	95.0±7.0
FMA(°)	23.1	26.0

诊断

牙性：Ⅱ类；骨性：Ⅱ类。

问题列表

拥挤度/间隙：上下颌牙列轻度拥挤；覆盖：6mm；覆𬌗：3mm；中线：上颌中线正常，下颌中线右偏2mm；咬合关系（尖牙、磨牙）：远中关系；其他口内情况：32/41唇侧错位，31舌侧错位；软组织侧貌：凸面型。

治疗目标/治疗计划等

治疗目标

改善凸面型，改善前牙突度；排齐上下颌牙列；建立前牙正常覆𬌗覆盖，建立后牙尖窝咬合关系。

治疗计划

正畸-正颌联合治疗。

术前矫治：拔除14、24、34、44；排齐上下颌牙列；整平下颌Spee曲线，直立下颌前牙，打开咬合，预留手术移动颌骨的空间。

正颌手术：上颌13-23之间根尖下截骨后退，下颌BSSRO+颏成形。

术后矫治：关闭剩余间隙，精调咬合。

牙齿前后移动对比（图45-4）

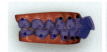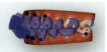

图45-4

拓展材料

如需浏览该病例的ClinCheck动画方案、牙齿移动量（图45-5）和牙齿移动分步（图45-6），可扫描二维码获取。

治疗过程

治疗中照片

第22副（2018年10月19日）（图45-7）

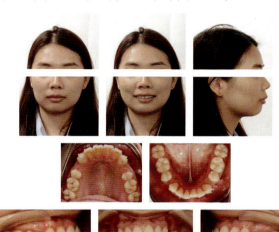

图45-7

正颌术前照片

第35副（2019年1月4日）（图45-8）

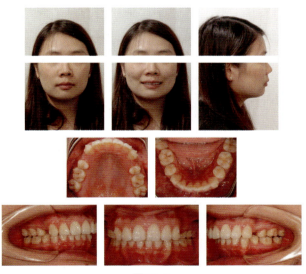

图45-8

正颌术前X线片（图45-9和图45-10）

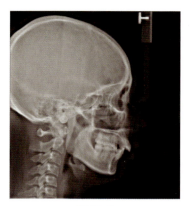

图45-9

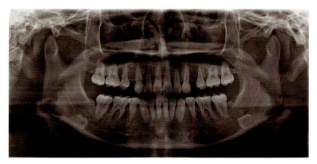

图45-10

正颌术后照片（2019年5月7日）（图45-11）

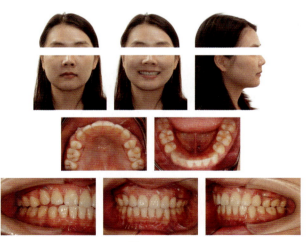

图45-11

正颌术后精调牙齿前后移动对比（图45-12）

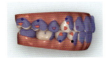 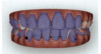 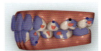

图45-12

拓展材料

如需浏览术后精调牙齿移动量（图45-13）和牙齿移动分步（图45-14），可扫描二维码（见P268）获取。

治疗后评估

治疗进程

治疗时长	24个月
矫治器更换频率	7天
复诊频率	2.5个月
重启/精调次数	1次
保持时长	24个月

临床技巧分享

1. 在术前需要充分的去代偿治疗，下颌磨牙强支抗，内收并直立下颌前牙，为手术创造良好的空间。

2. 协调上颌前段与后段弓形，避免术后台阶过大；同时协调上下颌弓形，降低术中的咬合干扰。

3. G6的附件对于牙轴控制较好，牙齿不容易发生倾斜移动。

4. 手术病例的术后颌间牵引，可以利用隐形矫治器作为术后稳定𬌗板。

治疗后照片（2020年4月8日）（图45-15）

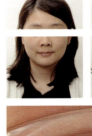   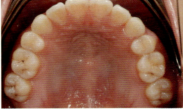 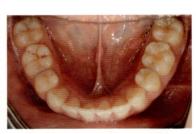

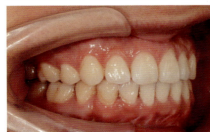 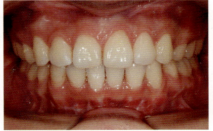 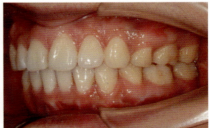

图45-15

治疗后影像学检查与分析

治疗后X线片（图45-16）

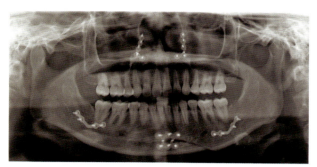

图45-16

治疗前后X线片对比（图45-17）

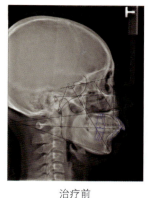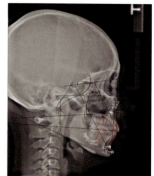

治疗前 治疗后

图45-17

治疗后头影测量分析

测量项目	治疗前	治疗后	标准值
SNA(°)	85.4	80.6	82.0±3.5
SNB(°)	76.3	76.7	79.0±3.0
ANB(°)	9.1	3.9	3.0±2.0
Wits(mm)	8.0	4.1	-4.5±3.0
U1-SN(°)	108.3	107.4	102.0±5.0
L1-MP(°)	113.8	91.9	95.0±7.0
FMA(°)	23.1	25	26.0

总结

1. 隐形矫治器的设计是基于数字化模型进行的，可以在术前进行外科手术的模拟，提高了诊断和矫治设计精准度。

2. 对于手术患者的术前正畸治疗，隐形矫治可提供更为精准的牙弓匹配以及手术间隙的预留。

3. 骨性II类患者的手术，直立唇倾的下颌切牙尤为关键；对于唇倾的切牙内收，控制相对简单，不需要加大量过矫治。

4. 患者整个治疗的时间，包括期间的手术也只有2年，隐形矫治的精准控制可以缩短矫治的疗程。

46 骨性Ⅲ类病例的牙代偿治疗一例

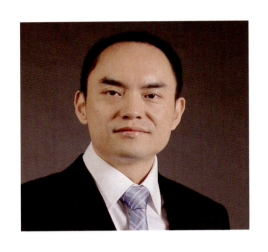

谭理军
双博士，副教授，硕士生导师
四川大学华西口腔医学院博士
四川大学华西口腔医院
荷兰Groningen大学博士
美国北卡罗来纳大学教堂山分校口腔正畸科临床进修学习

治疗前评估

患者基本资料

女，18岁；主诉："地包天"；病史：换牙后发现"地包天"，待成年后矫治；患者因"地包天"面容及咬合功能差前来求治，治疗意愿强烈，且青春期女生，对美观较为敏感，但不希望进行外科手术，希望通过正畸治疗能获得好看的脸型、整齐的牙齿，同时能在整个正畸过程中尽可能维持美观、清洁的状态。

治疗前照片（图46-1）

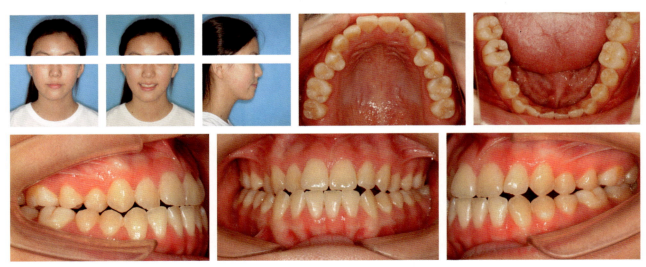

图46-1

治疗前影像学检查与分析

治疗前X线片（图46-2和图46-3）

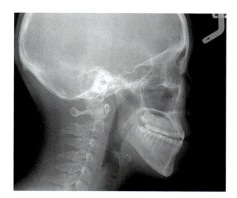

图46-2

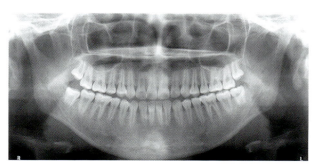

图46-3

治疗前头影测量描记图（图46-4）

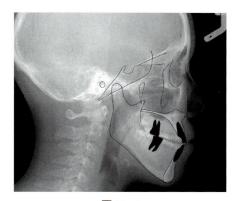

图46-4

治疗前头影测量分析

测量项目	治疗前	标准值
SNA(°)	74.6	82.0±3.5
SNB(°)	74.2	79.0±3.0
ANB(°)	0.4	3.0±2.0
Wits(mm)	−12.9	−4.5±3.0
U1-SN(°)	99.0	102.0±5.0
L1-MP(°)	84.7	95.0±7.0
FMA(°)	63.5	26.0

诊断

牙性：安氏Ⅲ类；骨性：Ⅲ类。

问题列表

垂直生长型；上颌发育不足；11、21、22切对切；12、13、14、24反𬌗；下颌中线右偏2mm；下颌前牙舌倾代偿；上下颌牙列轻度拥挤；上下颌牙弓形态不协调；上颌牙弓狭窄。

治疗目标/治疗计划等

治疗目标

非手术治疗，不拔牙；使后牙建立咬合，尽量达到中性关系，改善前牙覆𬌗覆盖；协调上下颌牙弓；后牙实现正常覆𬌗覆盖，提高咀嚼效率；提升前牙区微笑美学效果；牙代偿治疗改善面型侧貌。

治疗计划

非手术治疗，不拔牙矫治；无托槽隐形矫治行牙代偿治疗；配合Ⅲ类牵引，远移下颌磨牙，改善后牙咬合，内收下颌前牙，改善前牙覆盖；下颌前牙内收过程中配合Power Ridge，维持下颌前牙转矩不变，以防止牙根穿孔；扩大上颌牙弓，匹配下颌牙弓，改善后牙覆盖；伸长上颌前牙，改善前牙覆𬌗，改善前牙微笑曲线；通过伸长上颌前牙激发伸长附件，以期控制上颌前牙转矩，防止过度唇倾。

牙齿前后移动对比（图46-5）

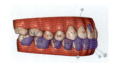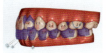

图46-5

拓展材料

如需浏览该病例的ClinCheck动画方案、牙齿移动量（图46-6）和牙齿移动分步（图46-7），可扫描二维码获取。

治疗后评估

治疗进程

治疗时长	30个月
矫治器更换频率	1周
复诊频率	1.5个月
重启/精调次数	2次
保持时长	12个月

临床技巧分享

轻度骨性Ⅲ类的牙代偿治疗，需要注意的几个问题以及我们的应对措施：

1. 在排齐过程中应防止下颌前牙被去代偿。
2. 方案设计中不设计下颌前牙转矩的非必要改善。
3. 避免过度的上颌唇倾代偿。
4. 通过ClinCheck方案设计转矩改善，并且配合伸长附件实现转矩改善。
5. 下颌前牙舌向移动尽量确保整体移动，以防止牙根穿孔。
6. 激发下颌前牙区Power Ridge，并且将Ⅲ类牵引位点移动到下颌第一前磨牙，以避免牵引干扰固位，影响Power Ridge的效果。
7. 通过上颌前牙垂直向长度增加，改善微笑弧。
8. 设计上颌前牙伸长，并激发伸长附件。
9. 通过下颌前牙舌向移动，改善颏唇沟。

治疗后照片（图46-8）

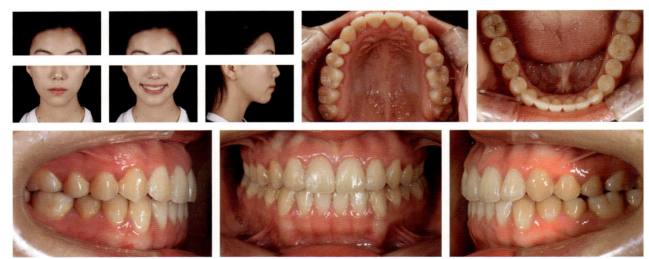

图46-8

治疗前后对比（图46-9和图46-10）

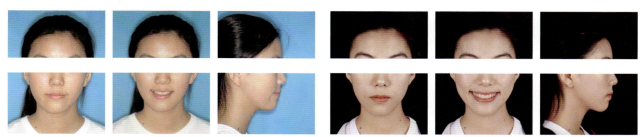

治疗前　　　　　　　　　　　　　治疗后

图46-9

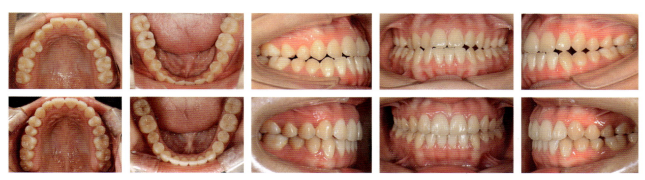

图46-10

治疗后影像学检查与分析

治疗后X线片（图46-11和图46-12）

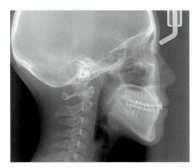

图46-11

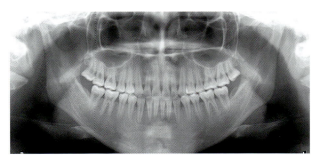

图46-12

治疗后头影测量描记图（图46-13）

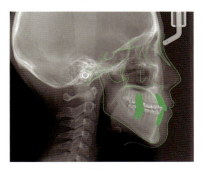

图46-13

治疗后头影测量分析

测量项目	治疗前	治疗后	标准值
SNA(°)	74.6	74.4	82.0±3.5
SNB(°)	74.2	73.1	79.0±3.0
ANB(°)	0.4	1.3	3.0±2.0
Wits(mm)	−12.9	−10.7	−4.5±3.0
U1-SN(°)	99.0	101.7	102.0±5.0
L1-MP(°)	84.7	87.0	95.0±7.0
FMA(°)	63.5	66.2	26.0

头影重叠（图46-14）

　　治疗前：黑色

　　治疗后：绿色

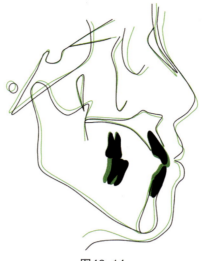

图46-14

总结

治疗结果

　　前牙浅覆𬌗、浅覆盖，鼻唇角、颏唇沟明显改善；侧貌改善，上下唇均位于E线上；上下颌牙弓宽度协调，后牙反𬌗解除；后牙矢状向咬合关系改善，尖牙、磨牙中性咬合；上颌中线与面中线对正，下颌中线右偏0.5mm；正面微笑及侧貌更加自然协调。

病例总结

　　隐形矫治技术因其本身的特点，是轻度骨性III类错𬌗牙代偿治疗的利器；Power Ridge可以有效地控制前牙转矩；前牙伸长优化附件在伸长前牙的同时，可以内收直立前牙。

47 骨性Ⅲ类前牙反𬌗掩饰性隐形矫治病例报告

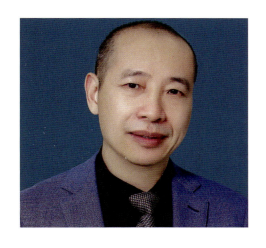

熊国平

博士，主任医师，教授，硕士生导师

深圳市人民医院口腔正畸科主任

中华口腔医学会口腔正畸专业委员会第五届至第七届委员

中华医学会儿科学分会青少年隐形矫治专家组专家

广东省口腔医学会口腔正畸专业委员会副主任委员

深圳市口腔医学会口腔正畸专业委员会主任委员

治疗前评估

患者基本资料

女，24岁；主诉：要求矫治牙列不齐及"地包天"；病史：约11年前替牙期后逐渐出现上述症状，体健，无正畸治疗史，父母无类似错𬌗情况。

治疗前照片（图47-1）

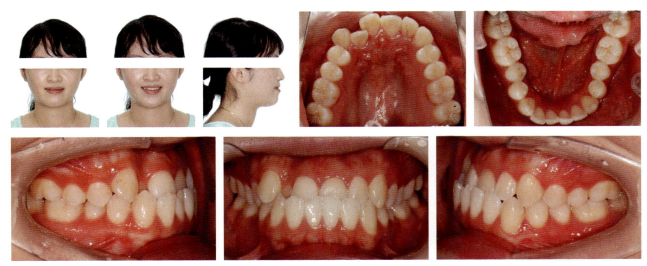

图47-1

治疗前影像学检查与分析

治疗前X线片（图47-2和图47-3）

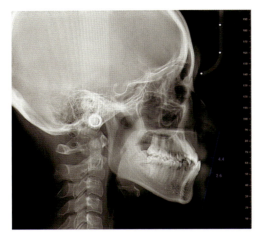

图47-2

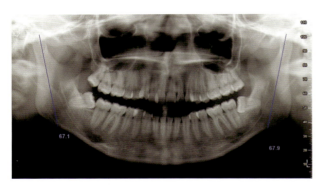

图47-3

治疗前关节CBCT（图47-4）

关节窝、髁突影像无异常。

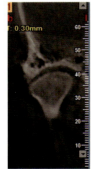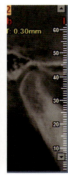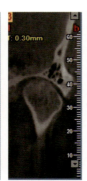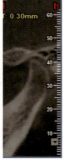

图47-4

治疗前头影测量分析

测量项目	治疗前	标准值	标准差
SNA(°)	79.9	82.8	4.0
SNB(°)	81.3	80.1	3.9
ANB(°)	-1.4	2.7	2.0
A-Ptm(mm)	44.4	45.0	3.0
S-Ptm(mm)	20.3	17.1	2.3
GoGn-SN(°)	33.2	32.5	5.2
MP-FH(°)	30.4	27.3	6.1
N-ANS(mm)	51.7	53.8	2.8
ANS-Me(mm)	64.3	65.8	4.1
Y轴角(°)	66.9	65.8	4.2
PP-FH(°)	9.4	12.4	4.4
MP-SN(°)	33.9	32.5	5.2
U1-NA(mm)	6.3	5.1	2.4
U1-NA(°)	27.6	22.8	5.7
L1-NB(mm)	6.5	6.7	2.1
L1-NB(°)	27.2	30.3	5.8
U1-SN(°)	107.5	105.7	6.3
L1-GoGn(°)	92.7	92.6	7.0
IMPA(°)	92.0	92.6	7.0
U1-L1(°)	126.6	125.0	7.9

诊断

牙性安氏III类；骨性III类；上颌牙列轻度拥挤；II度反覆𬌗；上下颌中线不一致。

问题列表

下颌牙列无拥挤，上颌牙列拥挤约4.0mm；浅反覆盖；II度反覆𬌗；上下颌中线不一致，上颌中线居中，下颌中线左偏约2mm；双侧磨牙近中关系，双侧尖牙基本中性关系；其他口内情况：凹面型。

治疗目标/治疗计划等

治疗目标

改善凹面型侧貌，纠正上颌牙列拥挤及前牙反𬌗，纠正上下颌中线不一致，建立正常的前牙覆𬌗覆盖，建立双侧尖牙、磨牙中性关系。

治疗计划

计划1：正畸-正颌联合治疗。

计划2：上颌牙列：通过远移双侧磨牙及唇倾上颌前牙获得间隙，排齐上颌牙列；下颌牙列：支抗钉辅助下整体远移双侧下颌磨牙，排齐内收下颌牙列；协调上下颌牙弓形态，调整尖牙、磨牙关系；保持。

如实告知患者计划1及计划2优缺点，患者选择计划2。

矫治器特别设计（图47-5）

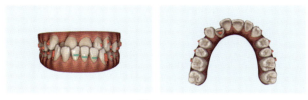

图47-5

下颌切牙设计Power Ridge：该患者下颌前牙内收量较大，内收过程中需附加适度的根舌向转矩，以防内收时出现骨开窗、骨开裂。

12严重舌侧错位，在其开始唇侧移动时，舌侧附加了一附件，以增大矫治器接触面积、防止脱轨。

牙齿前后移动对比（图47-6）

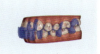

图47-6

拓展材料

如需浏览该病例的ClinCheck动画方案、牙齿移动量（图47-7）和牙齿移动分步（图47-8），可扫描二维码获取。

治疗过程

第一阶段

第32副矫治器（图47-9）

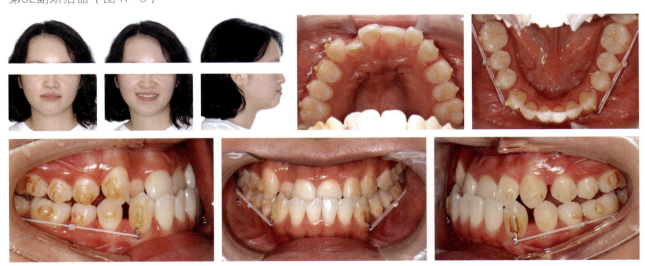

图47-9

精调阶段

精调阶段前照片（图47-10）

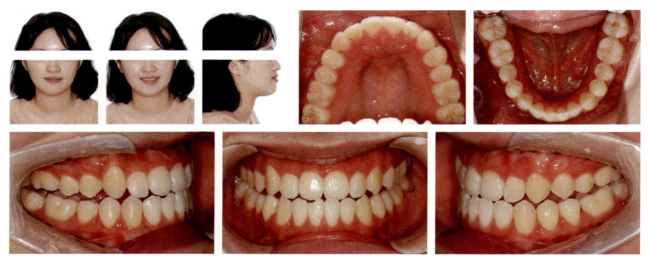

图47-10

精调阶段前X线片（图47-11和图47-12）

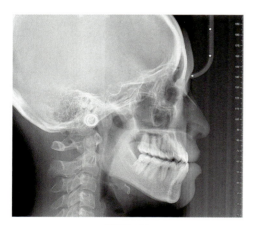

图47-11

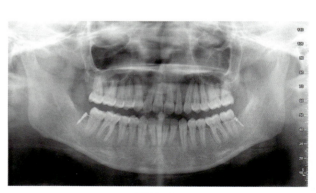

图47-12

精调前后牙齿移动对比（图47-13）

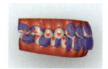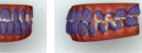

图47-13

拓展材料

　　如需浏览精调牙齿移动量（图47-14）和牙齿移动分步（图47-15），可扫描二维码（见P279）获取。

精调阶段第16副矫治器（图47-16）

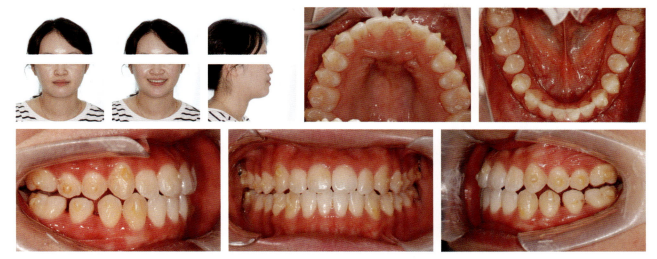

图47-16

治疗后评估

治疗进程

治疗时长	31个月
矫治器更换频率	7天
复诊频率	2个月
重启/精调次数	1次
保持时长	12个月（仍处于保持阶段）

临床技巧分享

骨性Ⅲ类患者的正畸掩饰性治疗需严格把握适应证及禁忌证，当满足ANB角大于−4°且患者不愿意行手术治疗等条件时可考虑正畸掩饰性治疗，否则应选择正畸−正颌联合治疗。

骨性Ⅲ类患者的掩饰性治疗需通过大量内收下颌前牙来纠正反𬌗，在此过程中医生需密切关注治疗前及治疗中下颌前牙骨壁的厚度。该患者矫治前的CBCT显示下颌前牙唇侧骨壁非常薄，为防止骨开裂，内收前需在下颌前牙附加合适的根舌向正转矩。

支抗钉辅助下同时远移多颗后牙技术，使下颌牙移动的分步明显减少，大大缩短了疗程。

治疗后照片（图47-17）

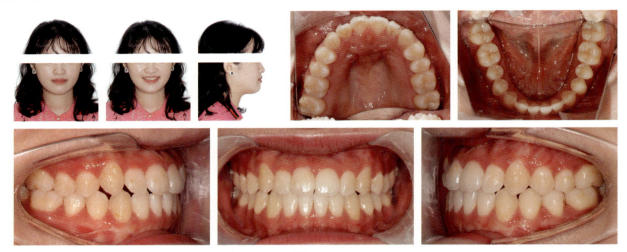

图47-17

保持12个月后照片（图47-18）

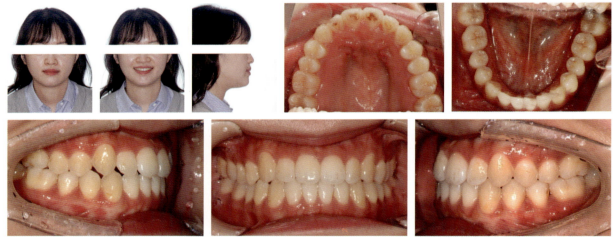

图47-18

治疗后影像学检查与分析

治疗后X线片（图47-19和图47-20）

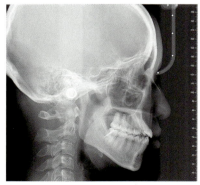

图47-19

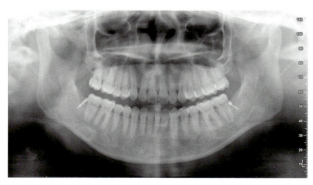

图47-20

治疗后关节CBCT（图47-21）

矫治过程没有引起关节损害。

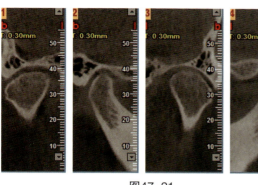

图47-21

头影重叠（图47-22）

治疗前：黑色
治疗后：红色

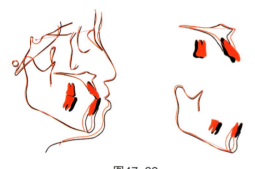

图47-22

治疗后头影测量分析

测量项目	治疗前	治疗后	标准值	标准差
SNA(°)	79.9	79.9	82.8	4.0
SNB(°)	81.3	81.3	80.1	3.9
ANB(°)	-1.4	-1.4	2.7	2.0
A-Ptm(mm)	44.4	44.8	45.0	3.0
S-Ptm(mm)	20.3	16.3	17.1	2.3
GoGn-SN(°)	33.2	34.2	32.5	5.2
MP-FH(°)	30.4	31.1	27.3	6.1
N-ANS(mm)	51.7	48.4	53.8	2.8
ANS-Me(mm)	64.3	64.0	65.8	4.1
Y轴角(°)	66.9	67.1	65.8	4.2
PP-FH(°)	9.4	6.9	12.4	4.4
MP-SN(°)	33.9	35.0	32.5	5.2
U1-NA(mm)	6.3	8.5	5.1	2.4
U1-NA(°)	27.6	36.0	22.8	5.7
L1-NB(mm)	6.5	4.5	6.7	2.1
L1-NB(°)	27.2	19.0	30.3	5.8
U1-SN(°)	107.5	115.9	105.7	6.3
L1-GoGn(°)	92.7	83.6	92.6	7.0
IMPA(°)	92.0	82.7	92.6	7.0
U1-L1(°)	126.6	126.3	125.0	7.9

总结

本病例对骨性III类患者进行了正畸掩饰性治疗，患者凹面型及咬合关系得到较大的改善，说明隐适美矫治器对于骨性III类患者的掩饰性治疗是完全可以胜任的。

本病例应用了主诊医生独创的支抗钉辅助下整体远移磨牙技术，相较于分步远移磨牙，该技术缩短了疗程，同时避免了分步远移磨牙过程中，牙弓一段时间内，会多处出现散在间隙，导致不美观（前牙段）、食物嵌塞及牙龈炎症（后牙段）等问题的出现，患者矫治体验因此更佳。

在内收下颌前牙过程中，医生需在患者每次复诊时密切关注下颌前牙转矩及骨壁厚度，一旦发现下颌前牙转矩失控或骨壁较薄，则需立即停止内收下颌前牙，调整矫治策略或者行PAOO术增加下颌前牙区骨壁厚度。

该患者矫治后的侧貌有改善，但由于上颌前牙的代偿性唇倾，影响了侧貌的进一步改善，如在矫治前上颌前牙先行PAOO，则一方面可以竖直上颌前牙，另一方面可使A点前移，矫治后的侧貌将更加理想。

48 正畸-正颌联合治疗重度骨性偏斜病例

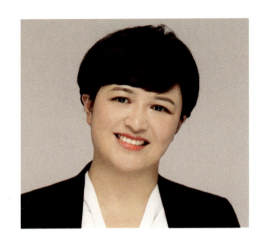

赵震锦

教授，主任医师

中国医科大学附属口腔医院

辽宁省口腔医学会口腔正畸专业委员会委员

中华口腔医学会口腔正畸专业委员会会员

世界正畸医师联盟（WFO）会员

治疗前评估

患者基本资料

女，22岁；主诉：面部偏斜；病史：面部偏斜10余年；患者对美观和功能均有要求，故采用正畸-正颌联合治疗；患者为外地患者，希望尽量少复诊次数，所以采用隐形矫治器，最大限度减少对美观的影响及复诊次数。

治疗前照片（图48-1）

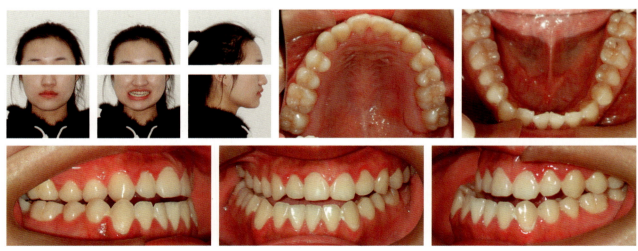

图48-1

治疗前影像学检查与分析

治疗前X线片（图48-2和图48-3）

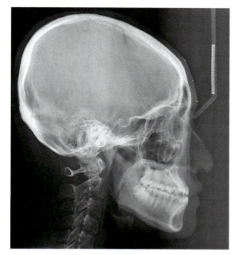

图48-2

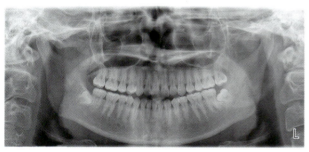

图48-3

治疗前头影测量描记图（图48-4）

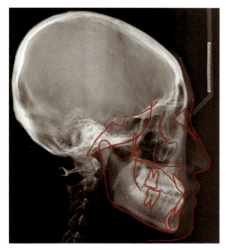

图48-4

治疗前头影测量分析

测量项目	治疗前	标准值
SNA(°)	74.81	82.8±4.0
SNB(°)	77.24	80.1±3.9
ANB(°)	−2.42	2.7±2.0
GoGn-SN(°)	34.61	32.5±5.2
U1-SN(°)	105.52	105.7±6.3
L1-GoGn(°)	87.42	92.6±7.0
U1-L1(°)	130.56	125.4±7.9
Upper Lip(mm)	−3.41	±2.0
Lower Lip(mm)	−2.21	±2.0

治疗前关节CBCT（图48-5）

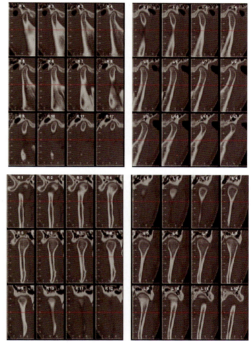

图48-5

治疗前面部偏斜CT测量（图48-6）

水平向：颏点偏斜10.5mm；垂直向：下颌生长左右不对称，𬌗平面偏斜，左侧高2.7mm。

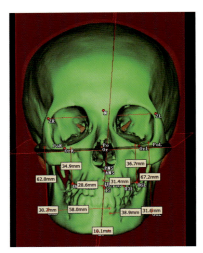

图48-6

治疗前Andrews六要素测量（图48-7）

矢状向：上颌骨发育不足（5mm）；下颌骨发育过度（3.5mm）。

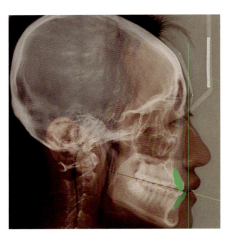

图48-7

诊断

安氏III类亚类，毛氏II类1分类；骨性III类；低角；面部左右不对称，颏部右偏。

问题列表

下颌牙列拥挤3mm；反覆盖；前牙及右侧后牙反𬌗；上下颌中线不对齐，下颌中线右偏；右侧磨牙中性关系，左侧磨牙近中关系，双侧尖牙近中关系；上颌骨矢状向发育不足，下颌骨矢状向发育过度；面部左右不对称，颏部右偏。

治疗目标/治疗计划等

治疗目标

术前正畸：上颌前牙略回收，下颌前牙唇倾，左上后牙压低，右下后牙颊倾；正颌手术：上颌骨前徙，下颌骨后退；术后正畸：精调。

治疗计划

软组织：正颌手术改变骨骼关系及面型；中线：上颌中线不变，下颌中线手术对齐；上颌切牙矢状向：回收1mm，整体移动；上颌切牙垂直向：维持，左上后牙压低2mm。

牙齿前后移动对比（图48-8）

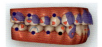 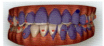 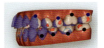

图48-8

治疗前与正颌术前牙列重叠（图48-9）

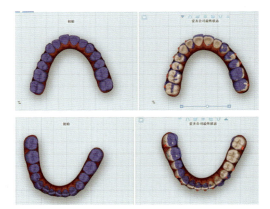

图48-9

拓展材料

如需浏览该病例的ClinCheck动画方案、牙齿移动量（图48-10）和牙齿移动分步（图48-11），可扫描二维码获取。

治疗过程

治疗开始照片

2018年5月8日（图48-12）

治疗开始，通过颌间牵引，矢状向去代偿。

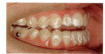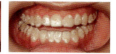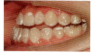

图48-12

2018年6月19日（图48-13）

种植体支抗，矢状向去代偿。

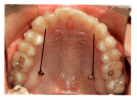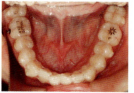
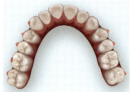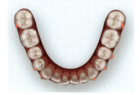

图48-13

2018年10月18日（图48-14）

种植体支抗，垂直向去代偿。

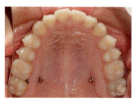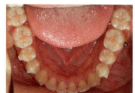
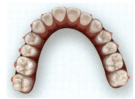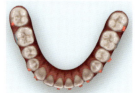

图48-14

正颌术前照片（2018年12月14日）（图48-15）

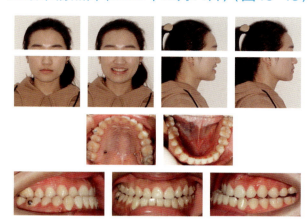

图48-15

正颌术前影像学检查与分析

正颌术前X线片（图48-16和图48-17）

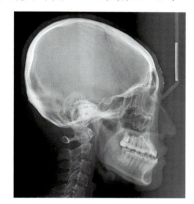

图48-16

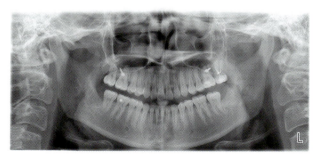

图48-17

正颌术前关节CBCT（图48-18）

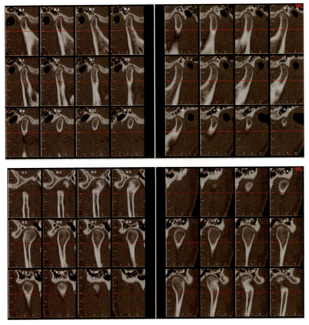

图48-18

正颌术前头影测量分析

测量项目	治疗前	正颌术前	标准值
SNA(°)	74.81	75.69	82.8 ± 4.0
SNB(°)	77.24	76.46	80.1 ± 3.9
ANB(°)	−2.42	−0.76	2.7 ± 2.0
GoGn−SN(°)	34.61	33.91	32.5 ± 5.2
U1−SN(°)	105.52	94.03	105.7 ± 6.3
L1−GoGn(°)	87.42	102.51	92.6 ± 7.0
U1−L1(°)	130.56	127.57	125.4 ± 7.9
Upper Lip(mm)	−3.41	−4.52	± 2.0
Lower Lip(mm)	−2.21	−1.21	± 2.0

治疗前与正颌术前头影重叠（图48-19）

治疗前：黑色

正颌术前：绿色

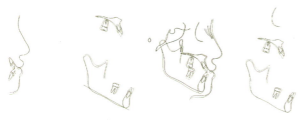

图48-19

正颌术前面部偏斜CT测量（图48-20）

水平向：颏点偏斜10.2mm；垂直向：𬌗平面偏斜有所纠正，左侧高，从2.7mm降至0.8mm。

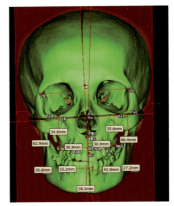

图48-20

正颌术后全景片（图48-21）

在唇颊侧植入微小种植体进行颌间牵引，维持颌骨位置。

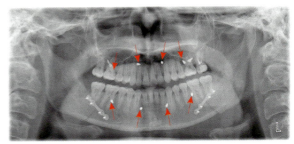

图48-21

正颌术后照片（2019年3月15日）（图48-22）

为对齐面中线，下颌中线略左偏，需要术后纠正。

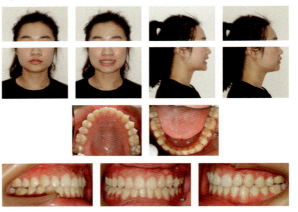

图48-22

正颌术后重启

拓展材料

如需浏览重启牙齿移动量（图48-23）和牙齿移动分步（图48-24），可扫描二维码（见P286）获取。

2019年6月6日（图48-25）

46脱轨，近中倾斜。

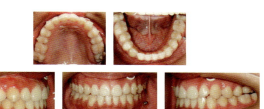

图48-25

2019年7月25日（图48-26）

在15、16、46上粘接舌侧扣，采用倒三角形牵引，直立伸长46。

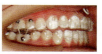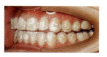

图48-26

2019年11月15日（图48-27）

46直立，咬合改善。

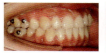

图48-27

治疗后评估

治疗进程

治疗时长	23个月
矫治器更换频率	10天
复诊频率	术前3次，术后7次
重启/精调次数	1次（术后）
保持时长	刚刚开始

临床技巧分享

隐形矫治器可以有效地实现术前正畸后牙颊舌向去代偿，但对于上颌牙列的回收及垂直向𬌗平面偏斜的调整，需要采用微种植体作为有益的辅助。

在术后采用微种植体进行颌间牵引，稳定颌骨位置，避免手术前后粘接固定矫治器；实现全程无托槽矫治。

治疗后照片（图48-28）

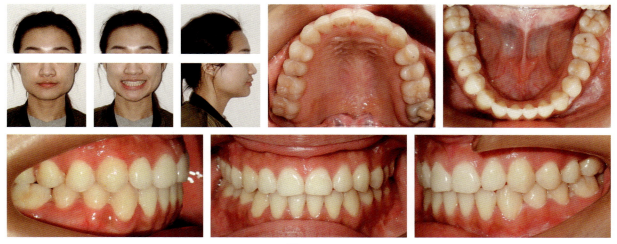

图48-28

治疗前、正颌术前、正颌术后、治疗后对比（图48-29）

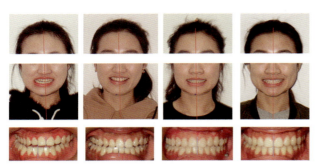

图48-29

治疗后影像学检查与分析

治疗后X线片（图48-30和图48-31）

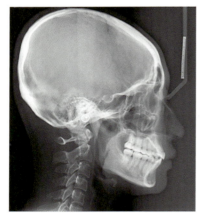

图48-30

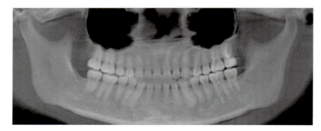

图48-31

治疗后面部偏斜CT测量（图48-32）

　　水平向：颏点偏斜从最初10.5mm改善到最终0.1mm；垂直向：𬌗平面偏斜有所纠正，左侧最初高从2.7mm降至1.9mm。

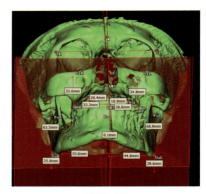

图48-32

治疗后关节CBCT（图48-33）

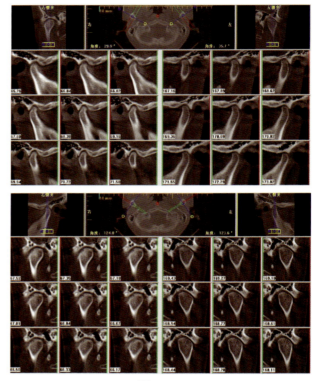

图48-33

治疗前、正颌术前、治疗后头颅侧位片对比（图48-34）

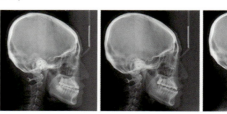

图48-34

治疗前、正颌术前、治疗后头影重叠（图48-35）

　　治疗前：黑色

　　正颌术前：绿色

　　治疗后：红色

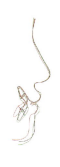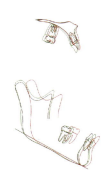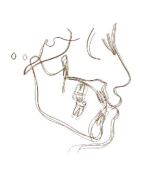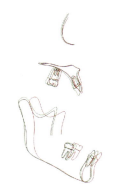

图48-35

治疗后头影测量分析

测量项目	治疗前	正颌术前	治疗后	标准值
SNA(°)	74.81	75.69	78.62	82.8±4.0
SNB(°)	77.24	76.46	75.56	80.1±3.9
ANB(°)	−2.42	−0.76	3.05	2.7±2.0
GoGn-SN(°)	34.61	33.91	33.80	32.5±5.2
U1-SN(°)	105.52	94.03	101.68	105.7±6.3
L1-GoGn(°)	87.42	102.51	102.25	92.6±7.0
U1-L1(°)	130.56	127.57	123.14	125.4±7.9
Upper Lip(mm)	−3.41	−4.52	−1.84	±2.0
Lower Lip(mm)	−2.21	−1.21	−0.92	±2.0

总结

　　三维CBCT结合数字化模型进行模拟，以终为始，使牙弓匹配及去代偿的结果可视化，实现精准正畸-正颌联合治疗。

　　全程治疗除手术外，仅复诊10次，有效解决了复诊不便的问题。

49 骨性Ⅲ类偏殆伴重度拥挤青少年的非拔牙隐形矫治一例

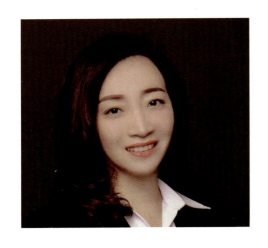

戚琳

博士，副主任医师，副教授，硕士生导师

赛德阳光口腔

中华口腔医学会口腔正畸专业委员会会员

辽宁省口腔医学会口腔正畸专业委员会委员

世界正畸医师联盟（WFO）会员

治疗前评估

患者基本资料

女，13岁；主诉：牙不齐；病史：替牙后自觉牙不齐，前牙反殆；隐适美美观、容易清洁口腔卫生，复诊间隔长，口内佩戴时不易出现"刮嘴、托槽脱落"等突发状况，患者情况较为复杂，引导患者选择隐适美矫治治疗。

治疗前照片（图49-1）

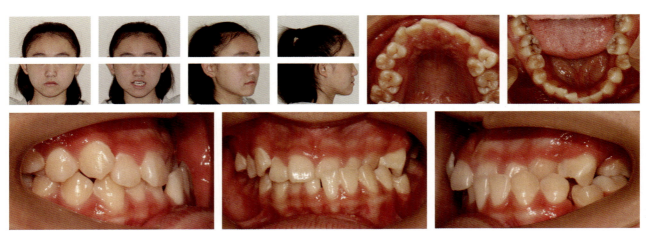

图49-1

治疗前影像学检查与分析

治疗前X线片（图49-2~图49-4）

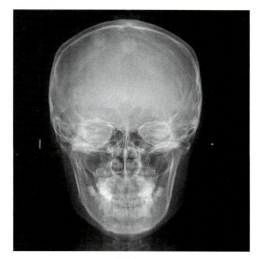

图49-2

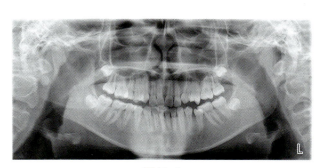

图49-3

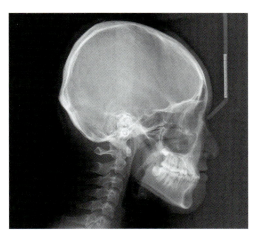

图49-4

治疗前头影测量描记图（图49-5）

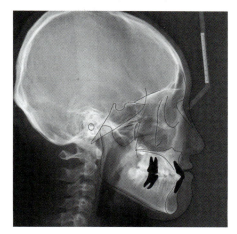

图49-5

治疗前头影测量分析

测量项目	治疗前	标准值
ANB(°)	-1.4	2.7±2.0
Wits(mm)	-3.2	0.0±2.0
A-Mc Line(mm)	-2.3	1.0±2.0
FH-NPo(°)	89.6	85.4±3.7
FMA(°)	24.2	26.0±4.0
GoGn-SN(°)	29.3	31.2±3.6
ANS-Me/Na-Me (%)	54.5	55.0±3.0
U1-APo(mm)	5.3	(5)，(6)，7
U1-NA(°)	32.9	22.8±5.7
U1-NA(mm)	6.9	5.1±2.4
U1-SN(°)	111.7	105.7±6.3
L1-NB(mm)	18.0/3.6	6.7±2.1
L1-MP(°)	86.1	92.6±7.0
U1-L1(°)	129.8	125.4±7.9
Overbite(mm)/Overjet(mm)	1.7/0.5	2.0/2.0
Upper Lip(mm)/Lower Lip(mm)	-6.4/-3.0	-2.0/0.0

诊断

矢状向：牙性安氏III类，骨性III类，前牙反𬌗；垂直向：均角；水平向：上颌前部牙弓狭窄，颏点左偏；其他：上下颌拥挤。

问题列表

下颌中度骨性前突；低角，颏点左偏3mm；咬合关系：双侧磨牙近中关系；上颌前牙突度：7.8mm/33.2°；下颌前牙舌倾：86.3°；拥挤度：上颌牙列重度拥挤：12mm，下颌牙列中度拥挤：

6mm；覆𬌗覆盖：21、22、23、24、25与31、32、33、34、35反𬌗；中线：上颌中线与面中线基本一致，下颌中线较上颌中线左偏约2.5mm；其他口内情况：15与45正锁𬌗，24扭转60°，25腭侧异位扭转80°，35颊侧异位；软组织侧貌：凹面型。

治疗目标/治疗计划等

治疗目标

排齐整平牙列；纠正前牙反𬌗；调整双侧尖牙、磨牙关系；调整中线。

治疗计划

上颌从𬌗面观，以11近中切端为基准排齐上颌，间隙可通过如下方式获取：14-24邻面去釉共获得1.3mm间隙；上颌后牙区1～2mm扩弓；右侧磨牙进行1.5mm远移，左侧磨牙进行3mm远移。下颌从𬌗面观，以41远中切端为基准进行排齐，间隙可通过如下方式获取：左侧邻面去釉共获得1mm间隙；下颌扩弓约1mm；右侧磨牙进行1.5mm远移，左侧磨牙进行3mm远移。下颌中线向右调整3mm。

牙齿前后移动对比（图49-6和图49-7）

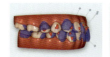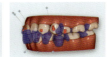

图49-6

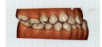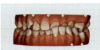

图49-7

拓展材料

如需浏览该病例的ClinCheck动画方案、牙齿移动量（图49-8）和牙齿移动分步（图49-9），可扫描二维码获取。

治疗后评估

治疗进程

治疗时长	20个月
矫治器更换频率	7天
复诊频率	3个月
重启/精调次数	3次
保持时长	保持中

临床技巧分享

1. 智齿的拔除时机：患者于开始矫治器佩戴前1～2周进行智齿拔除，此时正处于破骨细胞活跃期，此期开始磨牙远移较容易。

2. 患者为青少年，牙齿移动速度快，患者佩戴矫治器的更换周期为7天。

3. 前牙辅助进行交互牵引用于解除前牙反𬌗，颌间Ⅲ类牵引用于解除反𬌗。

治疗后照片（图49-10）

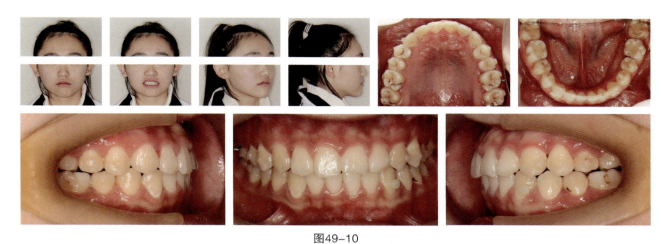

图49-10

治疗前后口内照片对比（图49-11）

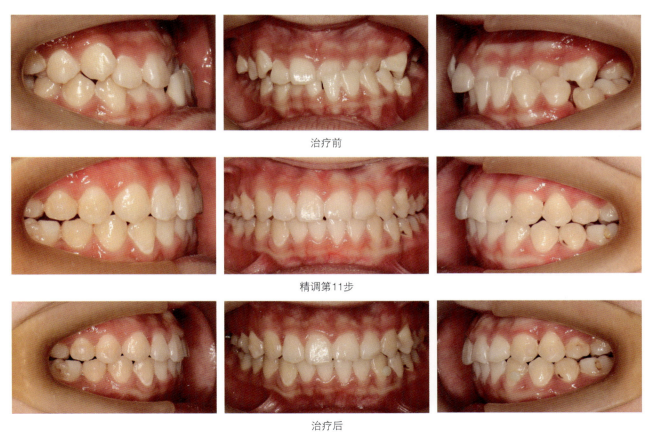

治疗前

精调第11步

治疗后

图49-11

治疗前后口外照片对比（图49-12）

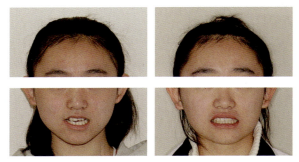

图49-12

治疗后影像学检查与分析

治疗后X线片（图49-13~图49-15）

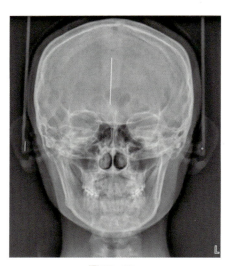

图49-13

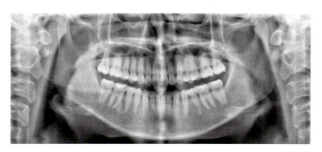

图49-14

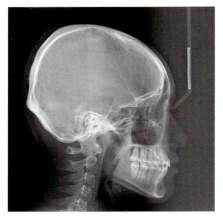

图49-15

治疗后头影测量描记图（图49-16）

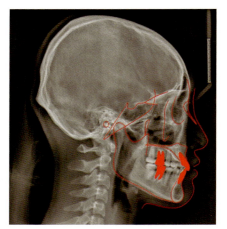

图49-16

头影重叠（图49-17）

治疗前：黑色
治疗后：红色

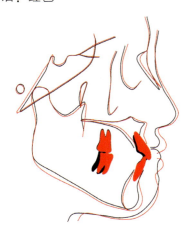

图49-17

治疗后头影测量分析

测量项目	治疗前	治疗后	标准值
ANB(°)	−1.4	0.6	2.7 ± 2.0
Wits(mm)	−3.2	−0.9	0.0 ± 2.0
A−Mc Line(mm)	−2.3	−0.5	1.0 ± 2.0
FH−NPo(°)	89.6	90.0	85.4 ± 3.7
FMA(°)	24.2	22.9	26.0 ± 4.0
GoGn−SN(°)	29.3	29.5	31.2 ± 3.6
ANS−Me/Na−Me (%)	54.5	54.7	55.0 ± 3.0
U1−APo(mm)	5.3	4.5	(5), (6), 7
U1−NA(°)	32.9	27.8	22.8 ± 5.7
U1−NA(mm)	6.9	5.4	5.1 ± 2.4
U1−SN(°)	111.7	107.7	105.7 ± 6.3
L1−NB(mm)	18.0/3.6	22.7/3.2	6.7 ± 2.1
L1−MP(°)	86.1	91.6	92.6 ± 7.0
U1−L1(°)	129.8	129.0	125.4 ± 7.9
Overbite(mm)/Overjet(mm)	1.7/0.5	1.9/3.1	2.0/2.0
Upper Lip(mm)/Lower Lip(mm)	−6.4/−3.0	−2.8/−0.6	−2.0/0.0

总结

治疗结果

1. 前牙反𬌗纠正，良好覆𬌗覆盖。
2. 上下颌拥挤解除，牙齿排齐。
3. 上下颌中线与面中线一致。
4. SNA增大，ANB增大。
5. 侧貌改善。

总结体会

1. 青少年患者具有生长潜力，治疗过程去除前牙的咬合干扰，配合Ⅲ类牵引及前牙区交互牵引有助于解决前牙反𬌗，去除阻碍上颌发育的因素。

2. 上下颌扩弓及磨牙远移解除重度拥挤。

3. 隐形矫治在磨牙远移时垂直向控制效果好。

4. 患者为严重骨性偏斜，正畸代偿治疗无法解决骨性偏斜问题。

50 Ⅲ类偏殆成人患者的
隐形矫治治疗

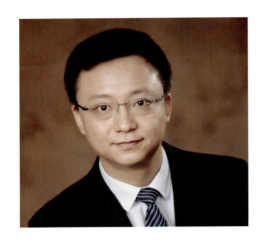

关晓航

副主任医师

天津市口腔医院正畸科

中华口腔医学会口腔正畸专业委员会第四届、第五届委员

天津市口腔医学会理事

天津市口腔医学会口腔正畸专业委员会常务委员

治疗前评估

患者基本资料

女，26岁；主诉：下巴左偏，"兜齿"，牙齿不齐；病史：下颌左偏、反殆、牙齿不齐20余年；否认面部外伤史，否认家族史，否认系统性疾病史；双侧颞下颌关节检查未及明显压痛、弹响。

根据临床及相关影像学检查，患者息止颌位仍有下颌左偏，存在下颌骨左右不对称情况，属骨性偏斜。如要彻底解决面型偏斜问题，需手术治疗。经与患者沟通及知情同意，未接受手术，决定通过正畸治疗排齐牙齿，矫正中线，改善前后牙齿咬合关系。

治疗前照片（图50-1）

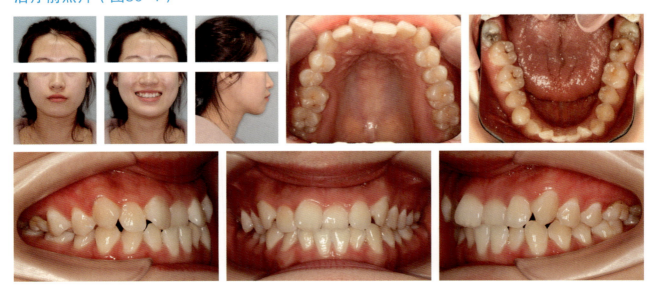

图50-1

治疗前影像学检查与分析

治疗前X线片（图50-2和图50-3）

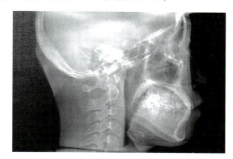

图50-2

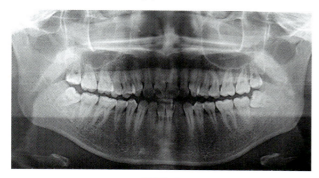

图50-3

治疗前头影测量描记图（图50-4）

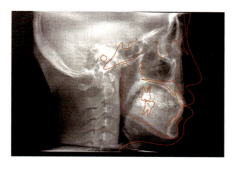

图50-4

治疗前头影测量分析

测量项目	治疗前	标准值
SNA(°)	80.5	82.0±3.5
SNB(°)	82.0	79.0±3.0
ANB(°)	-1.5	3.0±2.0
Wits(mm)	-9.8	-4.5±3.0
U1-SN(°)	112.0	102.0±5.0
L1-MP(°)	85.0	95.0±7.0
FMA(°)	30.0	26.0

诊断

牙性：安氏Ⅲ类，38、48近中阻生，菌斑性龈炎；骨性：骨性Ⅲ类，水平生长型，骨性偏斜（左）。

问题列表

拥挤度/间隙：上颌拥挤5mm，下颌拥挤4mm；反覆盖：2mm；反覆𬌗：2.5mm；中线：上颌中线正，下颌中线左偏2.3mm；咬合关系（尖牙、磨牙）：左侧尖牙远中关系、磨牙中性偏远中关系，右侧尖牙近中关系、磨牙近中关系；其他口内情况：18、28、38、48存在，38、48近中阻生，牙石Ⅰ度，局部牙龈红肿；软组织侧貌：下唇位于E线上，上唇位于E线内；正面观：下颌左偏2.5mm。

治疗目标/治疗计划等

治疗计划

经与患者沟通，采用非手术正畸掩饰性治疗，拔除18、28、38、48；轻度骨性Ⅲ类的正畸治疗需要通过上颌前牙唇倾、下颌前牙舌倾来代偿骨性不调，由于此患者下颌前牙治疗前已经偏舌倾（IMPA 85°），且下颌前牙区骨质菲薄，因此本病例在确定目标位时采用了以下颌切牙位置为导向的目标位设计。根据Tweed三角再定位下颌切牙，将下颌切牙唇倾2°～3°，以保持直立于下颌牙槽骨中，同时回收下颌牙列，以下颌切牙目标位为导向，适度唇倾上颌前牙以纠正反𬌗；通过唇倾上颌切牙及推上颌磨牙向远中移动提供间隙，解决上颌拥挤，排齐牙齿；通过远移下颌右侧磨牙并向右整体移动下颌牙列，达到双侧磨牙安氏Ⅰ类关系，解决咬合左偏及前牙反𬌗问题；针对反覆盖、反覆𬌗设计过矫治。

ClinCheck方案设计

总矫治器55副，其中前50副为主动矫治，第51副～第55副为过矫治；上颌设计推磨牙向后及唇倾上颌前牙，获得间隙解除拥挤，磨牙设计不伸长或少量压低；下颌设计右侧推磨牙向后及直立下颌切牙，获得间隙纠正中线并稍内收下颌切牙；上下颌前牙设计伸长以达到正常覆𬌗；Bolton比基本协调，因此未设计邻面去釉。

拓展材料

　　如需浏览该病例的ClinCheck动画方案、牙齿移动量（图50-5）和牙齿移动分步（图50-6），可扫描二维码获取。

治疗后评估

治疗进程

治疗时长	14个月
矫治器更换频率	7天
复诊频率	2个月
重启/精调次数	无
保持时长	拟保持24个月以上

临床技巧分享（图50-7）

　　诊断时明确病因，辨别造成偏斜的牙性、骨性、功能性因素，骨性因素无法通过单纯正畸治疗解决；右侧上颌颧牙槽嵴种植支抗钉与右侧上下颌尖牙上的精密切割牵引钩进行牵引，同时推右侧上下颌磨牙向远中移动，减小损伤，缩短治疗时间，效果确切；骨性下颌偏斜常伴偏斜侧后牙颊舌向代偿性倾斜，注意调整以形成良好的后牙咬合关系；后推下颌牙列时，下颌前牙激活Power Ridge，避免下颌前牙过度舌倾；在确定目标位及方案设计时注意过矫治。

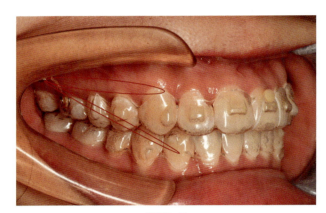

图50-7

治疗后照片（图50-8）

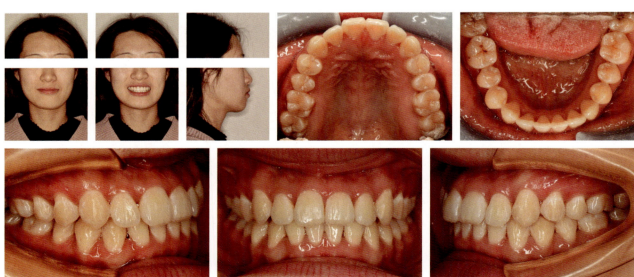

图50-8

治疗后影像学检查与分析

治疗后X线片（图50-9和图50-10）

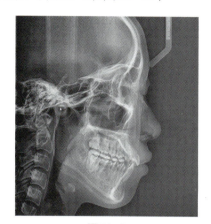

图50-9

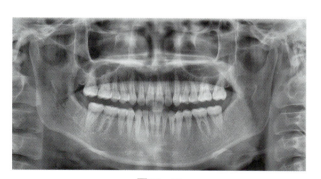

图50-10

治疗后头影测量描记图（图50-11）

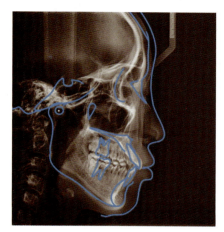

图50-11

治疗后头影测量分析

测量项目	治疗前	治疗后	标准值
SNA(°)	80.5	80.5	82.0±3.5
SNB(°)	82.0	81.0	79.0±3.0
ANB(°)	−1.5	−0.5	3.0±2.0
Wits(mm)	−9.8	−11.0	−4.5±3.0
U1−SN(°)	112.0	117.0	102.0±5.0
L1−MP(°)	85.0	88.0	95.0±7.0
FMA(°)	30.0	33.0	26.0

总结

　　该患者为骨性Ⅲ类联合骨性偏斜成人病例，骨性偏斜需通过手术解决，正畸治疗可以排齐牙齿，协调牙弓，改善咬合关系。

　　由于下颌骨骨质致密，无法获得有效的支抗力系统，传统固定矫治在解决此类病例时，远移磨牙尤其是下颌磨牙效果不确切，难以提供足够间隙以旋转及后退下颌牙列，常需拔牙矫治，矫治过程中易造成下颌前牙过度舌倾、牙齿牙轴倾斜等问题。隐适美矫治系统中推磨牙向后实现率较高，文献复习和临床实践均支持了这一观点，据报道设计中远移量的88%可以在临床实践中实现。在本病例中隐形矫治可以利用拔除智齿提供的间隙整体远移下颌右侧磨牙，使下颌牙列整体后退并向右移动，纠正前牙反𬌗及下颌中线左偏，达到安氏Ⅰ类、尖窝交错的稳定咬合关系。隐形矫治技术推磨牙向后通常为整体移动，效率高，感受舒适，在不对称的病例中矫正中线效果是非常可靠的。

　　骨性下颌前突伴偏斜患者的上下颌牙弓左右不

对称，偏斜侧上颌后牙颊向倾斜，下颌后牙舌向倾斜。隐形矫治系统可对偏斜侧牙齿的去代偿在三维方向实现精准控制，在恢复牙弓对称性的治疗中有良好效果。

在方案设计时要注意下颌前牙转矩的控制及过矫治。此外，在远移磨牙时应注意垂直向高度及支抗的控制，必要时可辅助种植支抗，复诊时密切关注牙齿移动情况与预期效果的差距。

参考文献

[1]赖文莉. 无托槽隐形矫治技术推磨牙向后的临床应用策略[J]. 国际口腔医学杂志, 2019, 46(4):373-382.

[2]Rossini G, Parrini S, Castroflorio T, et al. Efficacy of clear aligners in controlling orthodontic tooth movement: a systematic review[J]. Angle Orthod, 2015, 85(5):881-889.

[3]胡炜, 周彦恒. 骨性下颌前突伴偏斜畸形的牙弓和牙齿代偿分析[J]. 中华口腔医学杂志, 2002, 37(3):180-182.

51 成人下颌偏斜的隐形矫治

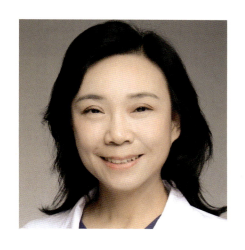

张晓蓉

主任医师，教授，研究生导师

昆明医科大学附属口腔医院正畸科

中华口腔医学会口腔正畸专业委员会常务委员

中国整形美容协会口腔整形美容分会常务委员

云南省口腔医学会口腔正畸专业委员会主任委员

《中华口腔正畸学杂志》编委

治疗前评估

患者基本资料

女，23岁；主诉：牙齿不整齐，下巴偏；病史：无特殊。

治疗前照片（图51-1）

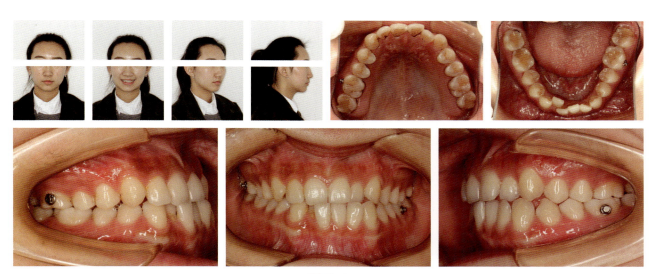

图51-1

治疗前影像学检查与分析

治疗前X线片（图51-2和图51-3）

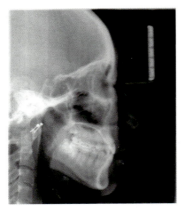

图51-2

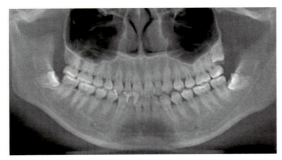

图51-3

治疗前关节CBCT（图51-4）

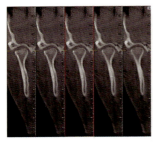 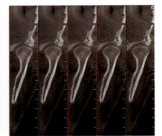

右冠状向　　　　　左冠状向

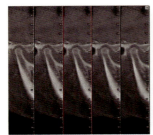 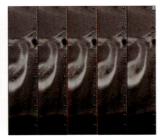

右矢状向　　　　　左矢状向

图51-4

治疗前头影测量分析

测量项目	治疗前	标准值
SNA(°)	80.70	82.8±4.0
SNB(°)	79.38	80.1±3.9
ANB(°)	1.32	2.7±2.0
Y轴角(°)	64.04	66.3±7.1
MP-FH(°)	31.86	31.1±5.6
U1-SN(°)	100.43	105.7±6.3
L1-MP(°)	83.29	92.6±7.0
U1-L1(°)	138.09	125.4±7.5

诊断

牙性：安氏Ⅲ类亚类，下颌功能性偏斜；下颌牙列轻度拥挤，𬌗平面偏斜（右低左高）；骨性：Ⅰ类，均角。

问题列表

拥挤度：下颌轻度拥挤；覆盖：0mm；覆𬌗：0mm；中线：下颌中线左偏；咬合关系（尖牙、磨牙）：右侧磨牙Ⅲ类关系，左侧磨牙Ⅰ类关系；其他口内情况：前牙对刃，22/32反𬌗；软组织侧貌：下颌左偏，直面型。

治疗目标/治疗计划等

治疗目标

协调左右牙弓形态；上颌扩弓、排齐上下颌牙列，解除反𬌗干扰；调整𬌗平面；建立双侧尖牙、磨牙Ⅰ类关系，前牙浅覆𬌗、浅覆盖；调整下颌中线与上颌中线对齐。

治疗计划

上颌扩弓，协调左右弓形，排齐上颌牙弓；下颌牙弓与上颌牙弓匹配，远中移动右侧下颌磨牙获得间隙并排齐下颌牙列，右侧辅助颌间Ⅲ类牵引、左侧辅助颌间Ⅱ类牵引；调整下颌中线与上颌中线对齐；压低右上后牙及左下后牙，调整𬌗平面。

牙齿前后移动对比（图51-5）

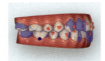 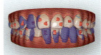 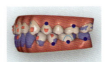

图51-5

拓展材料

　　如需浏览该病例的ClinCheck动画方案、牙齿移动量（图51-6）和牙齿移动分步（图51-7），可扫描二维码获取。

治疗过程

第一阶段

治疗第27步照片（图51-8）

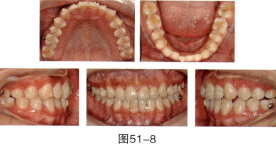

图51-8

治疗第33步照片（图51-9）

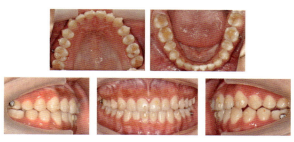

图51-9

第一阶段治疗后照片（图51-10）

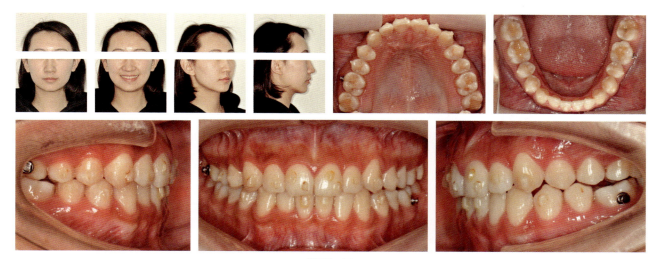

图51-10

精调阶段

ClinCheck方案目标位与实际口内牙列情况对比（图51-11）

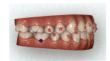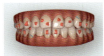

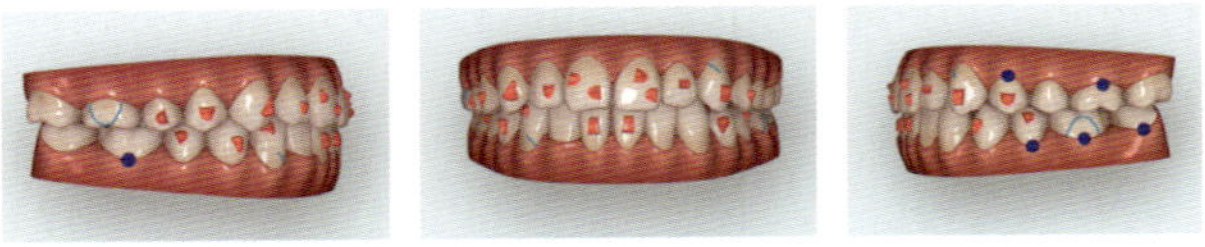

ClinCheck目标位

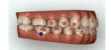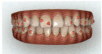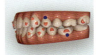

精调初始位

图51-11

精调牙齿前后移动对比（图51-12）

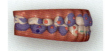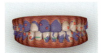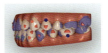

图51-12

拓展材料

如需浏览精调牙齿移动量（图51-13）和牙齿移动分步（图51-14），可扫描二维码（见P305）获取。

精调第5步照片（图51-15）

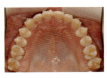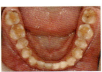
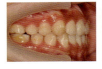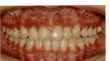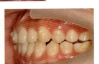

图51-15

精调第14步照片（图51-16）

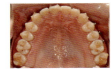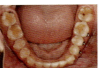
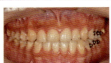

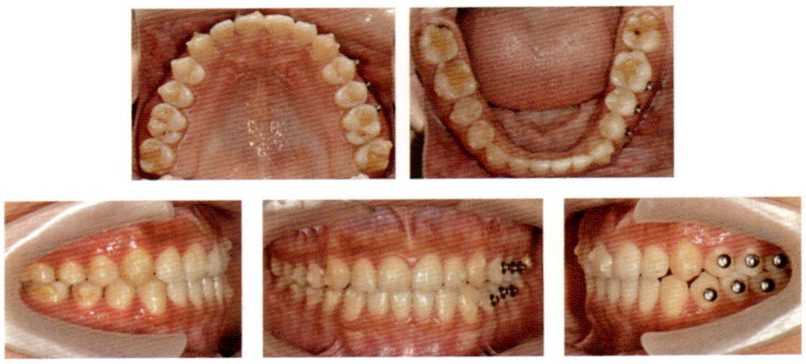

图51-16

治疗后评估

治疗进程

治疗时长	30个月
矫治器更换频率	14天
复诊频率	1.5个月
重启/精调次数	1次
保持时长	12个月

临床技巧分享（图51-17和图51-18）

矫治器脱套，早发现、早干预。本病例27步时36出现脱套迹象未及时干预，当矫治器戴至36步时脱套加重；早期辅助舌侧扣V形牵引可有效防止脱套加重，舌侧扣粘接位置应尽量靠近牙冠近中。

精调主动矫治完成时后牙咬合仍不紧密，停戴矫治器，24、25、26、34、35、36粘舌侧扣牵引可快速紧密后牙咬合。

若下颌出现散在间隙，可利用最后过矫治3步矫治器紧密上下颌牙列。

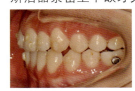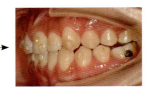

图51-17

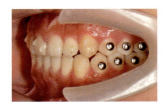

图51-18

治疗后照片（图51-19）

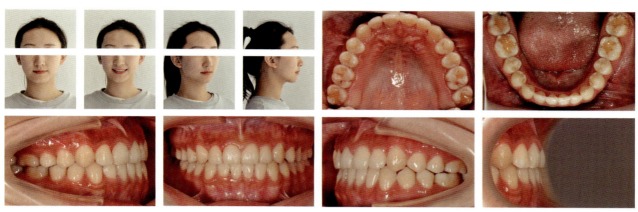

图51-19

保持12个月照片（图51-20）

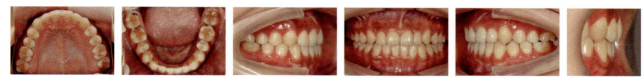

图51-20

治疗后影像学检查与分析

治疗后X线片（图51-21和图51-22）

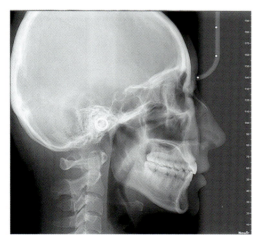

图51-21

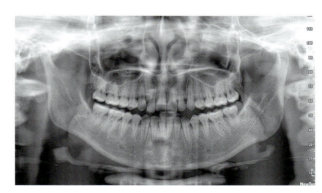

图51-22

治疗后关节CBCT（图51-23）

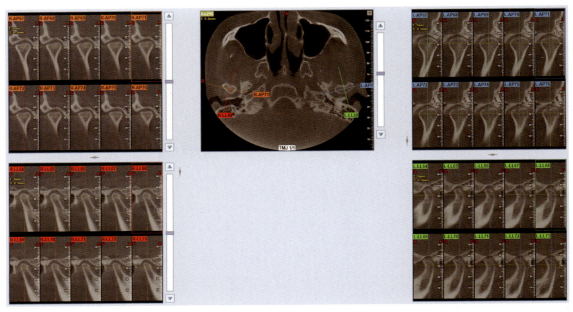

图51-23

治疗后头影测量分析

测量项目	治疗前	治疗后	标准值
SNA(°)	80.70	80.83	82.8±4.0
SNB(°)	79.38	78.45	80.1±3.9
ANB(°)	1.32	2.38	2.7±2.0
Y轴角(°)	64.04	64.30	66.3±7.1
MP-FH(°)	31.86	30.54	31.1±5.6
U1-SN(°)	100.43	102.57	105.7±6.3
L1-MP(°)	83.29	85.07	92.6±7.0
U1-L1(°)	138.09	135.52	125.4±7.5

总结

颜面部不对称畸形是指面部两侧大小形状不同或不协调，以面部左右不对称为主要表现，正常人颜面也存在轻微不对称，而面部两侧完全对称的人并不存在，面部不对称畸形率在美国高达34%，在中国为25%。

颜面部各部位从上到下偏斜率逐渐增加，尤以下颌偏斜最为多见，依据不对称的特征可分为功能性不对称和骨性不对称畸形。

隐形矫治能有效矫治功能性偏殆，矫治器可打开上下颌尖窝锁结关系，辅助颌间牵引能快速实现下颌颌位变化，面部偏斜改善明显。

功能性偏殆患者上颌牙弓左右常不对称，隐适美矫治器能高效协调牙弓形态，如果牙列中有反殆或锁殆优先考虑解除。

52 微种植支抗结合3D打印附件矫治青少年骨性反𬌗病例

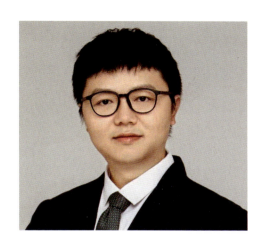

冯格

博士，副主任医师，副教授

重庆医科大学附属口腔医院

中华口腔医学会口腔正畸专业委员会青年委员

世界正畸医师联盟（WFO）会员

中国Tweed中心教官

治疗前评估

患者基本资料

女，16岁；主诉：前牙"地包天"；病史：无正畸治疗史，无家族遗传史。

治疗前照片（图52-1）

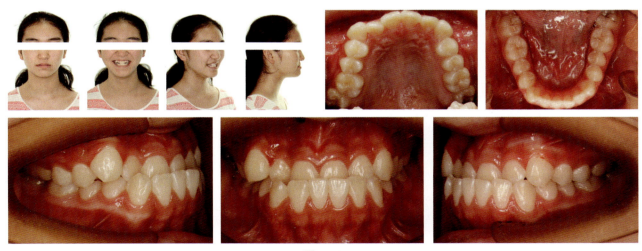

图52-1

治疗前影像学检查与分析

治疗前X线片（图52-2和图52-3）

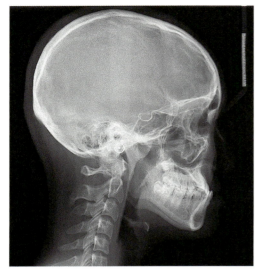

图52-2

智齿牙胚存在，牙根及牙槽骨未见明显吸收。双侧下颌下缘略不对称。33与35根尖白色高密度影像。

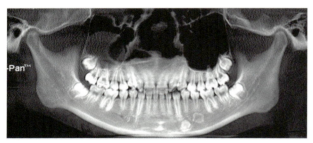

图52-3

治疗前头影测量分析

测量项目	治疗前	标准值
SNA(°)	72.6	81.8±3.1
SNB(°)	78.0	78.6±3.1
ANB(°)	−6.4	2.75±1.16
Y轴角(°)	69.9	65.7±3.3
MP−FH(°)	26.1	26.3±6.3
MP−SN(°)	31.8	40.2±4.6
Occlusal−SN(°)	15.0	14.4±4.0
U1−SN(°)	108.7	103.1±5.5
L1−MP(°)	89.4	94.7±7.2
U1−L1(°)	132.1	129.7±9.01

治疗前前牙CBCT（图52-4）

唇侧骨质薄。

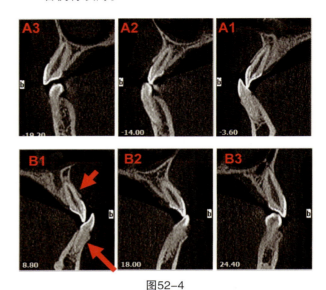

图52-4

治疗前关节CBCT（图52-5）

未见明显异常。

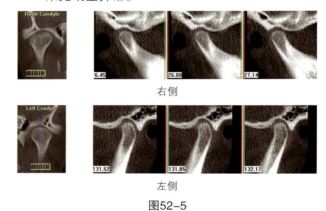

右侧

左侧

图52-5

诊断

骨性Ⅲ类，平均生长型，安氏Ⅲ类，前牙反𬌗，牙列拥挤，上颌中线偏斜。

问题列表

牙与牙弓：尖牙、磨牙近中关系，前牙反𬌗，17/47正锁𬌗，下颌中线左偏2mm，上颌拥挤度6mm、下颌拥挤度1mm；骨骼问题：骨性Ⅲ类，上颌发育不足；颜面软组织：凹面型，面中份发育不足，鼻唇沟较深，下唇外翻，颏部左偏。

治疗目标/治疗计划等

治疗目标

牙与牙弓：排齐牙列，解除前牙反𬌗及后牙锁𬌗，建立中性磨牙和尖牙关系，纠正中线不齐；骨骼问题：下颌后下旋转改善上下颌骨性不调；颜面软组织：尽可能改善患者凹面型，建立直面型。

治疗计划

正畸掩饰性治疗（患者拒绝正畸-正颌联合治疗）。

第一阶段：上颌活动面框前牵引矫治。

第二阶段：隐适美矫治。

上颌推磨牙向后，上颌前牙邻面去釉，上颌前牙适当唇倾排齐上颌牙列；下颌磨牙区外斜线微种植支抗钉+3D打印附件，整体远中移动下颌牙列，解除反𬌗；精调咬合。

前牵引的原因（图52-6）

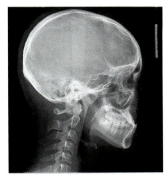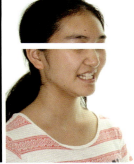

图52-6

1. 患者上颌前牙在矫治前唇倾不明显。

2. 患者目前情况下，前牵引是除了正颌手术外，纠正骨性畸形的唯一可能有效方法，患者虽然已经过了前牵引的矫治时机，但是仍然可以尝试短时间牵引，尽量促进上颌骨前移。

3. 前牵引上颌后，如果上颌骨前移效果明显，可以通过上颌拔牙矫治，达到牙齿和骨性的完整纠正。

4. 即使上颌前移效果不明显，而短期的前牵引，可以促进上颌前牙牙槽突的前移，配合上颌前牙邻面去釉，尽可能达到上颌前牙直立和牙槽骨前移的最佳面性改善效果。

5. 前下方向的前牵引，可以促进上颌垂直向生长，促进下颌后下旋转，尽可能改善面型。

ClinCheck方案（图52-7）

上颌磨牙远中移动，上颌前牙邻面去釉，上颌前牙适度唇倾排齐上颌牙列；下颌前牙邻面去釉，下颌磨牙区外斜线微种植钉，辅助远中移动下颌全牙列，解除前牙反𬌗。

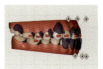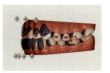

图52-7

上下颌磨牙远中移动的支抗设计（图52-8和图52-9）

上颌前后牙相互支抗：磨牙远中移动，前牙唇倾。

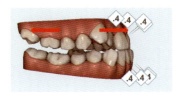

图52-8

下颌牙列远中移动：微种植支抗钉+3D打印牵引附件。

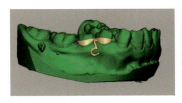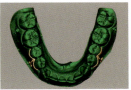

图52-9

拓展材料

如需浏览该病例的ClinCheck动画方案、牙齿移动量（图52-10）和牙齿移动分步（图52-11），可扫描二维码获取。

治疗过程

第一阶段：面框前牵引

初始（图52-12）

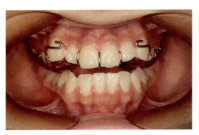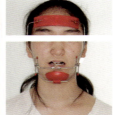

图52-12

前牵引3个月后，前牙对刃殆，后牙开殆（图52-13）

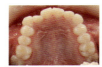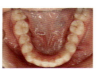

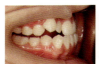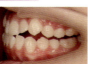

图52-13

前牵引3个月后，前牵引前后口外照片对比（图52-14）

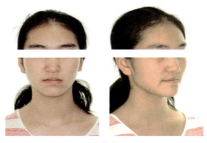

治疗前

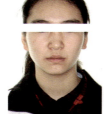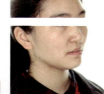

前牵引后

图52-14

第二阶段：隐适美矫治

第1个月（图52-15）

下颌外斜线区植入种植钉，配合3D打印拉钩辅助推磨牙向后。

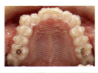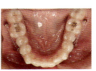

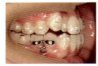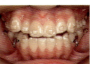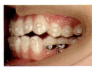

图52-15

微种植支抗钉+3D打印牵引附件优势：

1. 受力接近阻抗中心，实现整体移动。

2. 对抗推磨牙的反作用力，防止前牙的唇倾，同时整体内收下颌前牙。

3. 24小时加力，同时患者不需要牵引橡皮圈，下颌后退医生更容易控制。

第4个月（第12副）（图52-16）

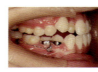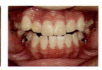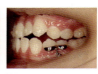

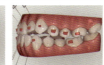

图52-16

第9个月（第26副）（图52-17）

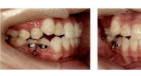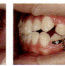

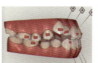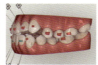

图52-17

第15个月（上颌第42副/下颌第45副）（图52-18）

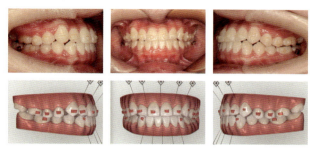

图52-18

第15个月（口外照片）（图52-19）

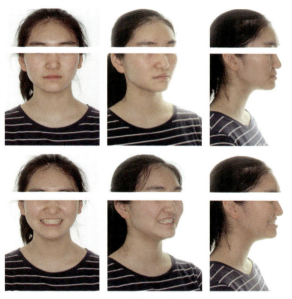

图52-19

第三阶段：重启

患者因学习原因，停止矫治12个月后，开始重启、精调。

重启前（图52-20）

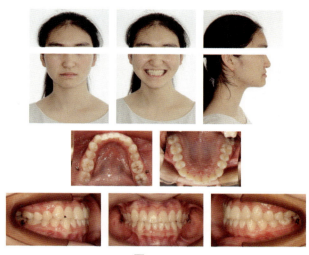

图52-20

重启调整方案（图52-21）

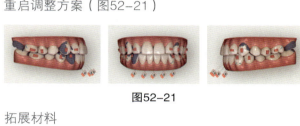

图52-21

拓展材料

如需浏览重启牙齿移动量（图52-22）和牙齿移动分步（图52-23），可扫描二维码（见P311）获取。

重启、精调5个月：矫治结束（图52-24）

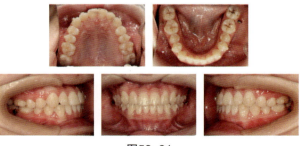

图52-24

治疗后评估

治疗进程

治疗时长	（15+5）个月
矫治器更换频率	7天
复诊频率	2~3个月
重启/精调次数	1次（重启前因患者原因停戴矫治器12个月）
保持时长	3个月

治疗后照片（图52-25）

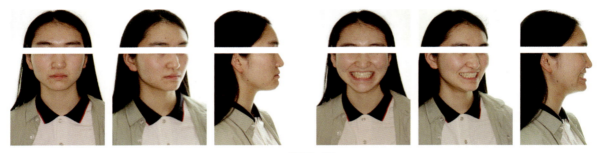

图52-25

治疗前后对比（图52-26）

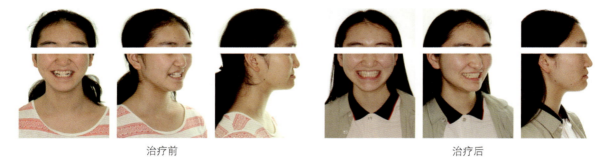

治疗前 治疗后

图52-26

治疗后影像学检查与分析

治疗后X线片（图52-27和图52-28）

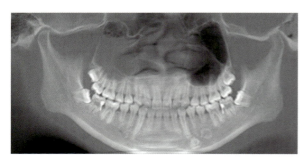

图52-27

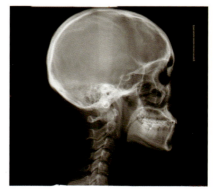

图52-28

治疗前后上下颌前牙CBCT对比（图52-29）

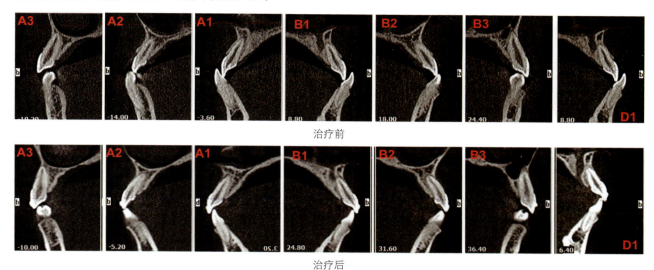

治疗前

治疗后

图52-29

治疗后关节CBCT（图52-30）

TMJ截面，未见明显异常。

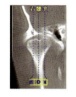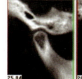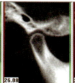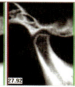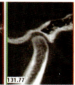

右侧　　　　　　　　　　　　　　左侧

图52-30

治疗后头影测量分析

测量项目	治疗前	治疗后	标准值
SNA(°)	72.6	74.5	81.8±3.1
SNB(°)	78.0	77.8	78.6±3.1
ANB(°)	−6.4	−3.3	2.75±1.16
Y轴角(°)	69.9	70.6	65.7±3.3
MP-FH(°)	26.1	27.9	26.3±6.3
MP-SN(°)	31.8	33.9	40.2±4.6
Occlusal-SN(°)	15.0	17.8	14.4±4.0
U1-SN(°)	108.7	115.4	103.1±5.5
L1-MP(°)	89.4	86.9	94.7±7.2
U1-L1(°)	132.1	127.8	129.7±9.01

头影重叠（图52-31）

治疗前：红色

治疗后：黑色

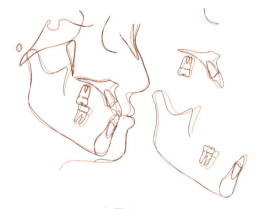

图52-31

总结

作为骨性反𬌗的正畸掩饰性治疗，本病例矫治的难点在于面型改善与上下颌前牙唇倾度控制的平衡。

上颌在3个月前牵引治疗后，采用颌内交互支抗，磨牙后移，前牙适度前移，改善上颌发育不足。

下颌采用了种植支抗+3D打印牵引附件，在加强下颌牙列整体后移效果的同时，也满足了患者减少橡皮圈牵引的需求。

Invisalign数字化方案设计、数字化矫治器制作及3D打印辅助装置，是正畸医生进行牙、颌、面精准控制的有力工具。

53 开𬌗伴重度扭转牙的矫治

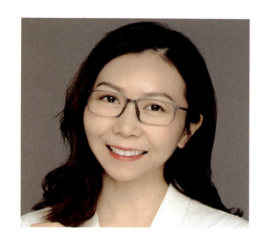

杨梓

首都医科大学正畸硕士，副主任医师

安徽省口腔医院正畸科

中华口腔医学会口腔正畸专业委员会会员

安徽省口腔医学会口腔正畸专业委员会委员

治疗前评估

患者基本资料

女，21岁；主诉：牙齿咬合不上，求治；病史：无系统性疾病史及家族史；无明显不良习惯。

治疗前照片（图53-1）

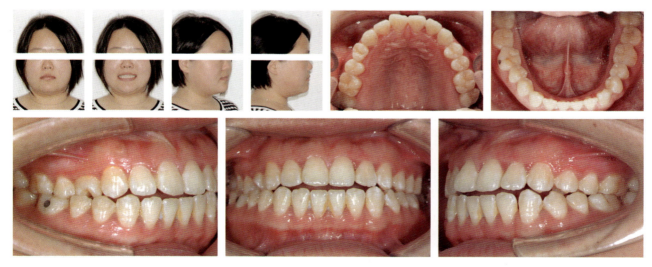

图53-1

治疗前影像学检查与分析

治疗前X线片（图53-2和图53-3）

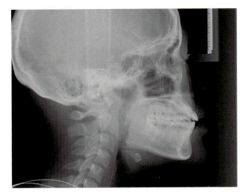

图53-2

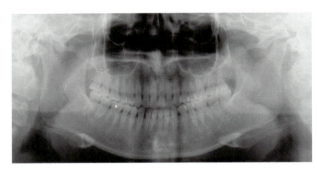

图53-3

治疗前头影测量分析

测量项目	治疗前	标准值
SNA(°)	85.1	82.0 ± 3.5
SNB(°)	84.9	79.0 ± 3.0
ANB(°)	0.2	3.0 ± 2.0
Wits(mm)	1.0	−4.5 ± 3.0
U1−SN(°)	120.1	102.0 ± 5.0
L1−MP(°)	100.6	95.0 ± 7.0
FMA(°)	26.1	26.0

诊断

牙性：安氏III类；骨性：I类。

问题列表

拥挤度/间隙：基本无拥挤；覆盖：1mm；覆𬌗：开𬌗I度；中线：正；咬合关系（尖牙、磨牙）：尖牙中性关系，磨牙偏近中关系；其他口内情况：14牙齿90°扭转；软组织侧貌：直面型。

治疗目标/治疗计划等

治疗目标

矫正90°扭转牙，利用扭转牙排齐提供的间隙内收上颌前牙、前移磨牙，改善磨牙关系，建立正常的前牙覆𬌗，维持侧貌及中线。

治疗计划

利用固位较强的垂直矩形附件，分步矫正扭转牙，伸长上颌前牙，矫正上颌纵𬌗曲线，解除前牙开𬌗。

牙齿前后移动对比（图53-4）

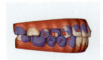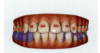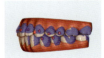

图53-4

拓展材料

如需浏览该病例的ClinCheck动画方案、牙齿移动量（图53-5）和牙齿移动分步（图53-6），可扫描二维码获取。

治疗后评估

治疗进程

治疗时长	22个月
矫治器更换频率	第1副～第6副2周更换一次，以后改为10天更换一次
复诊频率	2个月
重启/精调次数	1次
保持时长	终身保持

临床技巧分享

本病例的难点在于扭转牙的矫治。

因此在扭转牙的远中设计了固位良好的垂直矩形附件，并在治疗中扭转牙扭转角度减小后，更换附件位置，继续推扭转牙向远中旋转。

为解决开𬌗，4颗上颌前牙均有不同程度的伸长，因此，在唇侧设计了斜向龈方的多颗牙伸长附件，并在舌侧设计了椭圆形附件增加固位。

治疗后照片（图53-7）

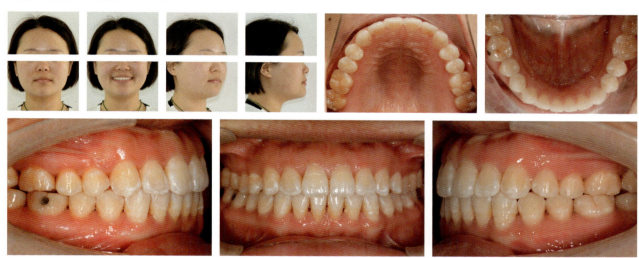

图53-7

治疗后影像学检查与分析

治疗后X线片（图53-8和图53-9）

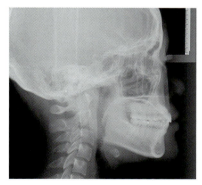

图53-8

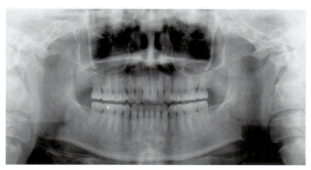

图53-9

治疗后头影测量分析

测量项目	治疗前	治疗后	标准值
SNA(°)	85.1	83.8	82.0±3.5
SNB(°)	84.9	83.6	79.0±3.0
ANB(°)	0.2	0.2	3.0±2.0
Wits(mm)	1.0	1.0	−4.5±3.0
U1−SN(°)	120.1	109.7	102.0±5.0
L1−MP(°)	100.6	96.4	95.0±7.0
FMA(°)	26.1	24.9	26.0

总结

本病例为开𬌗伴严重扭转牙，除扭转牙外，牙齿排列整齐，几乎没有拥挤，因此治疗的难点和重点在于，扭转牙和开𬌗的矫治。

扭转牙主要采用了固位良好的垂直矩形附件，确保矫治器能很好地包裹住患牙，随着扭转牙角度的改变，在治疗中调整了附件的位置。

开𬌗主要是上颌前牙的内收和伸长，在切牙唇舌侧都放置了附件，增加了矫治器的固位。

54 "手术优先"正畸-正颌联合治疗骨性Ⅲ类伴偏殆患者一例

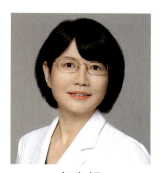

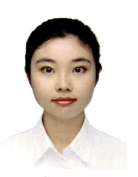

邹淑娟　　　　　蒋玉坤

邹淑娟

教授，博士生导师

四川大学华西口腔医学院正畸系

四川大学华西口腔医院

荷兰阿姆斯特丹大学牙科中心ACTA正畸科访问学者

蒋玉坤

学士，四川大学华西口腔医学院在读硕士

治疗前评估

患者基本资料

男，28岁；主诉："地包天"及关节疼痛；现病史：换牙后发现牙齿畸形；既往史：10余年前曾于外院正畸治疗，1年前于我院关节科就诊，现已治疗结束。家族史：无特殊。

接诊交流：向患者交代，若治疗过程中出现关节症状，需关节科会诊；告知患者正畸治疗后可能出现"黑三角"；隐形矫治在清洁方面有优势，但是在治疗过程中可能根据需要重启。

治疗前照片（图54-1）

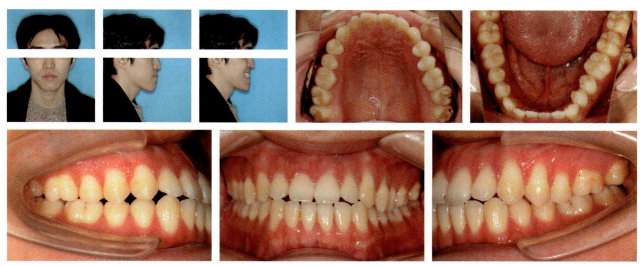

图54-1

治疗前影像学检查与分析

治疗前X线片（图54-2和图54-3）

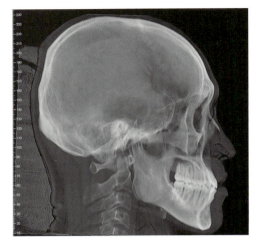

图54-2

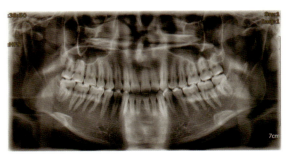

图54-3

治疗前头影测量描记图（图54-4）

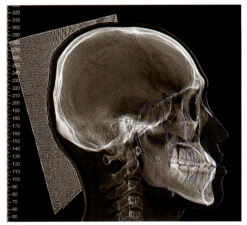

图54-4

治疗前头影测量分析

测量项目	治疗前	标准值
SNA(°)	81.7	82.0±3.5
SNB(°)	81.5	79.0±3.0
ANB(°)	0.3	3.0±2.0
Wits(mm)	−7.8	0.0±2.0
U1-SN(°)	113.9	102.0±5.0
L1-MP(°)	89.8	95.0±7.0
FMA(°)	24.1	26.0

治疗前关节CBCT（图54-5）

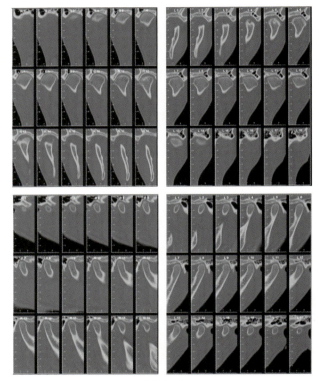

图54-5

诊断

牙性：安氏III类；骨性：骨性III类、偏𬌗；关节：颞下颌关节紊乱病。

问题列表

拥挤度/间隙：无；覆盖：1.6mm；覆𬌗：0.1mm；中线：下颌中线偏斜；咬合关系（尖牙、磨牙）：安氏III类；其他口内情况：22、33反𬌗；

软组织侧貌：凹面型。

治疗目标/治疗计划等

治疗目标

稳定关节；建立安氏I类尖牙、磨牙关系；矫正浅覆𬌗，实现正常覆𬌗覆盖；下颌中线左移，协调上下颌弓形；改善Ⅲ类面型。

治疗计划

稳定关节+正畸+正颌。

治疗关节：𬌗板治疗稳定关节，再行正畸－正颌联合治疗；手术优先：行单下颌正颌手术：下颌BSSRO后退术；术后正畸：排齐上下颌牙列，邻面去釉后调整下颌中线，协调弓形，精调至个别正常𬌗（隐形矫治器）。

正畸方案三维设计（图54-6）

该患者正畸-正颌联合治疗，且手术优先。

垂直向：通过咬合跳跃，最终前牙建立覆盖为2mm。

矢状向：前牙覆𬌗为1.5mm，建立磨牙中性关系，终末位覆盖1~2mm。

水平向：基本维持后牙牙弓宽度，终末位牙弓左右对称，卵圆形。以上颌中线为准，调整下颌中线。

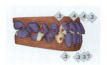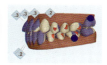

图54-6

拓展材料

如需浏览该病例的ClinCheck动画方案、牙齿移动量（图54-7）和牙齿移动分步（图54-8），可扫描二维码获取。

治疗过程

正颌手术

制订终末位（图54-9）

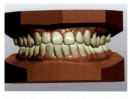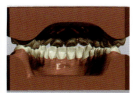
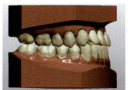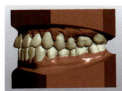

图54-9

第一阶段

第3副矫治器（图54-10）

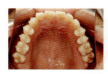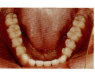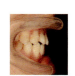
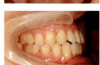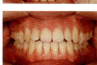

图54-10

第15副矫治器（第一套矫治器戴完）（图54-11）

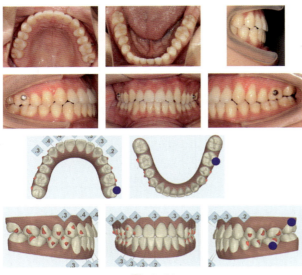

图54-11

第一次精调结束时（第17副）（图54-16）

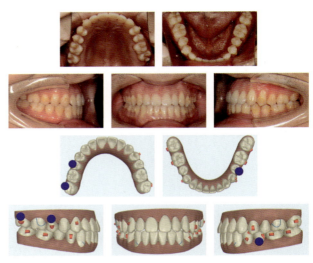

图54-16

第一次精调

第一次精调的原因

矢状向：磨牙关系仍存在轻度的近中关系。

垂直向：前牙覆𬌗仍较浅，需要加深覆𬌗。后牙咬合接触不紧密。

水平向：下颌中线右偏。

第一次精调牙齿前后移动对比（图54-12）

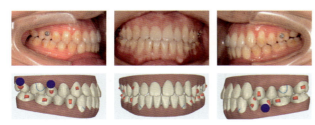

图54-12

拓展材料

如需浏览第一次精调牙齿移动量（图54-13）和牙齿移动分步（图54-14），可扫描二维码（见P323）获取。

第一次精调的第11副矫治器（图54-15）

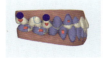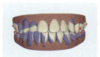

图54-15

第二次精调

第二次精调的原因

全牙列存在散在间隙。

矢状向：前牙覆盖较浅，仍需精调。

垂直向：覆𬌗有所改善，但仍较浅，需伸长前牙调整。

水平向：下颌中线有所改善，但仍略微右偏，需要左移调整。

第二次精调牙齿前后移动对比（图54-17）

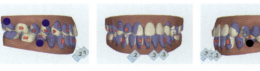

图54-17

拓展材料

如需浏览第二次精调牙齿移动量（图54-18）和牙齿移动分步（图54-19），可扫描二维码（见P323）获取。

第二次精调结束时（第12副）（图54-20和图54-21）

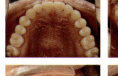
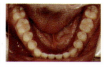
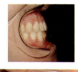
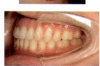

图54-20

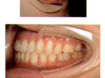

图54-21

治疗后评估

治疗进程

治疗时长	18个月
矫治器更换频率	7天
复诊频率	6周
重启/精调次数	2次
保持时长	2周

临床技巧分享

手术优先的优势在于：首先，缩短治疗流程，患者在短时间内改善面貌，增加了患者的矫治积极性。其次，术后唇肌张力改变，更有利于去除代偿。并且手术局部有牙移动速率增快效应。但手术优先也有其明显的局限性，术后位置难以确定，而隐形矫治在这方面存在其优势。隐形矫治配合手术优先，可以利用三维方案模拟术后位置，以终为始排列牙齿，有利于高效矫治，建立稳定的咬合关系。

治疗后照片（图54-22）

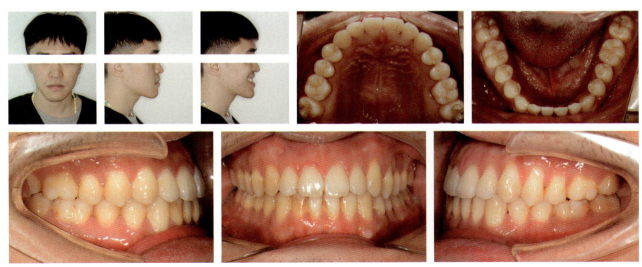

图54-22

治疗后影像学检查与分析

治疗后X线片（图54-23和图54-24）

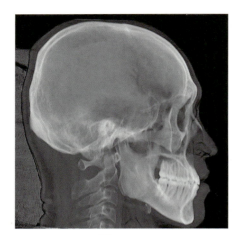

图54-23

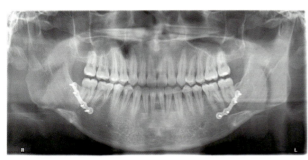

图54-24

治疗后头影测量描记图（图54-25）

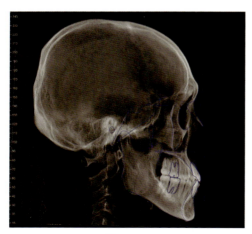

图54-25

治疗后头影测量分析

测量项目	治疗前	治疗后	标准值
SNA(°)	81.7	81.5	82.0±3.5
SNB(°)	81.5	80.7	79.0±3.0
ANB(°)	0.3	0.8	3.0±2.0
Wits(mm)	−7.8	−5.3	0.0±2.0
U1−SN(°)	113.9	104.4	102.0±5.0
L1−MP(°)	89.8	79.9	95.0±7.0
FMA(°)	24.1	24.6	26.0

头影重叠（图54-26）

治疗前：黑色

治疗后：红色

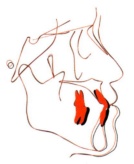
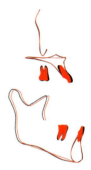

图54-26

治疗前后三维对比（图54-27）

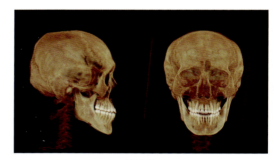

治疗前

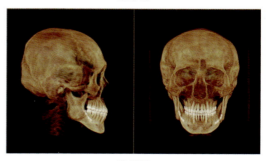

治疗后

图54-27

治疗后关节CBCT（图54-28）

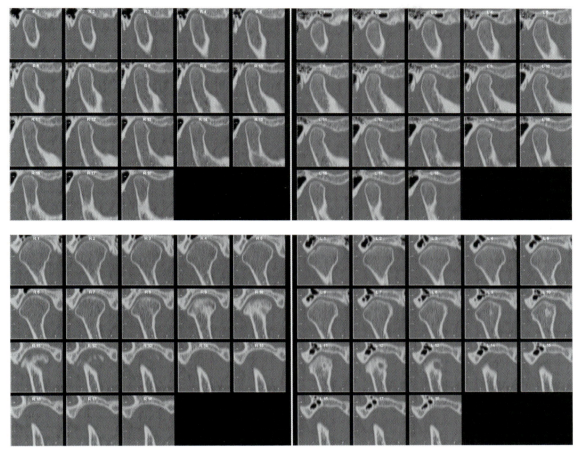

图54-28

总结

治疗结果

达到所有矫治目标：关节情况稳定；建立安氏I类尖牙、磨牙关系；矫正浅覆𬌗，实现正常覆𬌗覆盖；中线对齐，上下颌弓形协调；骨性Ⅲ类面型改善。

手术患者隐形治疗的优势

对整个治疗过程有全局观；可以术前模拟咬合跳跃，辅助手术中的骨块移动；预测术后的咬合状况，术后的矫治目标比较清晰；对手术优先（Surgery First Approach，SFA）的病例，可以在一定程度上缩短治疗时间。

治疗细节

ClinCheck的方案设计为前牙覆盖2mm，覆𬌗1.5mm。

前牙Bolton比偏小，上颌前牙邻面去釉，内收前牙建立正常覆𬌗覆盖。

术后双侧均挂Ⅲ类牵引维持下颌位置，改中线时，不对称的Ⅲ类牵引辅助调整中线。

后牙咬合不紧密，将其磨牙部位的矫治器剪掉，双侧上下颌第一磨牙、第二磨牙粘舌侧扣挂垂直牵引，使后牙伸长，获得良好的咬合接触关系。

患者自述食物嵌塞，牙齿接触不紧密，采用过矫治改善食物嵌塞问题。

治疗总时间18个月，矫治器第一期15步，每步矫治器平均15天一换；第一次精调17步，每步矫治器平均7天一换；第二次精调12步，每步矫治器平均7天一换，治疗结束。

临床指导意义

1. 隐形矫治可以把控整个治疗过程，能够模拟术前正畸，精确设计手术的咬合跳跃及骨块移动量。

2. 传统矫治需要在术前不断取模调整咬合关系，而隐形矫治可以减少该过程。

3. 术后合理设计双侧不对称牵引有利于防止偏𬌗、反𬌗复发，建立稳定的咬合。

结论

1. 隐形矫治配合正畸–正颌联合治疗高效定位牙齿终末位置，在矫治早期即可实现牙齿三维方向的移动，匹配牙弓，整平𬌗曲线。

2. 适当的过矫治以及特殊附件的使用有利于获得良好的治疗效果。

3. 对病例进行详细的分析与诊断，诊断是第一要位，选择合适的病例，利用隐形矫治的优点，可以简化矫治流程。

55 骨性III类的正畸-正颌联合治疗一例

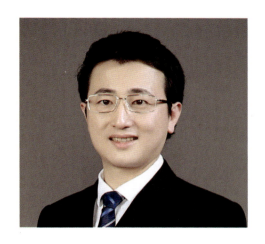

韩磊

副主任医师

南京大学医学院附属口腔医院正畸科

英国爱丁堡皇家外科学院口腔正畸专科院员

治疗前评估

患者基本资料

女，22岁；主诉：牙齿不齐数年；病史：无相关病史，凹面型，上下宽度协调，前牙反覆𬌗、深覆盖，尖牙、磨牙关系III类，上下颌中线一致，上颌牙列间隙。

治疗前照片（图55-1）

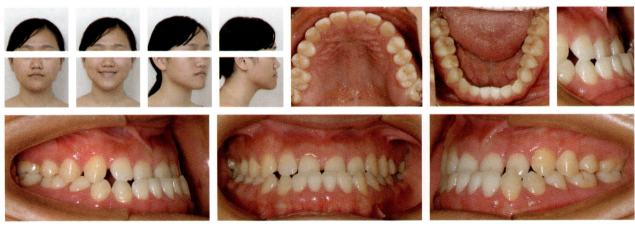

图55-1

治疗前影像学检查与分析

治疗前X线片（图55-2和图55-3）

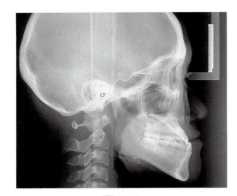

图55-2

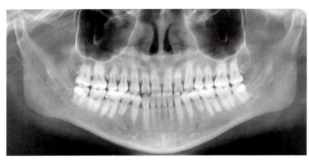

图55-3

治疗前关节CBCT（图55-4）

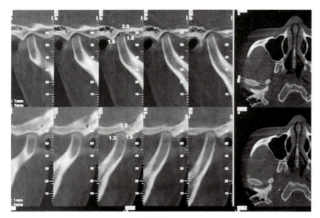

图55-4

治疗前头影测量分析

测量项目	治疗前	标准值	标准差
SNA(°)	79.5	83.0	4.0
SNB(°)	84.2	84.0	3.0
ANB(°)	-4.6	3.0	2.0
Ptm-A(mm)	39.8	45.0	3.0
PP-FH(上颌平面角)(°)	-6.2	4.0	3.0
PP-GoGn(矢状角)(°)	17.9	21.0	4.0
OP-SN(°)	18.0	19.0	4.0
Go-Pog(mm)	73.9	73.0	4.0
Go-Co(mm)	61.3	56.0	4.0
MP-SN(°)	34.3	33.0	4.0
FH-MP(FMA下颌平面角)(°)	24.0	28.0	4.0
Y轴角(SGn-FH)(°)	60.3	64.0	3.0
NBa-PtGn(面轴角)(°)	92.8	88.0	3.0
N-ANS(上面高)(mm)	54.7	53.0	3.0
S-Go(后面高)(mm)	77.8	75.0	5.0
S-Go/N-Me(%)	65.5	66.0	4.0
ANS-Me/N-Me(%)	54.0	53.0	2.0
U1-L1(°)	142.9	127.0	9.0
U1-SN(°)	108.1	105.7	6.3
U1-NA(mm)	7.2	4.0	2.0
U1-NA(°)	28.6	21.0	6.0
L1-NB(mm)	2.4	6.0	2.0
L1-NB(°)	13.2	28.0	6.0
L1-FH(FMLA)(°)	81.3	57.0	7.0
U1-APo(上颌中切牙倾斜角)(°)	19.6	7.0	2.0
L1-APo(下颌中切牙突距)(mm)	5.6	3.0	2.0
U1-PP(mm)	26.0	28.0	2.0
U6-PP(mm)	24.0	22.0	2.0
L1-MP(mm)	40.5	40.0	2.0
L6-MP(mm)	30.7	33.0	2.0
UL-EP(mm)	-5.7	2.0	2.0
LL-EP(mm)	-0.9	3.0	2.0
Z角(°)	85.9	71.0	5.0
FH-N'Pog'(软组织面角)(°)	98.2	89.0	3.0
N'-Sn-Pog'(软组织面突角)(°)	175.8	167.0	4.0

诊断

牙性：安氏III类；骨性：III类。

问题列表

拥挤度/间隙：上颌-3mm；下颌0mm；覆盖：-2mm；覆𬌗：3mm；中线：一致；咬合关系（尖牙、磨牙）：III类咬合关系；软组织侧貌：凹面型。

治疗目标/治疗计划等

治疗目标

前牙覆𬌗覆盖1mm，上下颌中线一致，尖牙、磨牙I类关系；上下颌牙弓宽度维持；后牙高度不变，上颌前牙压低1mm；上颌前牙内收，下颌前牙唇倾去代偿，通过上颌Lefort I型+下颌BSSRO调整咬合关系。

牙齿前后移动对比（图55-5）

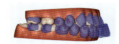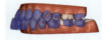

图55-5

拓展材料

如需浏览该病例的ClinCheck动画方案、牙齿移动量（图55-6）和牙齿移动分步（图55-7），可扫描二维码获取。

治疗过程

上下颌去代偿完成后，正颌术前（图55-8）

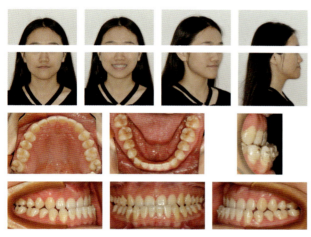

图55-8

正颌术后，斜形牵引纠正中线（图55-9）

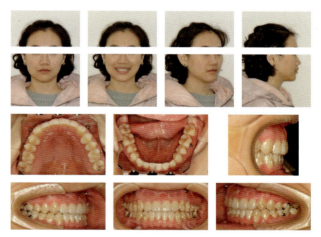

图55-9

治疗后评估

治疗进程

治疗时长	24个月
矫治器更换频率	10天
复诊频率	2个月
重启/精调次数	1次
保持时长	建议长期保持

治疗后照片（图55-10）

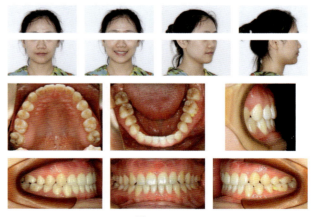

图55-10

治疗前后对比（图55-11和图55-12）

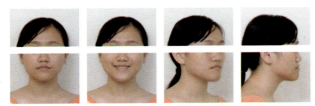

治疗前

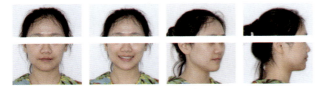

治疗后

图55-11

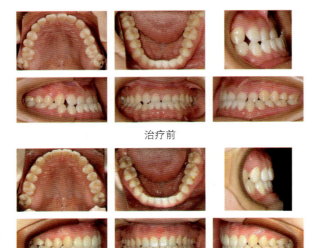

治疗前

治疗后

图55-12

治疗后影像学检查与分析

治疗后X线片（图55-13和图55-14）

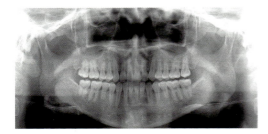

图55-13

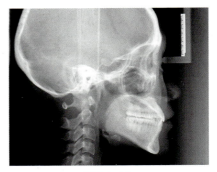

图55-14

治疗后头影测量分析

测量项目	治疗前	治疗后	标准值	标准差
SNA(°)	79.5	81.4	83.0	4.0
SNB(°)	84.2	80.7	84.0	3.0
ANB(°)	-4.6	0.7	3.0	2.0
Ptm-A(mm)	39.8	39.7	45.0	3.0
PP-FH(上颌平面角)(°)	-6.2	-5.7	4.0	3.0
PP-GoGn(矢状角)(°)	17.9	20.0	21.0	4.0
OP-SN(°)	18.0	15.3	19.0	4.0
Go-Pog(mm)	73.9	68.8	73.0	4.0
Go-Co(mm)	61.3	60.3	56.0	4.0
MP-SN(°)	34.3	35.9	33.0	4.0
FH-MP(FMA下颌平面角)(°)	24.0	26.4	28.0	4.0
Y轴角(SGn-FH)(°)	60.3	62.6	64.0	3.0
NBa-PtGn(面轴角)(°)	92.8	88.6	88.0	3.0
N-ANS(上面高)(mm)	54.7	53.3	53.0	3.0
S-Go(后面高)(mm)	77.8	76.6	75.0	5.0
S-Go/N-Me(%)	65.5	65.4	66.0	4.0
ANS-Me/N-Me(%)	54.0	54.4	53.0	2.0
U1-L1(°)	142.9	142.8	127.0	9.0
U1-SN(°)	108.1	102.7	105.7	6.3
U1-NA(mm)	7.2	4.9	4.0	2.0
U1-NA(°)	28.6	21.3	21.0	6.0
L1-NB(mm)	2.4	3.5	6.0	2.0
L1-NB(°)	13.2	15.3	28.0	6.0
L1-FH(FMLA)(°)	81.3	74.9	57.0	7.0
U1-APo(上颌中切牙倾斜角)(°)	19.6	21.3	7.0	2.0
L1-APo(下颌中切牙突距)(mm)	5.6	2.6	3.0	2.0
U1-PP(mm)	26.0	26.6	28.0	2.0
U6-PP(mm)	24.0	25.3	22.0	2.0
L1-MP(mm)	40.5	40.9	40.0	2.0
L6-MP(mm)	30.7	31.6	33.0	2.0
UL-EP(mm)	-5.7	-2.9	2.0	2.0
LL-EP(mm)	-0.9	-0.8	3.0	2.0
Z角(°)	85.9	82.4	71.0	5.0
FH-N'Pog'(软组织面角)(°)	98.2	94.5	89.0	3.0
N'-Sn-Pog'(软组织面突角)(°)	175.8	167.1	167.0	4.0

头影重叠（图55-15）

　　治疗前：黑色

　　治疗后：红色

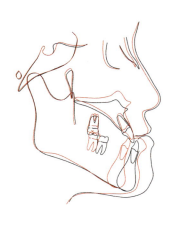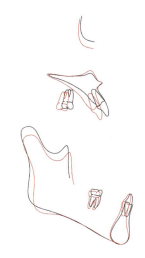

图55-15

总结

　　1. 该患者为骨性III类患者，改善软组织面型需要正畸-正颌联合治疗。

　　2. 上颌牙列有间隙，通过关闭间隙内收上颌前牙去代偿。

　　3. 下颌前牙增加冠唇向转矩22°去代偿。

　　4. 上颌通过Lefort I型上抬前徙，下颌BSSRO后退，建立正常覆𬌗覆盖。

　　5. 术后颌间牵引通过种植支抗，并进行上下颌间牵引改善上下颌中线。

56 磨牙高度不足的隐形正畸–正颌联合矫治病例

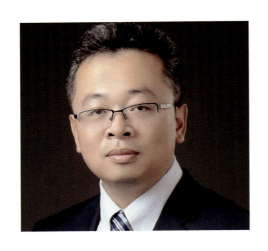

许跃

主任医师，博士生导师

中山大学附属口腔医院正畸科

美国凯斯西储大学、美国南加州大学访问学者

中华口腔医学会颞下颌关节病学及殆学专业委员会副主任委员

中华口腔医学会口腔正畸专业委员会委员

广东省整形美容协会副会长

广东省口腔医学会颞下颌关节病学及殆学专业委员会主任委员

2019年获广东省医学杰出青年人才称号

治疗前评估

患者基本资料

女，21岁；主诉："地包天"；病史：患者自诉，自换牙后出现"地包天"，未予处理，现自觉影响美观，故来诊，否认其他系统性疾病史。

治疗前照片（图56-1）

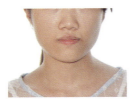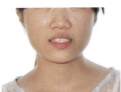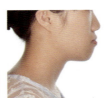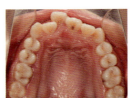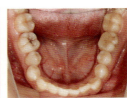

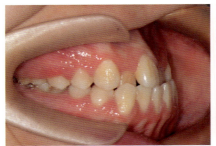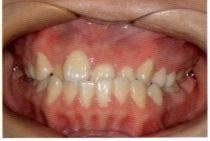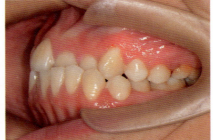

图56-1

治疗前影像学检查与分析

治疗前X线片（图56-2和图56-3）

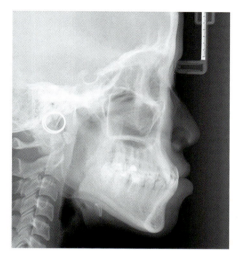

图56-2

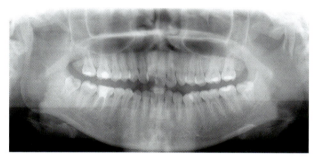

图56-3

治疗前头影测量描记图（图56-4）

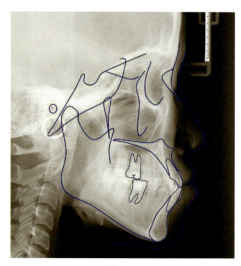

图56-4

治疗前头影测量分析

测量项目	治疗前	标准值
SNA(°)	80.3	82.0±3.5
SNB(°)	81.4	79.0±3.0
ANB(°)	−1.1	3.0±2.0
Wits(mm)	−5.1	−4.5±3.0
U1-SN(°)	111.6	102.0±5.0
L1-MP(°)	91.7	95.0±7.0
FMA(°)	27.5	26.0

诊断

牙性：安氏III类，牙列不齐；骨性：III类，均角，偏𬌗。

问题列表

拥挤度/间隙：上颌−6mm，下颌−3mm；覆盖：0.5mm；覆𬌗：0.5mm；中线：上颌中线与面中线齐，下颌中线与颏中线齐；咬合关系（尖牙、磨牙）：右侧尖牙近中关系、左侧尖牙中性关系，双侧磨牙近中关系；其他口内情况：12、21、22、23反𬌗；软组织侧貌：凹面型。

治疗目标/治疗方案等

治疗目标

建立协调面型；排齐上下颌牙列，建立正常覆𬌗覆盖；达到尖牙I类关系；上下颌牙列紧密咬合。

治疗方案

患者为骨性反𬌗、部分前牙反𬌗，治疗方案有两种：

方案1：正畸-正颌联合治疗，可改善面型；方案2：正畸代偿治疗，上颌前牙唇倾，纠正前牙反𬌗。

患者及其家属要求改善面型，故选择方案1：正畸-正颌联合治疗。

治疗计划

正畸-正颌联合治疗；正畸拔除双侧上颌第一前磨牙，上颌辅助支抗钉内收前牙；下颌排齐牙列；协调上下颌弓形。

正颌方案：下颌BSSRO+鼻旁植骨。

牙齿前后移动对比（虚拟咬合跳跃前）（图56-5）

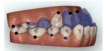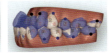

图56-5

牙齿前后移动对比（虚拟咬合跳跃后）（图56-6）

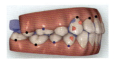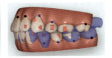

图56-6

拓展材料

　　如需浏览该病例的ClinCheck动画方案、牙齿移动量（图56-7）和牙齿移动分步（图56-8），可扫描二维码获取。

治疗过程

正颌术前照片（图56-9）

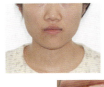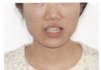

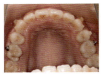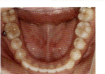

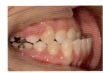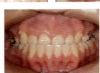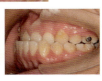

图56-9

正颌术后重启照片（图56-10）

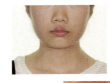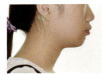

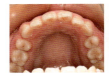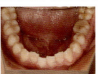

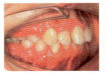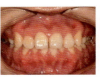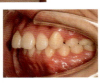

图56-10

拓展材料

　　如需浏览牙齿移动量（图56-12）和牙齿移动分步（图56-13），可扫描二维码获取。

牙齿前后移动对比（图56-11）

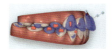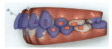

图56-11

治疗后评估

治疗进程

治疗时长	30个月
矫治器更换频率	2周
复诊频率	2~3个月
重启/精调次数	1次
保持时长	10个月

临床技巧分享

本病例患者上颌磨牙牙冠短，矫治器后牙存在包绕不足问题。但患者上颌为强支抗内收前牙，后牙无近中移动。上颌辅助支抗钉内收前牙，上颌磨牙未发生明显近中倾斜。

该患者为正畸-正颌联合治疗患者，方案设计时需特别关注上下颌牙弓宽度的协调，特别是虚拟咬合跳跃完成时后牙宽度。

治疗后照片（图56-14）

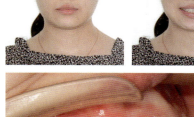
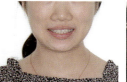
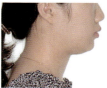
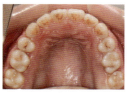
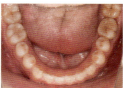
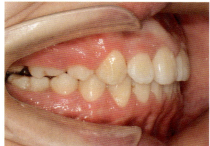
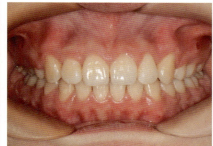
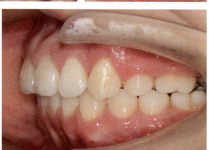

图56-14

治疗后影像学检查与分析

治疗后X线片（图56-15和图56-16）

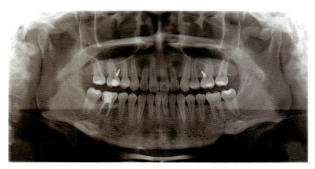

图56-15

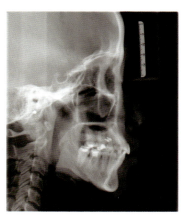

图56-16

治疗后头影测量分析

测量项目	治疗前	治疗后	标准值
SNA(°)	80.3	80.0	82.0±3.5
SNB(°)	81.4	76.4	79.0±3.0
ANB(°)	−1.1	3.4	3.0±2.0
Wits(mm)	−5.1	0.4	−4.5±3.0
U1−SN(°)	111.6	103.6	102.0±5.0
L1−MP(°)	91.7	94.8	95.0±7.0
FMA(°)	27.5	25.2	26.0

总结

本病例为正畸－正颌联合治疗患者，隐形矫治虚拟咬合跳跃功能为正颌术前上下颌牙弓宽度协调提供良好参考。

该患者上颌磨牙高度不足，但上颌后牙无近中移动，最后达到良好治疗效果。因此隐适美矫治器在磨牙高度不足但磨牙无须近中移动者，支抗钉辅助下，可以达到良好治疗效果。

正颌患者术后，有2～3个月的手术恢复期。在此阶段，一般难以对患者进行口扫或取模进行后续治疗设计，患者一般难以继续按时戴用矫治器，所以存在复发问题。因此，患者正颌术前，建议粘接上下颌舌侧丝保持。

57 手术优先联合隐形矫治推磨牙治疗骨性III类错𬌗

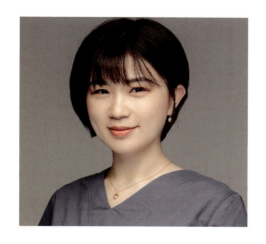

周洋

博士，主治医师

北京大学口腔医院第一门诊部正畸科

中华口腔医学会会员

中华口腔医学会口腔正畸专业委员会会员

世界正畸医师联盟（WFO）会员

治疗前评估

患者基本资料

女，24岁；主诉：面部凹陷不对称，要求手术；病史：无特殊牙科治疗史；家族史：父亲和姑姑有反𬌗表现；患者初诊于正颌外科，主诉要求手术改善面型，在了解到术前正畸会加重面型恶化之后，患者希望可以先行手术治疗。

治疗前照片（图57-1）

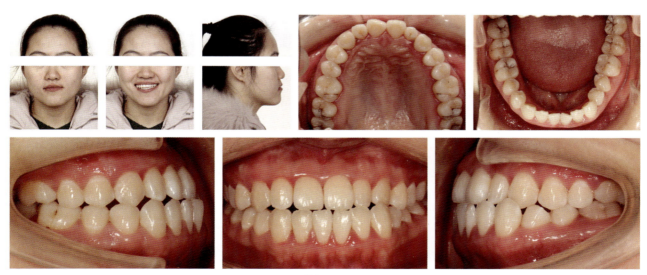

图57-1

治疗前影像学检查与分析

治疗前X线片（图57-2～图57-4）

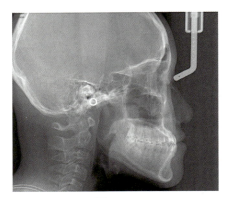

图57-2

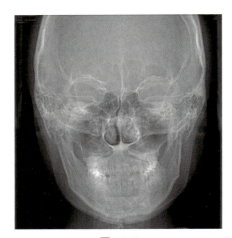

图57-3

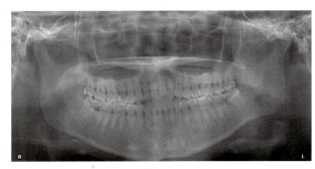

图57-4

治疗前头影测量描记图（图57-5）

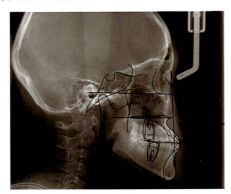

图57-5

治疗前头影测量分析

测量项目	治疗前	标准值	标准差
SNA(°)	78.2	82.0	3.5
SNB(°)	84.9	77.0	3.2
ANB(°)	-6.7	4.0	1.8
Wits(mm)	-10.2	-1.0	1.0
Overbite Depth Indicator(ODI)(°)	49.2	74.5	5.0
Anteroposterior Dysplasia (APDI)(°)	102.1	81.4	5.0
Facial Angle(FH-NPo)(°)	94.2	88.1	3.0
Convexity(NA-APo)(°)	-15.7	5.1	3.8
Pog-NB(mm)	1.7	2.4	107.0
MP-SN(°)	35.3	33.0	6.0
FMA(MP-FH)(°)	26.9	27.9	4.5
U-Incisor Inclination(U1-APo)(°)	30.7	36.0	4.0
U1-NA(mm)	15.3	4.3	2.7
L1-NB(mm)	5.8	4.0	1.8
L1-NB(°)	25.3	25.3	6.0
IMPA(L1-MP)(°)	85.1	96.8	6.4
U1-SN(°)	124.5	103.8	5.5
Interincisal Angle(U1-L1)(°)	115.1	124.0	6.0
U1-Stomion Superius Vert. (mm)	2.8	2.0	2.0
Occlusal Plane Angulation(°)	83.9	75.0	3.0
UL-EP(mm)	-6.0	1.0	2.0
LL-EP(mm)	-0.2	2.0	2.0
NasoLabial Angle(°)	0.6	1.0	0.1

治疗前前牙CBCT（图57-6）

上下颌前牙多颗牙齿冠根比值异常，牙冠：前牙区牙冠长度大于骨内根长。

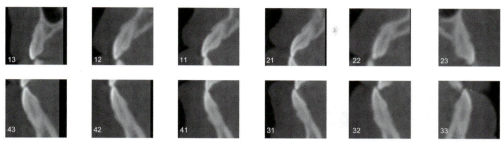

图57-6

治疗前关节CBCT（图57-7）

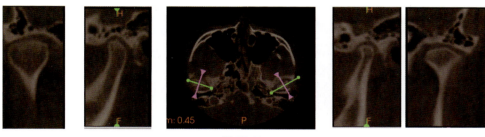

图57-7

诊断

牙性：安氏Ⅲ类；骨性：Ⅲ类伴偏斜。

问题列表

拥挤度/间隙：上颌2mm，下颌5mm；覆盖：0.3mm；覆𬌗：0；中线：上颌中线正，下颌中线左偏2mm；咬合关系（尖牙、磨牙）：右侧尖牙、磨牙近中，左侧中性；其他口内情况：4颗智齿已萌，12、22过小牙；软组织侧貌：凹面型，鼻旁区凹陷，颏部突出。

治疗目标/治疗计划等

面型治疗目标

改善上颌后缩和鼻旁区凹陷；改善下颌前突；改善偏斜；兼顾患者对美观期望，手术优先；避免术前面型恶化。

牙列治疗目标

纠正上颌牙列唇倾代偿，下颌牙列舌倾代偿；排齐整平牙列；建立正常覆𬌗覆盖；纠正𬌗平面偏斜；纠正中线不齐。

治疗计划

手术优先（Surgery First Approach，SFA）正畸-正颌联合治疗。

正颌手术：Lefort Ⅰ型截骨术+下颌BSSRO+颏成形术+下颌角修整术+鼻旁区植骨术。

隐形矫治：上颌推磨牙向远中，纠正上颌中线及上颌牙列去代偿；下颌牙列排齐整平去代偿；通过下颌牙列邻面去釉解决前牙12、22过小牙导致Bolton比不调。

牙齿前后移动对比（图57-8）

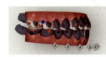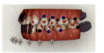

图57-8

拓展材料

如需浏览该病例的ClinCheck动画方案、牙齿移动量（图57-9）和牙齿移动分步（图57-10），可扫描二维码获取。

治疗过程

手术设计（图57-11）

外科医生基于包括牙列的三维颅骨数据，完成上下颌骨在矢状向、冠向、水平向三维方向上移动，达到颌骨对称，相对颅面建立和谐的上下颌I类骨骼型。

术前三维重建

术后三维重建

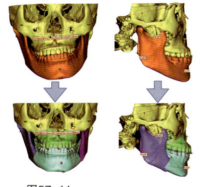

图57-11

术后5天X线片（图57-12～图57-14）

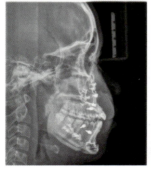 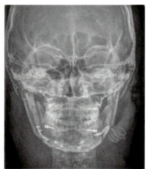

图57-12　　　　　图57-13

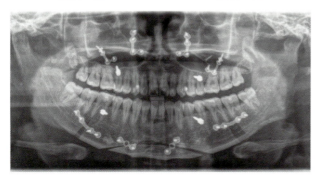

图57-14

术后1.5个月第12副（图57-15）

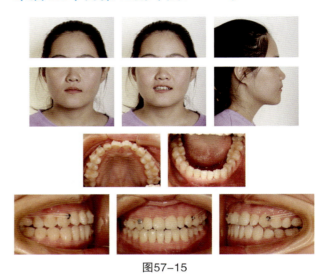

图57-15

术后5个月第45副（图57-16）

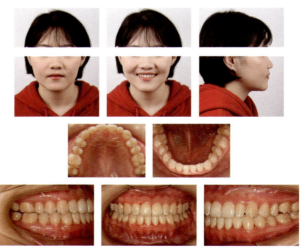

图57-16

治疗后评估

治疗进程

治疗时长	5个月
矫治器更换频率	3~5天
复诊频率	3周
重启/精调次数	无
保持时长	3个月

临床技巧分享

通过隐形矫治，模拟术前正畸（排齐、整平和去代偿）（图57-17）及术中上下颌的相对移动。

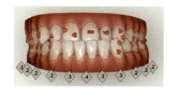

图57-17

正颌医生利用数字化设计，基于"术前正畸"后的上下颌牙列设计颌骨移动，3D打印手术殆板（图57-18）。

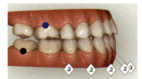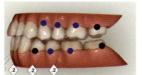

图57-18

术中给患者佩戴第一副主动矫治器，并严格实现图57-18设计术后咬合（图57-19）。

由于手术的精准设计和实施，利用术后牙齿加速移动，术后即刻开始每3天更换矫治器。

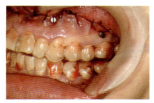

图57-19

治疗后影像学检查与分析

治疗后X线片（图57-20~图57-22）

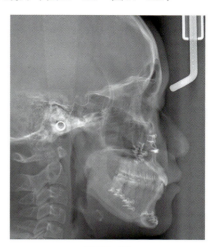

图57-20

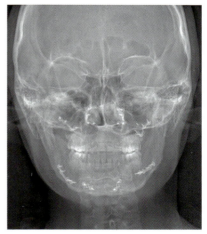

图57-21

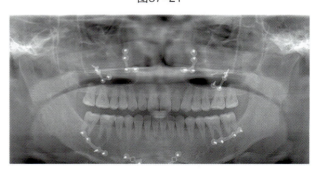

图57-22

头影重叠（图57-23）

治疗前：蓝色

治疗后：红色

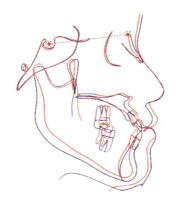

图57-23

治疗后前牙CBCT（图57-24）

无明显牙根吸收。

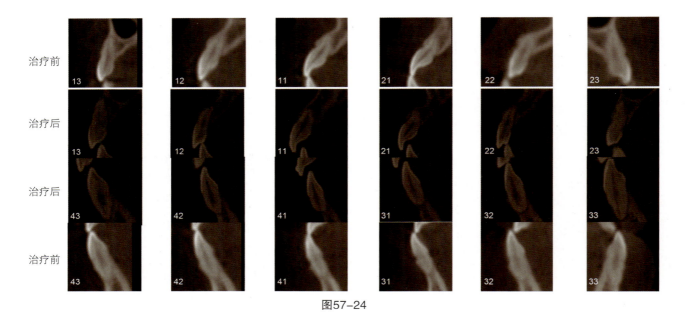

图57-24

总结

传统正畸-正颌（Orthodontics First Approach, OFA）联合治疗术前正畸过程耗时漫长，随着去代偿治疗，患者的面型和口腔功能发生持续恶化，对心理和社交进一步产生负面影响。

SFA在治疗初期解决患者主诉，能避免上述OFA的缺点。然而与OFA不同，SFA最终面型由术后正畸完成；并且术后缺乏良好的尖窝咬合关系，增加了术后正畸的治疗难度。

隐形矫治与正颌手术联合的三维数字化系统，实现了全程虚拟设计，使SFA的术后变化可预测，保证了治疗效果。

由于术后牙齿加速移动现象（Rapid Ac-celerated Phenomenon，RAP），患者可以将矫治器更换频率提高到3天/副，较OFA大大缩短了疗程。

借助TAD和隐形矫治器推磨牙向远中，可高效完成手术患者的去代偿，解决了III类患者术后无法使用II类牵引的问题，并且增强了支抗可靠性。

参考文献

[1]Proffit WR, Fields HW. Contemporary Orthodontics[M]. Elsevier, 2007.

[2]Luther F, Morris DO, Hart C. Orthodontic preparation for orthognathic surgery: how long does it take and why? A retrospective study[J]. Brit J Oral Maxillofac Surg, 2003, 41:401-406.

[3]Zhou Y, Zhou YH, Wang XX, et al. Minimal presurgical orthodontics for a skeletal Class III patient with mandibular asymmetry[J]. Am J Orthod Dentofac Orthop, 2016, 149:99-113.

[4]Zhou Y, Li ZL, Wang XX, et al. Progressive changes in patients with skeletal Class III malocclusion treated by 2-jaw surgery with minimal and conventional presurgical orthodontics: A comparative study[J]. Am J Orthod Dentofac Orthop, 2016, 149:244-252.

[5]Lovius BB, Jones RB, Pospisil OA, et al. The specific psychosocial effects of orthognathic surgery[J]. J Craniomaxillofac Surg, 1990, 18:339-342.

[6]Auerbach SM, Meredith J, Alexander JM, et al. Psychological factors in adjustment to orthognathic surgery[J]. J Oral Maxillofac Surg, 1984, 42:435-440.

[7]Nagasaka HSJ, Kawamura H, Nanda R. "Surgery first" skeletal Class III correction using the skeletal anchorage system[J]. J Clin Orthod, 2009, XLIII:9.

[8]Liao YF, Chiu YT, Huang CS, et al. Presurgical orthodontics versus no presurgical orthodontics: treatment outcome of surgical-orthodontic correction for skeletal class III open bite[J]. Plast Reconstr Surg, 2010, 126:2074-2083.

[9]Hernández-Alfaro F, Guijarro-Martínez R, Molina-Coral A, et al. "Surgery First" in bimaxillary orthognathic surgery[J]. J Oral Maxillofac Surg, 2011, 69:e201-e207.

[10]Kim JY, Jung HD, Kim SY, et al. Postoperative stability for surgery-first approach using intraoral vertical ramus osteotomy: 12 month follow-up[J]. Brit J Oral Maxillofac Surg, 2014, 52:539-544.

[11]Kim CS, Lee SC, Kyung HM, et al. Stability of mandibular setback surgery with and without presurgical orthodontics[J]. J Oral Maxillofac Surg, 2013.

[12]Wang YC, Ko EW, Huang CS, et al. Comparison of transverse dimensional changes in surgical skeletal Class III patients with and without presurgical orthodontics[J]. J Oral Maxillofac Surg, 2010, 68:1807-1812.

[13]Ko EW, Hsu SS, Hsieh HY, et al. Comparison of progressive cephalometric changes and postsurgical stability of skeletal Class III correction with and without presurgical orthodontic treatment[J]. J Oral Maxillofac Surg, 2011, 69:1469-1477.

[14]Baek SH, Ahn HW, Kwon YH, et al. Surgery-first approach in skeletal class III malocclusion treated with 2-jaw surgery: Evaluation of surgical movement and postoperative orthodontic treatment[J]. J Craniofac Surg, 2010, 21:332-338.

58 以正畸非常规设计为主导的多学科联合治疗病例一例

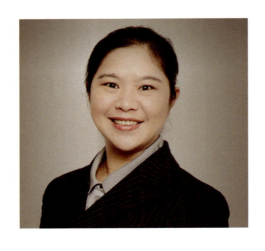

林焱

在读博士，副主任医师

福建医科大学附属口腔医院正畸科

中华口腔医学会口腔正畸专业委员会会员

世界正畸医师联盟（WFO）会员

治疗前评估

患者基本资料

男，37岁；主诉：希望让牙齿更健康；病史：有多次牙科治疗史。

患者是一位公司老板，他的主诉和大部分的患者不同，经历了多次牙科治疗后，他想彻底地把自己的牙齿做好。不为美观，只为功能和健康。他认为自己的牙列不齐会对清洁形成影响，又不想因为矫治造成任何不利的影响。

另外，患者要求不想让别人知道自己在做矫治（隐形），要求尽量少拔牙。

治疗前照片（图58-1）

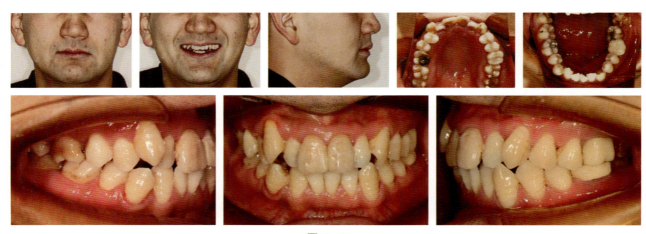

图58-1

治疗前影像学检查与分析

治疗前X线片（图58-2和图58-3）

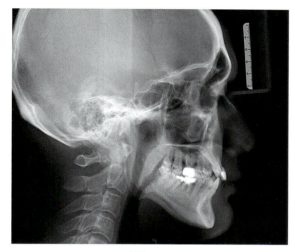

图58-2

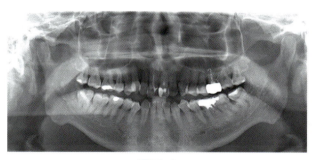

图58-3

治疗前头影测量描记图（图58-4）

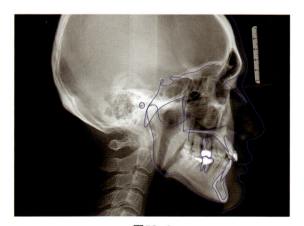

图58-4

治疗前头影测量分析

测量项目	治疗前	标准值
SNA(°)	80.6	82.8 ± 4.0
SNB(°)	79.2	80.1 ± 3.9
MP-SN(°)	33.8	32.5 ± 5.2
NP-FH(°)	87.87	84.4 ± 2.7
Y轴角(°)	63.6	66.3 ± 7.1
OP-FH(°)	9.0	14.2 ± 3.7
U1-SN(°)	105.4	105.7 ± 6.3
FMA(°)	27.4	27.3 ± 4.8
IMPA(°)	88.45	96.9 ± 6.0
FMIA(°)	64.16	54.9 ± 6.1
鼻唇角(°)	98.3	80.0 ~ 110.0

诊断

牙性I类；骨性I类；中度拥挤。

问题列表

正畸问题列表

拥挤度/间隙：上颌8mm，下颌7.5mm；Bolton比：前牙67.2%，全牙比87.4%；覆盖：1.0mm；覆𬌗：1.5mm；中线：上颌中线右偏1.5mm；咬合关系：磨牙为中性关系，尖牙为近中关系；其他口内情况：41先天缺失，37舌倾，27舌向错位；软组织侧貌：良好。

综合问题列表

牙周：慢性牙周炎；牙体：11、21、26根管治疗欠完善，11、21树脂充填形态大小异常，16、37、46银汞充填（患者希望更美观）；修复：36烤瓷冠与37的接触不良。

治疗目标/治疗计划等

治疗计划1（图58-5）

拔除4颗第三磨牙。

矢状向：尽可能保持上颌前牙的唇倾度不变；4个象限推磨牙向远中约2mm；保持后牙中性关系。

水平向：前磨牙处少量扩弓，上下宽度匹配；通过邻面去釉向左协调上颌中线2mm；纠正27的舌向错位，协调后段宽度；允许进行少量邻面去釉纠正拥挤。

垂直向：颊向直立37。

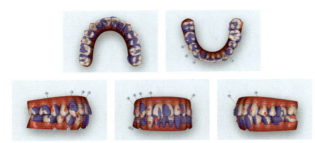

图58-5

牙周会诊结果（2016年5月10日）（图58-6）

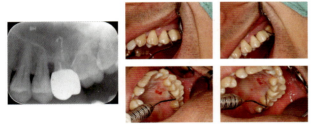

图58-6

牙周手术（2016年5月24日）（图58-7）

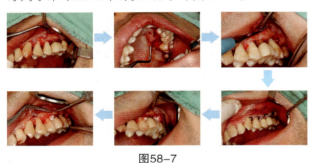

图58-7

牙周术后2个月（2016年7月26日）（图58-8）

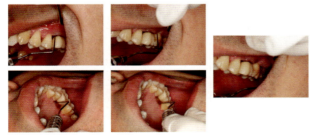

图58-8

牙周科医生会诊意见：不要移动25、26、27。

治疗计划2（图58-9）

拔除25、18、48。

矢状向：尽可能保持上颌前牙的唇倾度不变；

右侧推磨牙向远中，36少量邻面去釉；保持后牙中性关系。

水平向：前磨牙处少量扩弓，上下宽度匹配；利用拔牙间隙向左协调上颌中线3mm；在21近中预留1mm间隙，剩余间隙集中于26近中。

垂直向：少量颊向直立37，以便于27相协调。

备注：不移动26、27，且26、27不安装附件，26、27矫治器的边缘加工于龈上2～3mm。

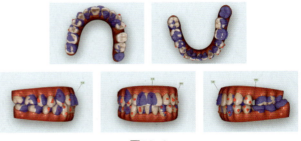

图58-9

治疗计划3

25近远中各磨除1mm（只磨除25的近远中面）；邻面去釉；右侧上下颌推磨牙向远中；前磨牙段适当扩弓。

牙齿前后移动对比（图58-10）

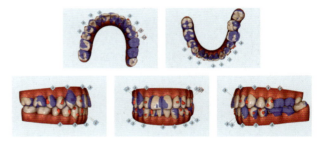

图58-10

拓展材料

如需浏览该病例的ClinCheck动画方案、牙齿移动量（图58-11）和牙齿移动分步（图58-12），可扫描二维码获取。

治疗过程

第28副（图58-13）

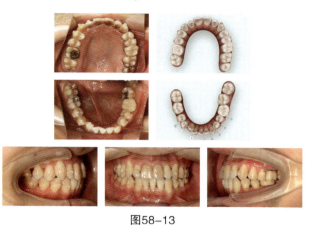

图58-13

第39副（图58-14）

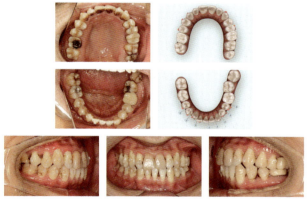

图58-14

第52副（图58-15和图58-16）

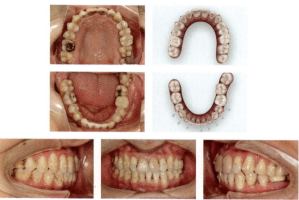

图58-15

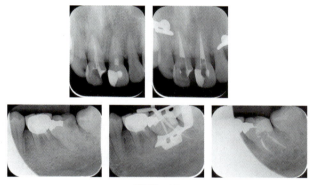

图58-16

治疗后评估

治疗进程

治疗时长	18个月
矫治器更换频率	2周
复诊频率	6副
重启/精调次数	无
保持时长	24个月余

临床技巧分享一

梳理患者的特殊性及矫治难度

　　1. 患者的主观要求较特殊，以健康为前提，应全盘考虑，无形中给矫治医生以压力。

　　2. 口内的情况复杂，下颌前牙先天缺失1颗，多数修复体，个别牙现有的牙形态和大小不佳，特别是牙周手术后的会诊意见，要求不要移动左上后牙，使得推牙齿向后或拔牙促磨牙向前移动或扩弓都成为了不可能。给矫治的设计带来了难度。

3. 面型良好，中度拥挤应考虑尽量地保持上下颌前牙的现有唇舌向的倾斜度。

临床技巧分享二

已充填的患牙或已修复的患牙（双刃剑考虑）

弊：1. 修复体（特别是不宜拆除的修复体）不利于附件的粘接。

2. 患牙的问题可能成为治疗过程中的隐患（折裂等）。

3. 增加了多学科联合治疗的烦琐问题。

4. 修复体的邻接及对颌关系会成为矫治后的问题。

5. 舍弃最优拔牙方案而选择患牙拔除会加大矫治难度。

利：1. 形态和大小比健康牙有更大的可塑空间（特别RCT后）。

2. 可以进行更多的邻面去釉；可通过二次的修复来创造间隙或占用多余间隙。

临床技巧分享三

合理的"妥协"实现了灵活的矫治设计（图58-17~图58-19）

"妥协一"：由于25、26、27尽量不动，因此对左上后牙段不做扩大处理，也不处理37的舌倾，因此选择满足患者尽量不拔牙的要求，保持第三磨牙的反𬌗状态，建立该侧良好的咬合接触关系。

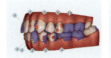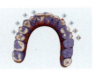

图58-17

"妥协二"：为了解除拥挤，左上象限必须提供间隙3~4mm，如选择拔除25，则拔牙后后牙不能近移，必然有剩余空间，过小的空间不利于修复。我们利用牙周状态不佳的25，进行非常规的较大量的邻面去釉处理，不仅保存了该患牙，即使后期可能需要做根管治疗，也比直接拔除更易被患者接受。

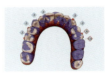

图58-18

"妥协三"：患者先天缺失1颗下颌前牙，Bolton比不协调，在不拔牙的情况下做了较大量的邻面去釉的处理来获得前牙理想的覆𬌗覆盖及后牙理想的咬合关系，当然在邻面去釉后也获得了较小的"黑三角"。

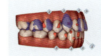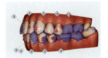

图58-19

实践证明，对于成年患者，我们不应该追求100%的理想关系，做一定程序上的"妥协"，选择最合适的方案才是最佳的方案设计。

治疗后照片（图58-20）

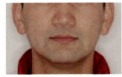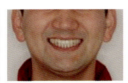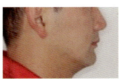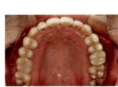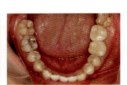

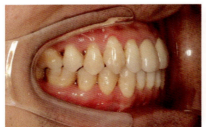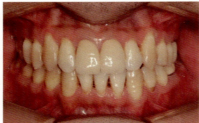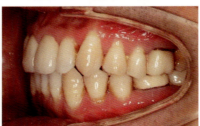

图58-20

治疗前后对比（图58-21和图58-22）

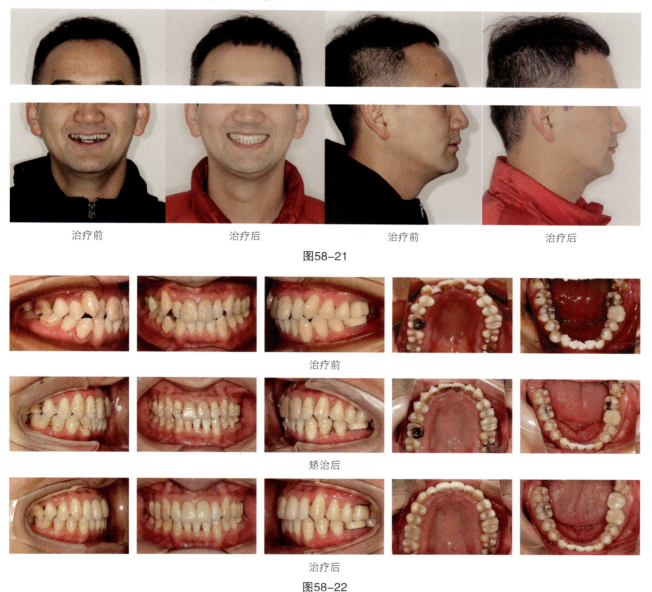

治疗前　　　　　　　治疗后　　　　　　　治疗前　　　　　　　治疗后

图58-21

治疗前

矫治后

治疗后

图58-22

治疗后的牙周情况（图58-23）

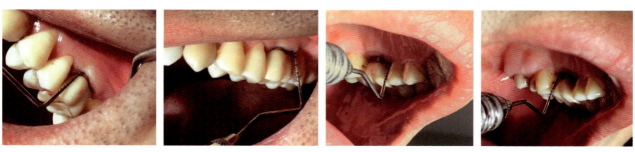

图58-23

治疗后影像学检查与分析

治疗后X线片（图58-24和图58-25）

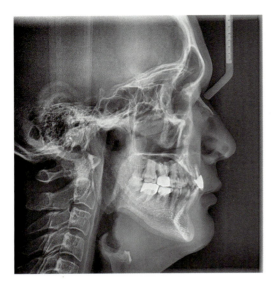

图58-24

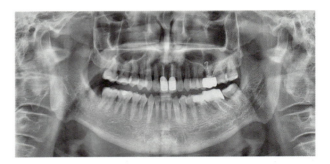

图58-25

总结

1. 特殊要求带来"压力"。
2. 复杂性意味着"难度"。
3. 多学科的联合是"助力"。

4. "理想的妥协"是"手段"。
5. 灵活的矫治设计是"技巧"。
6. 合理利用矫治器让其成为"利器"。

59 隐适美治疗慢性牙周炎并有效逆转前牙骨开窗一例

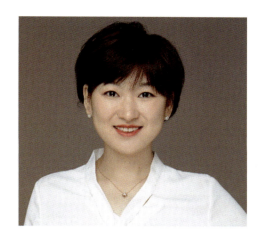

张丽雯

北京大学口腔正畸学博士，副主任医师

中日友好医院口腔正畸科

中华口腔医学会口腔正畸专业委员会会员

世界正畸医师联盟（WFO）会员

美国正畸协会（AAO）会员

治疗前评估

患者基本资料

女，32岁；主诉：牙周炎，牙齿不齐，缝隙，前突；病史：全身无系统性疾病史，慢性牙周炎。

治疗前照片（图59-1）

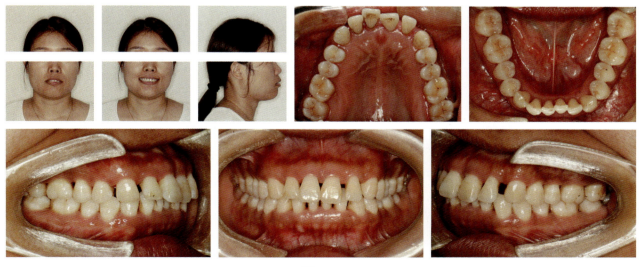

图59-1

治疗前影像学检查与分析

治疗前X线片（图59-2和图59-3）

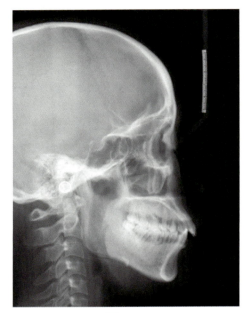

图59-2

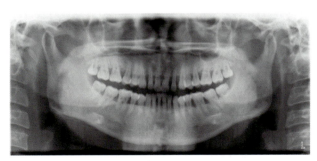

图59-3

治疗前头影测量分析

测量项目	治疗前	标准值
SNA(°)	87.9	82.0±3.5
SNB(°)	81.8	79.0±3.0
ANB(°)	6.1	3.0±2.0
Wits(mm)	−1.4	−4.5±3.0
U1-SN(°)	108.8	102.0±5.0
L1-MP(°)	89.6	95.0±7.0
FMA(°)	28.1	26.0

诊断

牙性：安氏I类，毛氏I类2分类/I类1分类+II类4分类+IV类1分类；骨性：II类均角。

问题列表

慢性牙周炎；上下颌前牙唇向移位、伸长；上颌牙列4mm间隙，下颌牙列拥挤度3mm；前牙深覆𬌗、深覆盖，前牙咬合创伤；上下颌中线右偏0.5mm；双侧磨牙关系基本中性，右侧尖牙远中尖对尖，左侧尖牙中性关系；前牙区牙槽骨水平向吸收至根中1/3，后牙区牙槽骨伴角形吸收；侧貌突出，开唇露齿。

治疗目标/治疗计划等

系统牙周治疗；排齐上下颌牙列；压低上下颌前牙，打开咬合，消除咬合创伤；关闭散在间隙，内收前牙，改善侧貌；纠正深覆𬌗、深覆盖；舌侧固定保持。

牙齿前后移动对比（图59-4）

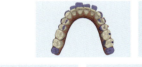
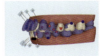

图59-4

拓展材料

如需浏览该病例的ClinCheck动画方案、牙齿移动量（图59-5）和牙齿移动分步（图59-6），可扫描二维码获取。

治疗过程

一期治疗

第1步（图59-7）

粘接附件+邻面去釉。

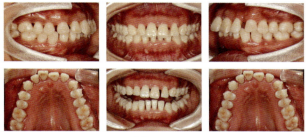

图59-7

第14步（图59-8）

上下颌前牙压低，咬合打开少许。

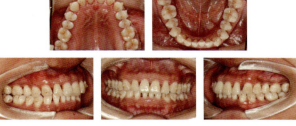

图59-8

第25步（图59-9）

上颌前牙内收，关闭间隙；下颌前牙排齐，纠正深覆盖，后牙咬合良好。

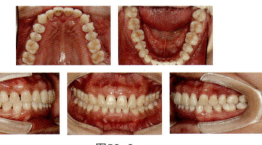

图59-9

一期治疗后

一期治疗后照片（图59-10）

牙齿排列整齐，覆𬌗覆盖改善，后牙咬合良好，侧貌微笑均满意，上下颌中线稍不齐。

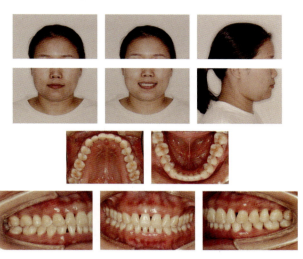

图59-10

一期治疗后X线片（图59-11和图59-12）

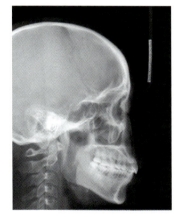

图59-11

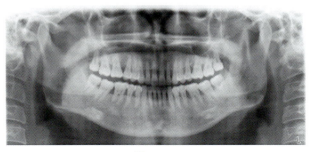

图59-12

一期治疗后CBCT（图59-13）

由于内收上颌前牙时控根不良，上颌前牙牙根暴露于唇侧皮质骨外。

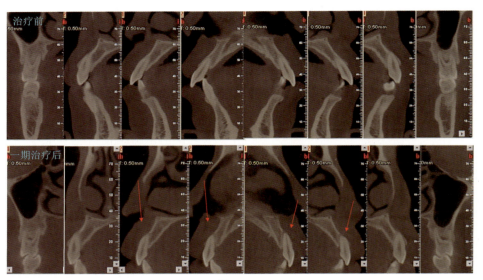

图59-13

治疗后评估

治疗进程

治疗时长	27个月
矫治器更换频率	14天
复诊频率	8周
重启/精调次数	1次
保持时长	6个月

临床技巧分享

本病例为慢性牙周炎患者，上下颌牙槽骨吸收较重，但临床检查牙齿松动度尚可，所以使用了隐适美矫治器。

设计ClinCheck方案时，下颌前牙使用分步压低，并结合邻面去釉提供间隙解除拥挤，改善三角间隙。

由于经验不足，上颌前牙舌向移动时未设计Power Ridge，导致后期出现了骨开窗、骨开裂等问题，在精调阶段，上颌前牙使用Power Ridge，获得了良好的控根效果。

治疗后照片（图59-14）

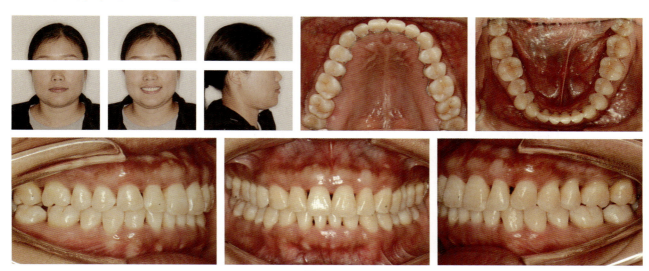

图59-14

治疗后CBCT（图59-15）

精调时上颌前牙使用Power Ridge，控根效果良好。

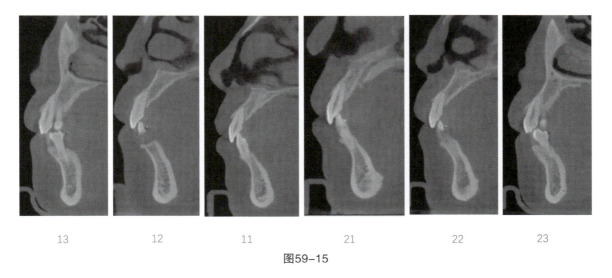

| 13 | 12 | 11 | 21 | 22 | 23 |

图59-15

治疗后头影测量分析

测量项目	治疗前	治疗后	标准值
SNA(°)	87.9	87.7	82.0±3.5
SNB(°)	81.8	82.2	79.0±3.0
ANB(°)	6.1	5.5	3.0±2.0
Wits(mm)	−1.4	−1.0	−4.5±3.0
U1−SN(°)	108.8	100.4	102.0±5.0
L1−MP(°)	89.6	95.6	95.0±7.0
FMA(°)	28.1	27.5	26.0

总结

本病例初始设计方案时，上颌前牙内收移动未使用Power Ridge，一期治疗后的CBCT显示，上颌前牙内收主要以倾斜移动为主，牙根唇向移动，暴露于皮质骨外，发生了骨开窗、骨开裂，精调时使用Power Ridge对上颌前牙施加根舌向转矩力，使其移动至牙槽骨内获得了理想的控根效果。

该患者在治疗中发生妊娠，妊娠后期下颌前牙Ⅲ度松动，停止更换矫治器，戴用第31副保持至产后1个月，下颌前牙松动度改善，继续戴用剩余矫治器。与患者协商，考虑到下颌牙周状况及激素水平问题，二期精调只做上颌，下颌舌侧固定保持。

对于轻中度牙周病患者可以使用隐适美，重度牙周病患者牙齿松动度较大的要谨慎，临床重点检查牙齿松动度。

对于哺乳期、妊娠期及侵袭性牙周炎患者，激素水平变化可能导致牙周状况恶化，临床需密切注意。

60 正畸-牙周联合治疗前牙深骨下袋的病例报告

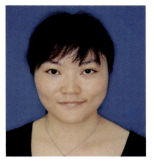

肖俐娟

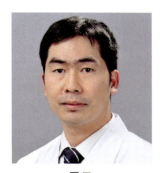

马飞

肖俐娟

硕士，副主任医师

广西医科大学附属口腔医院

中华口腔医学会会员

中华口腔医学会口腔正畸专业委员会会员

马飞

博士，副主任医师

广西医科大学附属口腔医院

治疗前评估

患者基本资料

男，43岁；主诉：发现上下颌前牙排列不整齐1年半；病史：患者于1年半前发现上下颌前牙排列不整齐，右上颌前牙松动移位，逐渐加重，现来我院求治。

治疗前照片（图60-1）

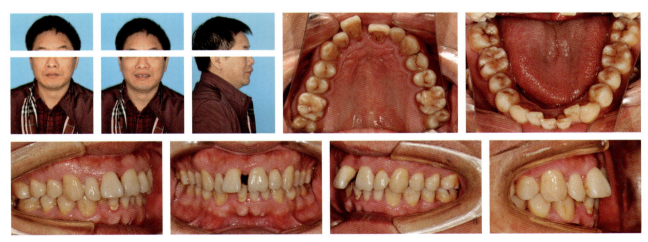

图60-1

治疗前影像学检查与分析

治疗前X线片（图60-2和图60-3）

11近中牙槽骨角形吸收至根尖。

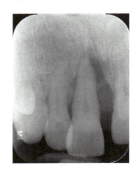

图60-2

12、21、22、23牙槽骨吸收至根尖1/3～1/2处，其余牙槽嵴顶普遍吸收。

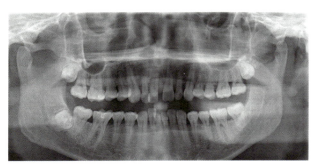

图60-3

治疗前头影测量描记图（图60-4）

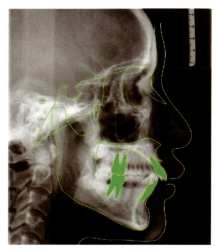

图60-4

治疗前头影测量分析

测量项目	治疗前	标准值	标准差
SNA(°)	85.1	83.77	2.85
SNB(°)	78.0	79.98	2.98
ANB(°)	7.2	3.79	1.88
Ptm–A(mm)	47.6	46.31	2.78
Ptm–S(mm)	20.9	16.87	2.84
PP–FH(°)	1.0	5.26	3.70
PP–GoGn(°)	25.0	20.72	4.11
OP–SN(°)	15.5	19.42	3.99
Go–Pog(mm)	77.2	74.20	5.11
Go–Co(mm)	64.2	59.34	5.62
Pcd–S(mm)	12.5	19.31	3.45
SN–MP(°)	35.7	34.85	4.09
Y轴角(°)	72.3	65.03	3.89
NBa–PtGn(°)	89.2	87.26	3.79
N–ANS(mm)	54.3	55.86	3.07
ANS–Me(mm)	69.0	63.18	4.54
S–Go(mm)	78.1	79.83	6.23
S–Go/N–Me(%)	63.3	67.02	3.97
ANS–Me/N–Me(%)	57.5	53.05	1.83
U1–L1(°)	107.8	120.62	9.12
U1–SN(°)	63.9	72.54	5.89
U1–NA(mm)	5.8	4.44	2.36
U1–NA(°)	30.9	23.69	5.74
L1–NB(mm)	5.9	6.84	2.65
L1–NB(°)	43.6	31.90	6.09
FMIA(°)	55.9	51.81	7.26
U1–APo(mm)	10.9	7.28	2.23
L1–NPo(mm)	2.2	4.03	2.13
U6–Ptm(mm)	17.3	15.33	2.98
U1–PP(mm)	29.1	28.43	2.96
U6–PP(mm)	24.4	21.89	2.27
L1–MP(mm)	41.5	42.05	3.33
L6–MP(mm)	29.4	34.96	2.94
UL–EP(mm)	3.2	2.16	2.01
LL–EP(mm)	0.5	3.17	2.73
Z角(°)	82.4	69.46	4.84
UL'–A'–FH(°)	59.2	65.63	8.04
N–Pg'–FH(°)	86.8	89.79	3.09
N–Sn–Pg(°)	162.8	164.81	3.98

治疗前CBCT（图60-5）

11舌侧皮质骨缺损，牙槽骨吸收至根尖1/4，双侧髁突形态不对称，但皮质骨连续。

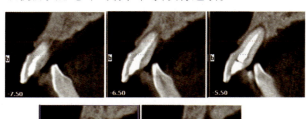

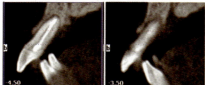

图60-5

诊断

慢性牙周炎；11牙周-牙髓联合病变；安氏Ⅱ类；31牙体缺损；18、28、38埋伏阻生。

问题列表

拥挤度/间隙：11、21间隙约3mm；下颌牙列Ⅰ度拥挤；覆盖：深覆盖Ⅲ度；覆𬌗：深覆𬌗Ⅱ度；咬合关系（尖牙、磨牙）：双侧磨牙远中关系；牙龈：大部分牙龈乳头红肿质软，有散在牙龈退缩，出血位点达92%；口腔卫生状况：口腔卫生一般，牙石（+），软垢（++）；牙周指数：牙周袋普遍3~5mm，≥5mm的牙周袋23.81%；其他口内情况：36颊面树脂充填物，31近中切角缺损；11近中牙周袋深7mm，牙龈退缩4mm，附着丧失达11mm，松动度为Ⅱ度。

治疗目标/治疗计划等

治疗计划

拟行隐形矫治治疗，适当压低并唇倾下颌前牙，排齐整平上下颌牙列，11行根管治疗后调磨切端并修整11牙体外形，尝试内收11，关闭上颌前牙间隙。维持目前双侧磨牙远中关系，精调咬合。矫治结束视情况决定11是否行牙周手术后，对11行贴面修复，改善11牙体形态、颜色。完成贴面修复后，利用固定舌侧丝长期保持。

38低位埋伏阻生，外科医生告知拔牙风险后，患者不同意拔除。

正畸治疗前牙周风险评估（图60-6）

牙周基础治疗3个月后，牙龈红肿缓解，探诊出血明显减少。11近中PD 5mm，BOP（-）；11行根管治疗后，调磨切端减小临床冠长度，修整外形。患者已掌握口腔卫生维护的方法。

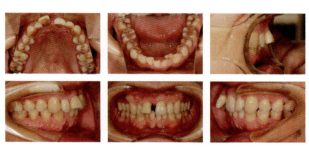

图60-6

牙齿前后移动对比（图60-7）

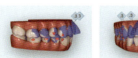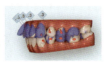

图60-7

拓展材料

如需浏览该病例的ClinCheck动画方案、牙齿移动量（图60-8）和牙齿移动分步（图60-9），可扫描二维码获取。

治疗过程

第一次重启（2017年5月）（图60-10和图60-11）

由于下颌前牙区排齐整平所需的间隙不够，32压低没有如期实现，32牙根舌向移位。

第一次重启：设计下颌前牙邻面去釉，32增加负转矩，排齐32。

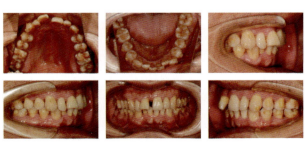

图60-10

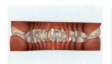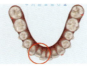

图60-11

第二次重启（2018年9月）（图60-12）

因患者佩戴矫治器不到位，导致下颌前牙区矫治器不贴合。

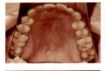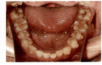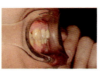
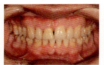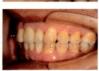

图60-12

第二次重启：进一步排齐整平上下颌牙列，增加11正转矩，关闭11近中间隙。

矫治结束（2019年4月）（图60-13）

矫治结束，修复31近中牙体缺损，压膜保持器暂时保持。

后续治疗：牙周：11冠延长术；修复：11贴面修复；正畸：固定舌侧丝长期保持。

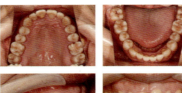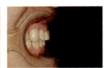
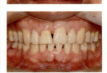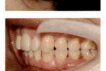

图60-13

矫治结束牙周检查

口腔卫生状况：口腔卫生保持一般，牙石（+），软垢（+）。

牙龈：部分牙龈乳头红肿质软，有散在牙龈退缩。出血位点：30%。

牙周指数：牙周袋普遍2～3mm，≥5mm的牙周袋7%。

11近中牙周袋3mm，牙龈退缩3mm，附着丧失达6mm，松动度为I度。

治疗后评估

治疗进程

治疗时长	31个月
矫治器更换频率	12天
复诊频率	2个月
重启/精调次数	2次
保持时长	长期保持

治疗前后对比（图60-15和图60-16）

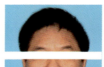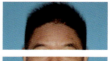
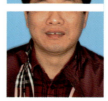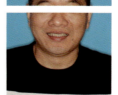

治疗前　　　　　　治疗后

图60-15

治疗后照片（图60-14）

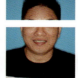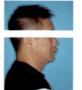

图60-14

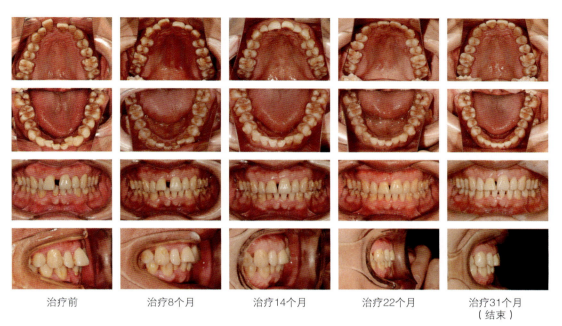

| 治疗前 | 治疗8个月 | 治疗14个月 | 治疗22个月 | 治疗31个月
（结束） |

图60-16

治疗后影像学检查与分析

治疗后X线片（图60-17和图60-18）

11近中牙槽骨高度增加，恢复至根中1/2。

牙周情况趋于稳定，牙槽骨较治疗前没有进一步吸收。

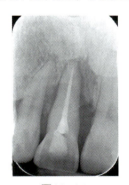

图60-17

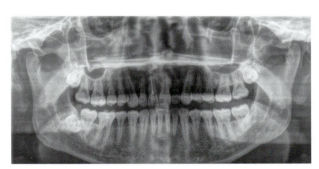

图60-18

治疗后CBCT（图60-19）

11舌侧牙槽骨高度增加至根尖1/3近1/2处。

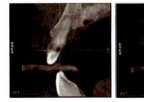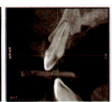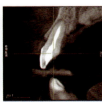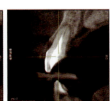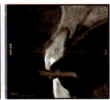

图60-19

治疗前后根尖片对比（图60-20）

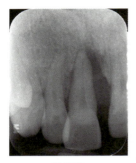

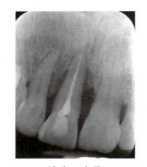
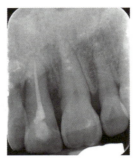
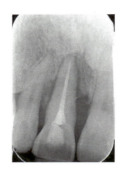

治疗前　　　　　　　治疗14个月　　　　　　治疗22个月　　　　　治疗31个月
　　　　　　　　　　　　　　　　　　　　　　　　　　　　　　　　　（结束）

图60-20

治疗前后CBCT对比（图60-21）

唇侧牙槽骨连续性好
舌侧牙槽骨吸收至根尖1/4

唇侧牙槽骨连续性破坏
舌侧牙槽骨恢复至根尖1/3

唇侧牙槽骨连续性恢复
舌侧牙槽骨恢复至根尖1/3
近1/2处

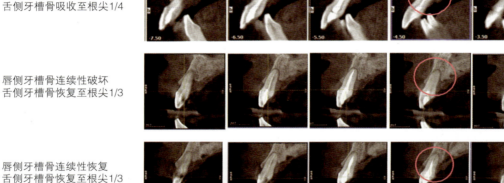

图60-21

治疗后头影测量描记图（图60-22）

　　上颌前牙唇倾度正常；上唇软组织突度减小；
下唇软组织突度增加；上下唇关系更协调。

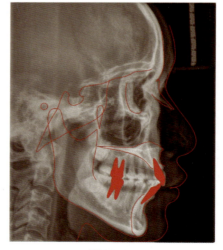

图60-22

治疗后头影测量分析

测量项目	治疗前	治疗后	标准值	标准差
SNA(°)	85.1	84.6	83.77	2.85
SNB(°)	78.0	77.8	79.98	2.98
ANB(°)	7.2	6.8	3.79	1.88
Ptm–A(mm)	47.6	47.8	46.31	2.78
Ptm–S(mm)	20.9	20.7	16.87	2.84
PP–FH(°)	1.0	1.0	5.26	3.70
PP–GoGn(°)	25.0	25.8	20.72	4.11
OP–SN(°)	15.5	15.7	19.42	3.99
Go–Pog(mm)	77.2	78.0	74.20	5.11
Go–Co(mm)	64.2	62.3	59.34	5.62
Pcd–S(mm)	12.5	17.7	19.31	3.45
SN–MP(°)	35.7	34.2	34.85	4.09
Y轴角(°)	72.3	72.5	65.03	3.89
NBa–PtGn(°)	89.2	88.5	87.26	3.79
N–ANS(mm)	54.3	56.3	55.86	3.07
ANS–Me(mm)	69.0	72.1	63.18	4.54
S–Go(mm)	78.1	84.8	79.83	6.23
S–Go/N–Me(%)	63.3	65.5	67.02	3.97
ANS–Me/N–Me(%)	57.5	58.5	53.05	1.83
U1–L1(°)	107.8	125.0	120.62	9.12
U1–SN(°)	63.9	78.1	72.54	5.89
U1–NA(mm)	5.8	4.9	4.44	2.36
U1–NA(°)	30.9	17.3	23.69	5.74
L1–NB(mm)	5.9	8.7	6.84	2.65
L1–NB(°)	43.6	44.2	31.90	6.09
FMIA(°)	55.9	53.7	51.81	7.26
U1–APo(mm)	10.9	8.2	7.28	2.23
L1–NPo(mm)	2.2	3.8	4.03	2.13
U6–Ptm(mm)	17.3	14.7	15.33	2.98
U1–PP(mm)	29.1	31.1	28.43	2.96
U6–PP(mm)	24.4	24.1	21.89	2.27
L1–MP(mm)	41.5	45.3	42.05	3.33
L6–MP(mm)	29.4	32.1	34.96	2.94
UL–EP(mm)	3.2	2.9	2.16	2.01
LL–EP(mm)	0.5	1.6	3.17	2.73
Z角(°)	82.4	77.0	69.46	4.84
UL'–A'–FH(°)	59.2	65.4	65.63	8.04
N–Pg'–FH(°)	86.8	91.5	89.79	3.09
N–Sn–Pg(°)	162.8	162.9	164.81	3.98

总结

11的治疗方案的考虑

1. 对于重度牙周病患者，正畸治疗是改善其病理性牙齿移动的主要选择，且有学者报道，牙槽骨吸收达根尖1/3的患者，仍然取得了良好的正畸治疗效果。

本病例治疗中11为近中牙槽骨角形吸收，Nemcovsky等研究发现，向有骨缺损的方向移动牙齿可以减少骨缺损。

而且，患者有保留11的愿望，所以最终选择了正畸治疗。

2. 11松动II度，移动量越大，治疗的风险就越大。而且压入移动是正畸治疗中容易导致牙根吸收的一种移动方式，为了减少压低量，降低治疗风险，在正畸前调磨11切端，减少其临床冠长度，并修整牙冠外形，以利于矫治后形成良好的覆𬌗覆盖，避免与对颌形成骀干扰。

3. 牙周病患者在正畸治疗过程中，应采用轻力，并适当延长每次复诊的时间间隔。因此，本病例治疗中将11移动步距设计为正常步距的1/2，矫治器更换时间也从7天延长到12天。另外，患者由于自身原因，不能按时复诊，客观上也延长了复诊的时间间隔，有利于牙槽骨的恢复。

矫治方式的选择——隐形矫治

选择的理由

1. 患者双侧磨牙为远中关系，但患者为成年人，后牙已经磨耗形成紧密的咬合。隐形矫治有利于在维持后牙咬合不变的情况下，选择性地移动个别牙。

2. 隐形矫治器可以设计牙齿每一步的移动量，有利于更好地控制牙周病患者的牙齿移动速度，促进牙槽骨的恢复。

3. 患者为慢性牙周炎患者，隐形矫治便于清洁，有利于维持良好的口腔卫生。

4. 患者因工作需要，不能接受固定矫治，隐形矫治器更加美观、舒适。

需要注意的问题

1. 隐形矫治的治疗效果依赖于患者良好的配合，本病例治疗中由于患者不能按要求每天佩戴20小时以上，导致矫治时间延长。

2. 隐形矫治器是一种活动矫治器，有时不能在三维方向上实现牙齿的精确移动，需要患者按时复诊，严密监控。如果牙齿的移动偏离了矫治方案，则需要及时处理。

牙周方面的考虑

1. 牙周-正畸联合治疗的患者，正畸治疗前的牙周治疗直接关系到治疗的效果和稳定，必须在牙周组织基本稳定的前提下才能开始正畸治疗。而且治疗中患者良好的依从性和口腔卫生维护能力也十分重要。同时，治疗结束后的定期复诊以及患者的口腔保健意识也是远期预后的重要保障。

2. 本病例患者在牙周基础治疗3个月后确定正畸治疗方案，基础治疗5个月后开始佩戴隐形矫治器。治疗过程中建议患者3个月进行一次牙周维护治疗。

但是，患者自身牙周维护一般，矫治后牙周状况虽有好转，但仍有部分牙周袋大于5mm，出血位点仍偏多，需继续加强牙周治疗和维护。

修复及保持方式的考虑

11虽为死髓牙，但是牙体完整，抗力形好，故考虑行贴面修复，改善11的外形与颜色。

牙周炎患者正畸治疗后牙周组织修复所需的时间较一般正畸患者长，复发率高于健康人，因此需长期保持。

拟行固定舌侧丝长期保持，并定期复诊进行检查维护，以利于矫治结果的稳定。

参考文献

[1]Cardaropoli D. Orthodontics for the adult periodontal patient:first or second choice treatment[J]. Prog Orthod, 2009, 10(2):88-96.

[2]施捷，朱卫东. 牙周炎患者的正畸治疗及其远期疗效观察[J]. 口腔正畸学杂志, 2007,14(4):145-149.

[3]Nemcovsky CE, Beny L, Shanberger S, et al. Bone apposition in surgical bony defects following orthodontic movement: a comparative histomorphometric study between root and periodontal ligament-damaged and periodontally intact rat molars[J]. J Period, 2004, 75(7):1013.

[4]Nemcovsky CE, Sasson M, Beny L, et al. Periodontal healing following orthodontic movement of rat molars with intact versus damaged periodontia towards a bony defect[J]. Eur J Orthod, 2007, 29(4):338-344.

[5]Melsen B. Adult Orthodontics[M]. Wiley, 2013.

[6]Ristic M, Vlahovic Svabic M, Sasic M, et al. Clinical and microbiological effects of fixed orthodontic appliances on periodontal tissues in adolescents[J].Orthod Craniofac Res, 2007, 10(4):187-195.

[7]Gkantidis N, Christou P, Topouzelis N. The orthodontic-periodontic inter-relationship in integrated treatment challenges:A systematic review[J]. J Oral Rehabil, 2010, 37(5):377-390.

[8]Duane B. Conservative periodontal surgery for treatment of intrabony defects is associated with improvements in clinical parameters[J]. Evid Based Dent, 2012, 13(4):115-116.

[9]Vieira Colombo AP, Magalhães CB, llartenbach FA, et al. Periodontal-disease-associated biofilm:A reservior for pathogens of medical importance[J]. Microb Pathog, 2016, 94(1):27-34.

[10]Botero JE, Rsing CK, Duque A. Periodontal disease in children and adole scents of Latin America[J]. Periodontology, 2015,67(1):34-57.

附 无托槽隐形矫治器矫治系统 介绍（以隐适美为例）

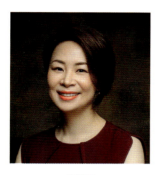

谢晖

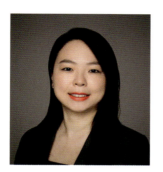

罗惠文
（Wendy Lo）

谢晖

华中科技大学同济医学院口腔正畸硕士

上海交通大学高级工商管理硕士

爱齐科技中国区临床项目总监

中国非公立医疗机构协会口腔分会常务委员

罗惠文（Wendy Lo）

爱齐科技中国区临床项目副总监

　　在正畸发展的历程中，无托槽隐形矫治器的概念在20世纪初开始出现，并于1997年首次被商品化研发和推广到市场，取名Invisalign（隐适美）。该系统于2011年引入中国后逐渐广为应用在正畸临床治疗中。20多年来，隐形矫治器的全球通用语言——隐适美，中国仅通过10年的积累，已在世界上开始崭露头角，有了自己宝贵的临床经验总结，特别是在各类高难度病例、复杂病例的探索和完成。以拔牙病例为例，中国于2020年推出了全球首本《无托槽隐形矫治技术拔牙病例解析》，由金作林教授主编，30位专家联名评审，汇聚21个拔牙病例作者的无私分享，自上市以来便广受好评。2021年，由金作林教授领衔汇集两岸三地专家经验的《无托槽隐形矫治技术拔牙病例精粹》专家集也重磅上市，书中结合病例和综述的描述，为读者更好地阐述拔牙病例。今年，我们很高兴看到由全国公立医院领衔的专家团队为广大中国正畸医生推出这本《无托槽隐形矫治技术病例荟萃》。为了读者们更好地理解书中所提名词及查阅资料，现以隐适美为例，介绍无托槽隐形矫治系统的组成。

3个"Smart"：SmartTrack、SmartForce、SmartStage

　　隐适美矫治器诞生于1997年，经过20多年的发展和不断更新迭代，现已成为全世界最为广泛应用的隐形矫治器。在它的创新历程中，不得不提最核心的三大技术，即SmartTrack、SmartForce和SmartStage（图1）。

SmartTrack

　　SmartTrack是爱齐科技公司独有的、隐适美矫治器采用的专利材料。实际上，爱齐科技公司早期材料并非SmartTrack。它的前一代叫EX30（单层聚氨酯材料），这类材料硬度较高，因此伴随弹性不足，患者戴入时存在较大的不适感和摘戴困难、矫治器与牙齿贴合度不够紧密、材料放入口内后衰减过快、牙齿无法更精细地调整、临床表达不足导致疗程增加等问题。为此，爱齐科技公司投入数百万美金，成立了跨国的专业团队耗时8年呕心沥血研发，SmartTrack（多层的高分子材料）终于从260多种材料中脱颖而出，于2013年发布。SmartTrack能提供口内持续的、轻柔的矫治力，且拥有良好的贴合度和抗形变能力。由于口腔为潮湿且温暖的环境，绝大多数隐形矫治器的材料往往衰减过快而不能持续起矫治的作用。SmartTrack经体内严格测试，在口腔长达2周以上仍然能将矫治的力量良好传递且持续表达。

　　相比于爱齐科技公司前代材料（EX30），SmartTrack在移动牙齿可预测性整体提升75%。德国学者对比SmartTrack材料和EX30，发现使用SmartTrack时，患者戴入后其反馈的疼痛度下降、

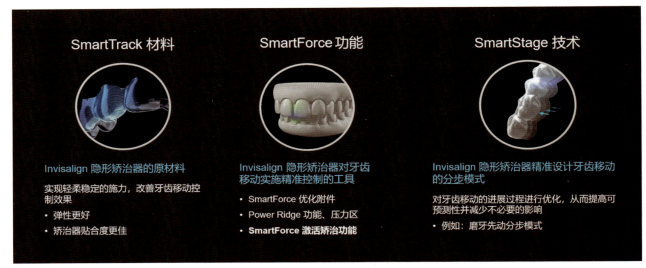

图1 SmartTrack、SmartForce、SmartStage

疼痛时间缩短、戴入时的压力减轻。整体临床指标而言舒适性提升。意大利学者也发现SmartTrack材料因为具有良好弹性及抗形变能力，这意味着临床上患者摘戴容易，且由于舒适性的增加让患者临床依从性提升。物理性能上，由于SmartTrack良好的弹性，对比EX30材料过硬的情况，用SmartTrack能更好地贴合于复杂的牙齿解剖外形，并提供持续且安全的轻力。

国内外学者把隐形矫治技术与固定矫治技术的牙根吸收发生率进行系统性回顾及Meta分析后发现，隐形矫治存在更低的牙根吸收发生率。针对非拔牙病例的牙根吸收发生率进行回顾性研究，认为这可能与隐形矫治技术在患者进食和清洁口腔时将矫治器摘除，让牙齿整体而言变成是间断受力，以及隐形矫治的移动速率上可以放慢，让牙周组织有足够的改建时间，又可以避免固定矫治会出现的往返运动。但是，不论是隐形矫治技术还是固定矫治技术，正畸疗程与牙根吸收都呈正相关。研究也发现，隐适美整体疗程反而较固定矫治的疗程更短。这些都提示为何SmartTrack材料受医生的喜爱以及临床上牙根吸收发生率更低的原因。SmartTrack兼顾的弹性、包裹性、长时间口内环境考验下不产生过多形变、能继续对牙齿施力，这些性能汇总后，都对正畸疗程的缩短和减少牙根吸收扮演不小的角色。

SmartForce

SmartForce，顾名思义，是在矫治力设计时根据大量数据的计算，依照每颗牙齿移动的方向、距离、阻力等综合设计出的矫治力，它通过不同式样的优化附件、功能件等组合体现在矫治器中，以实现高效移动牙齿的目标（图2）。

优化附件的种类很多，根据不同的移动效果可分为：优化伸长附件、优化旋转附件、优化控根附件、优化多平面附件、优化支撑附件、优化多颗牙伸长附件、优化内收附件、优化支抗附件、优化扩弓支持附件、优化固位附件等。

功能件常见的有：Power Ridge、压力区等。

优化附件的牙位及激活条件：

优化伸长附件用于牙齿的伸长，其激活条件为牙齿伸长0.5mm以上。

优化旋转附件用于尖牙和前磨牙，其激活条件为牙齿旋转5°以上。

优化控根附件用于上颌切牙和上下颌尖牙、前磨牙的倾斜移动，其激活条件为上颌切牙移动0.75mm以上，尖牙和前磨牙的整体移动0.75mm以上。

优化多平面附件用于上颌侧切牙和上下颌第一磨牙、第二磨牙在两个维度的移动，在上颌切牙绝对伸长0.1mm以上并冠倾斜和/或旋转（G4）5°以上并伸长或压低（G7），上下颌第一磨牙、

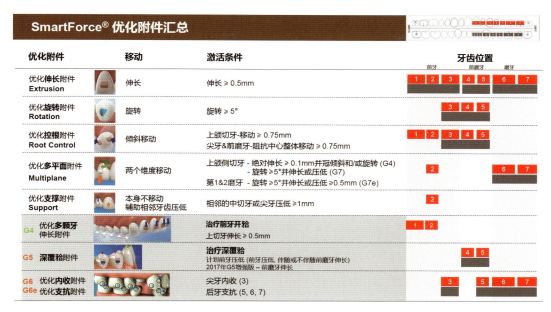

图2　SmartForce家族（图片引自隐适美官方资料）

第二磨牙的旋转5°以上并伸长或压低0.5mm以上（G7e）。

优化支撑附件放置于上颌侧切牙。牙齿本身不移动，而是作为支抗辅助邻牙压低。其激活条件为相邻的中切牙或尖牙压低1mm以上。

优化多颗牙伸长附件放置于上颌切牙，在上颌切牙伸长0.5mm以上时被激活，主要用于治疗前牙开𬌗。

深覆𬌗附件放置于前磨牙，用于治疗深覆𬌗时，当设计前牙压低时前磨牙的伸长或不动。

优化内收附件和优化支抗附件是G6与G6e的成组附件。是成组被放置或移除。它们用于第一前磨牙拔除时的解决方案。优化内收附件放置于尖牙，优化支抗附件放置于第二前磨牙、第一磨牙及第二磨牙。

功能件（图3）：

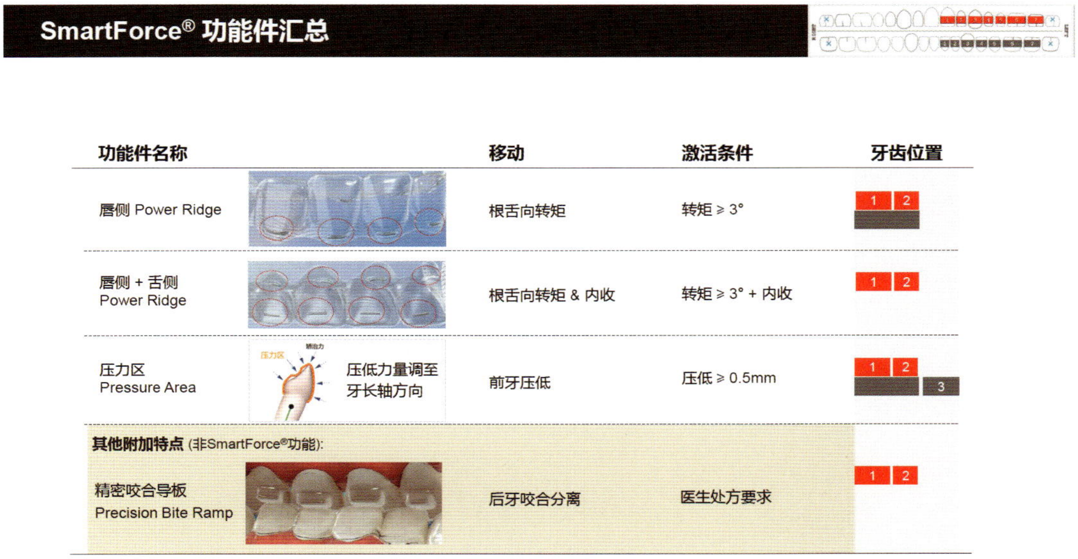

SmartForce® 功能件汇总

功能件名称		移动	激活条件	牙齿位置
唇侧 Power Ridge		根舌向转矩	转矩 ≥ 3°	1 2
唇侧 + 舌侧 Power Ridge		根舌向转矩 & 内收	转矩 ≥ 3° + 内收	1 2
压力区 Pressure Area		压低力量调至牙长轴方向	前牙压低	压低 ≥ 0.5mm	1 2 3
其他附加特点（非SmartForce®功能）:				
精密咬合导板 Precision Bite Ramp		后牙咬合分离	医生处方要求	1 2

图3　SmartForce功能件（图片引自隐适美官方资料）

附件图片	附件名称	应用场景
	垂直矩形附件	增加固位；近远中向控根
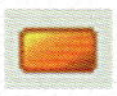	水平矩形附件	增加固位，固位力比水平楔形附件弱。也可起到近远中向控根作用
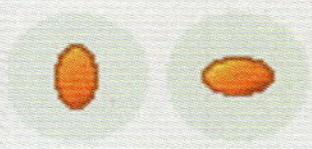	椭圆形附件	增加固位，固位力较矩形及楔形附件弱
	垂直楔形附件	增加固位，去扭转
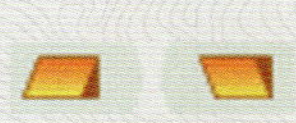	水平楔形附件	前牙压低时，在前磨牙设计以增加固位，辅助压低

图4 传统附件的使用原则

唇侧Power Ridge用于上下颌切牙的根舌向转矩。激活条件：转矩3°以上。

唇侧+舌侧Power Ridge用于上颌切牙的根舌向转矩加内收。激活条件：转矩3°以上加内收。

压力区放置于前牙（除上颌尖牙以外）的压低。激活条件：压低0.5mm以上。

优化附件是根据医生的临床偏好、患者的初始临床情况以及医生制订的终末位置等因素综合下由软件自动激发。医生无法直接通过ClinCheck软件添加，但是优化附件可以被移除。对于符合特定优化附件激活条件的情况，医生可以要求技师协助添加该优化附件，来增强牙齿移动的效果。

在优化附件的使用中，如果将优化附件移除，则会连带地移除SmartStage中的矫治器微形变，但是G8除外。

在临床上，由于优化附件没激活，或者是出于固位和卡抱力等需求的原因，方案设计时会用到传统附件。隐适美传统附件有3种形状：矩形附件、楔形附件及椭圆形附件。

矩形附件、楔形附件有3mm、4mm及5mm的大小，椭圆形附件只有一个型号。其使用的基本原则如图4所示。

SmartStage

SmartStage是根据每一步的移动进行精密测算，让每一步的移动在最适宜的顺序和角度中进行，使牙齿按照既定的方向有序的快速移动。包括使用大数据计算出最适宜步数后，添加矫治器预支抗，设计每步矫治器的形状等。SmartStage的大数据算法搭配SmartForce让矫治力能精准传递到牙齿上，按设计高效地移动牙齿。在2021年新上市的G8中，对SmartStage的两个部分，即Staging分步和每步矫治器局部形变加力方式进行拆分，SmartStage将单独专注于Staging分布的研发，而每步矫治器的局部形变加力方式，则归入SmartForce家族中，命名为SmartForce Aligner Activation（SmartForce激活矫治器）。

SmartTrack、SmartForce和SmartStage三者密不可分，相辅相成，3个"Smart"技术更是一种1+1+1>3的组合。作为爱齐科技公司876项专利中最宝贵的部分，也是隐适美矫治器显著区别于其他矫治器的地方。

隐适美无托槽隐形矫治器系统G3 ~ G8

爱齐科技公司作为全球领先并具有创新精神的隐形矫治器品牌，隐适美产品每年都有更新和迭代来更贴近医生的临床需求。这些丰富的功能融入当下每一套隐适美矫治器中。

我们将介绍不同G系列的特点，一同回顾发展之路。

G3

2010年推出了G3复杂牙齿移动解决方案。在切牙和尖牙上设置伸长附件，从而实现牙齿垂直向的精准排齐。在尖牙和前磨牙设置去扭转附件，提高扭转牙齿的效率。对于AP矢状向需要调整的病例，提供尖牙和磨牙处的牵引钩或开窗选项，方便医生灵活进行牵引治疗。

SmartForce：Power Ridge、优化旋转附件。

其他部件：精密切割、萌出帽、被动矫治器。

G4、G4e

2011年推出G4控根和开𬌗解决方案。医生根据病例情况，在切牙可设置一组伸长附件帮助牙齿伸长，解除开𬌗。切牙到第二前磨牙的范围内，软件自动匹配优化控根附件，使牙齿在近远中向移动时能保持根平行。针对上颌侧切牙体积小、难把控的特点，推出了多平面控制附件，使侧切牙能同时实现伸长、旋转的复合移动。

G4e在2013年上市，推出优化控根附件（单附件和压力点），用于上颌侧切牙及上下颌前磨牙。

SmartForce：优化多颗牙伸长附件、优化控根附件、优化多平面移动功能。

G5

2014年推出G5深覆𬌗解决方案主要包括3个特点：①通过设计上颌切牙舌侧的精密咬合导板，实现前牙压低和后牙伸长；②在前磨牙区自动设置G5固位附件帮助矫治器的贴合，加强支抗和整平Spee曲线的效果；③切牙舌侧增加了压力区的设计，使矫治器力量沿着牙长轴传导，实现真正的切牙绝对压低而非相对压低。

同年，爱齐科技公司还开始了iTero口内扫描仪和隐适美结合的业务。iTero能够替代传统的PVS取模，提供高清晰度的牙齿数字化建模数据，供ClinCheck设计隐适美矫治器，从而大大提高了患者体验的舒适性，节省了医生的椅旁时间，提升了疗效的精确性。

SmartForce：优化深覆𬌗附件、压力区。

其他部件：精密咬合导板。

G6、G6e、G6r——为拔牙而生

根据亚洲国家复杂病例偏多、拔牙比例较高的情况，2015年爱齐科技公司还推出了G6第一磨牙拔除的强支抗解决方案。爱齐科技公司独有的

SmartStage和SmartForce技术加以应用，使隐适美矫治器的每一副都基于移动步骤和力量精确计算，力求实现高效的控制和移动。在G6中，组合运用了第二前磨牙、磨牙优化支抗附件和尖牙的优化控根附件，进一步减少了后牙支抗的消耗，将磨牙前移控制在2mm以内，同时使尖牙向远中平移，再内收前牙而关闭间隙。此外，针对拔牙间隙两侧的尖牙和第二前磨牙，还可选择Power Arm，通过粘接长颈牵引钩挂短牵引，防止牙冠向缺牙侧的倾斜，真正实现控根移动关闭间隙。G6在双颌前突或重度拥挤拔牙矫治的上颌应用非常有效，建议首选（图5）。

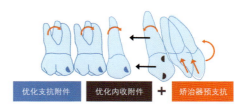

图5　G6的优化附件，矫治器预支抗及作用原理

在G6的成功经验之上，2018年推出G6e第一磨牙拔除的中度支抗解决方案。与原有G6的不同之处是加大了后牙优化附件的体积和控制力，使后牙往近中平移2～5mm得以实现，再结合前牙平移内收关闭剩余间隙。值得一提的是，前牙内收移动过程中均辅以矫治器预支抗，避免了前牙伸长的"过山车"效应。此时SmartForce和SmartStage也更加强大。在使用G6e中度支抗时，一定要避免设计前牙和后牙一起移动。在分布方面，可在前牙内收到位后，再开始磨牙的近中移动。

2019年7月推出的G6r（G6加强套装），是在G6的基础之上，根据病例类型细分过矫治的应用场景。对使用G6的病例，如果前牙覆𬌗>2mm，切牙唇倾<15°，会进行过矫治设计。在前牙加0.5mm的压低，9°的根舌向转矩和后牙根向近中4°的备抗（图6）。

需特别补充的是，如果拔牙病例中有G6，则该方案不再获得G8的SmartForce激活矫治器。

SmartForce：G6：优化最大支抗附件、优化内收附件。G6e：优化中度支抗附件。

其他部件：SmartStage前牙预支抗、Power Arm、假牙空泡新设计。

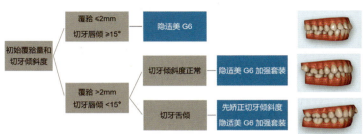

图6　G6r（G6加强套装）的病例细分场景

G7、G7e

2016年推出的G7包含了多种提高牙齿移动精确性的新功能。

（1）针对上颌侧切牙体积小、控制难的情况，给优化多平面附件增强了去扭转同时还有伸长或压低的效果。

（2）在上颌中切牙需要压低的情况下，上颌侧切牙自动匹配优化支抗附件，避免侧切牙被连带压低。

（3）通过加强对前牙倾斜度的控制和后牙轴倾度的控制，防止不必要的后牙压低和后牙开𬌗出现。

2018年推出的G7e（G7 enhancement）优化磨牙附件，能根据磨牙的体积自动计算并提供更大

体积的附件，它更好地控制磨牙的旋转、伸长，并能和开窗牵引很好地匹配在同一牙位（图7）。

SmartForce：优化多平面附件、优化支持附件、优化控根附件、优化伸长附件。

G8

2021年4月，隐适美G系列新成员G8正式上市。其最核心是明确介绍隐适美的生物力学方式——"力学驱动"，以及基于此的SmartForce激活矫治功能（SmartForce Aligner Activation）。此外，G8在深覆𬌗矫治和后牙扩弓的临床可预测性提高方面进行优化。

G8中首先要明确的几个概念：

"力学驱动"矫治器：它是隐适美根据牙齿移动过程中所需要的"力学"（大小、方向和作用部

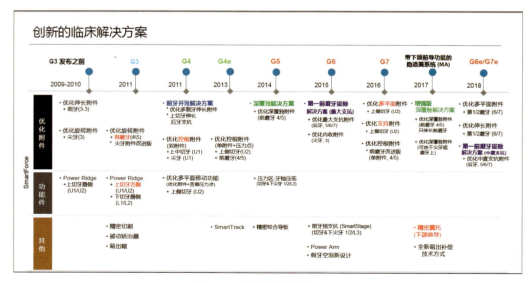

图7　G系列的发展历程

位）来制作矫治器。用于转矩控制的Power Ridge就是矫治器运用力学驱动的例子之一。

"位移驱动"矫治器：根据牙齿移动到下一个"位置"来制作每副模型和矫治器。

隐适美的矫治器目前都是"力学驱动"矫治器，这有别于目前市面上所有的以"位移驱动"来制作矫治器的隐形矫治系统。通过"力学驱动"计算牙齿移动过程中需要的力，按照产生的力去设计的矫治器使得临床疗效更高效、更精准，对比"位移驱动"矫治器系统，将大大缩短整个临床疗程，避免因表达率过低导致的不必要重启。

SmartForce激活矫治功能：在牙齿移动过程中，若矫治器根据力学驱动的大数据运算被加载了局部微形变，则该矫治器具有SmartForce激活矫治功能（SmartForce Aligner Activation）。在G8中表现为前牙压低的不同力值以及后牙扩弓过程中防止磨牙颊倾的SmartForce激活矫治功能，将助力临床疗效和提高临床可预测性，避免因前牙压低不足导致的前牙早接触，以及后牙扩弓中因转矩丢失，造成腭尖下垂的早接触导致的后牙开𬌗（图8）。

SmartForce激活矫治功能可在ClinCheck Pro 6.0中的牙齿移动量牙位部分以蓝色斜纹处显示（图9）。

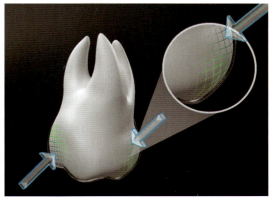

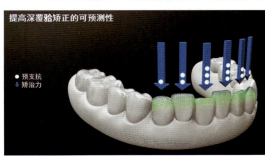

图8　G8激活矫治器示意图

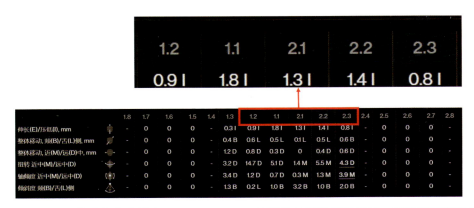

图9　在ClinCheck Pro 6.0的牙齿移动量中，11、12、22、23牙位处可见蓝色斜纹，表示该牙在压低过程中已加了SmartForce激活矫治功能，带有不同压低力的矫治器将提高临床效率

	提高**深覆𬌗矫正**的可预测性	提高**后牙扩弓**的可预测性
临床运用	深覆𬌗病例。可搭配G5解决方案	中度/重度牙列拥挤、反𬌗、弓形调整等
产品内容	• SmartForce 激活矫治器的**前牙压低** • 优化附件：下颌侧切牙**优化支持附件** • 上颌切牙**自动放置精密 Bite Ramp** • 改善 Spee曲线平整度	• SmartForce激活矫治器的**后牙扩弓** • 优化附件：SmartForce **优化扩弓支持（旋转）附件**
解决问题	前牙压低 避免前牙早接触导致的后牙开𬌗	后牙颊侧平移 避免扩弓时后牙腭尖下垂导致的开𬌗

图10　G8的临床应用范围

G8优化附件：优化扩弓支持附件、优化扩弓支持和旋转附件及下颌侧切牙的优化支持附件。

G8功能件：精密Bite Ramp的优先级更改。对于需要至少1.5mm下颌切牙压低量，覆𬌗>4mm病例*（*衡量标准为中切牙至少4mm覆𬌗），将自动放置精密Bite Ramp。需在处方表勾选对应选项。

关于G8的概要总结，请详见图10。

MA

2017年推出的MA（Mandibular Advancement，MA），即带下颌前导功能的隐适美矫治器，为骨性II类、下颌后缩的青少年患者提供了更好的治疗体验。后牙两侧的精密翼托能帮助导下颌至前伸位，解除前牙的锁结关系，借助生长发育高峰期，使髁突的位置和上下颌的关系建立在更健康和稳定的位置。将一期功能矫治和二期的主动矫治合二为一，既早期阻断错𬌗畸形的发展，又实现牙齿的早期排齐，获得全球医生的青睐。

MA的增强精密翼托更长并具有弯曲，在翼托颊侧设计有两个支撑嵴。这些将使得增强精密翼托更耐用且上下翼托更好重叠，可以帮助患者保持下颌前伸状态（图11）。

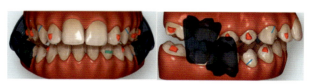

图11　增强精密翼托设计

First

经过多年研发，隐适美First系统于2018年初在北美上市，并于2019年在中国上市。First是针对儿童隐形矫治的产品，让临床医生在面对儿童错𬌗畸形的治疗从此多了一个强大的"武器"。

First主要针对6~10岁的儿童。可用于解决如牙弓发育、扩弓、间隙管理、美学排齐、矢状向调整、解除咬合创伤和𬌗干扰等问题。First独有的优化扩弓支持附件和优化固位附件让First的牙性扩弓具有可预测性的效果，一般认为4~6mm的总扩弓量是可预期的。

对于符合MA条件的幼儿，可以使用First+MA联合治疗。

First的萌出补偿（Eruption Compensation，EC）可用于上颌切牙、尖牙及前磨牙。也可用于下颌切牙但是无法用算法计算。

SmartForce：优化扩弓支持附件，优化固位附件（图12和图13）。

其他部件：萌出补偿

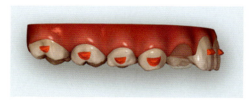

图12　优化扩弓支持附件（乳尖牙、乳磨牙、第一磨牙）及萌出补偿

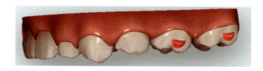

图13　优化固位附件（位于第二乳磨牙、第一磨牙）

（以上图片均引自隐适美官方资料）

写在最后

In China. For China.

感谢一路走来支持和鞭策隐适美的医生们。

为此，我们将不断追求和探索，以最谦卑的心去深耕，用汗水坚持创新和突破，持续为临床医生提供全球最好的隐形矫治器。

感恩有您！

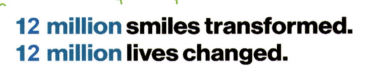

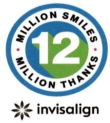

参考文献

[1]Brascher AK, Zuran D, Feldmann RE, et al. Patient survey on Invisalign treatment comparing the SmartTrack material to the previously used aligner material[J]. J Orofac Orthop, 2016, 77(6):432−438.

[2]Condo R, Pazzini L, Cerroni L, et al. Mechanical properties of "two generations" of teeth aligners: Change analysis during oral permanence[J]. Dent Mater J, 2018, 37(5):835−842.

[3]Elhaddaoui R, Qoraich HS, Bahije L, et al. Orthodontic aligners and root resorption: A systematic review[J]. Int Orthod, 2017, 15(1):1−12.

[4]Fang X, Qi R, Liu C. Root resorption in orthodontic treatment with clear aligners: A systematic review and meta−analysis[J]. Orthod Craniofac Res, 2019, 22(4):259−269.

[5]Yi J, Xiao J, Yu L, et al. External apical root resorption in non−extraction cases after clear aligner therapy or fixed orthodontic treatment[J]. J Dent Sci, 2018, 13(1):48−53.

[6]Gu JF, Tang SY, Skulski B, et al. Evaluation of Invisalign treatment effectiveness and efficiency compared with conventional fixed appliances using the Peer Assessment Rating index[J]. Am J Orthod Dentofacial Orthop, 2017, 151(2):259−266.

[7]赖文莉. 安氏Ⅱ类拔牙病例的隐形矫治策略[J]. 口腔医学, 2019, 39(11):967−973.

推荐读物

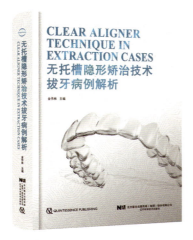

《无托槽隐形矫治技术
拔牙病例解析》

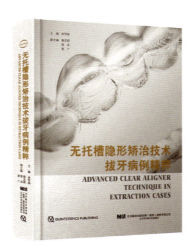

《无托槽隐形矫治技术
拔牙病例精粹》

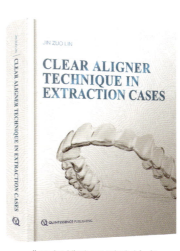

《无托槽隐形矫治技术
拔牙病例解析》英文版

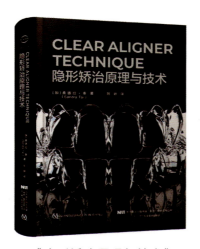

《隐形矫治原理与技术》

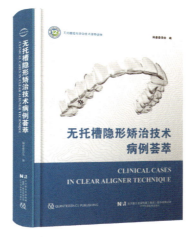

《无托槽隐形矫治技术
病例荟萃》

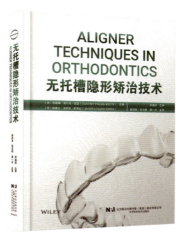

《无托槽隐形矫治技术》

快速访问

工具	内容	二维码
《无托槽隐形矫治技术病例荟萃》拓展材料	每个病例均配有对应二维码，扫码后，即可快速浏览该病例的拓展材料	
"爱齐微课堂"小程序	"爱齐微课堂"小程序提供了来自优秀专家的系列正畸课程，旨在帮助全国医生提升隐适美技术	
"爱齐微课堂"微信公众号	"爱齐微课堂"微信公众号定期分享最新的牙科技术资讯和学术动态	
线上病例难度评估工具	使用该评估工具能够帮助医生在提交病例前评估病例使用隐适美治疗的难易度	
隐适美全球病例库	隐适美全球病例库收录了全球关于隐适美的优秀病例	

图文编辑

刘　娜　康　鹤　王静雅　纪凤薇　陈彩虹　刘玉卿　张　浩　赵圆媛

图书在版编目（CIP）数据

无托槽隐形矫治技术病例荟萃 / 编者委员会编. —沈阳：
辽宁科学技术出版社，2022.9（2023.1重印）
ISBN 978-7-5591-2444-9

Ⅰ. ①无…　Ⅱ. ①编…　Ⅲ. ①口腔正畸学—病案—汇编
Ⅳ. ①R783.5

中国版本图书馆CIP数据核字（2022）第033087号

出版发行：辽宁科学技术出版社
　　　　　（地址：沈阳市和平区十一纬路25号　邮编：110003）
印　刷　者：凸版艺彩（东莞）印刷有限公司
经　销　者：各地新华书店
幅面尺寸：210mm×285mm
印　　张：25
插　　页：4
字　　数：500千字
出版时间：2022年9月第1版
印刷时间：2023年1月第2次印刷
策划编辑：陈　刚
责任编辑：殷　欣
封面设计：周　洁
版式设计：张　珩
责任校对：李　霞

书　　号：ISBN 978-7-5591-2444-9
定　　价：399.00元

投稿热线：024-23280336
邮购热线：024-23280336
E-mail:cyclonechen@126.com
http://www.lnkj.com.cn